本草纲目

彩图解析版

祛湿强筋·利尿消肿 卷

明代·李时珍 原著
毕晓峰 博古 译注

【序】

草木虫禽谷是中医养生的来源，中华国医素有"食药同源"之理念。食物的性能与药物的性能同源并致，包括"气"、"味"、"升降浮沉"、"归经"、"补泻"等内容，并在阴阳、五行、脏腑、经络、病因、病机、治则、治法等中医理论指导下应用于实际生活之中。这对我们当代人在日常生活保健中运用百草养生有着科学的指导意义。

⊙ **本书出版宗旨**：让普通百姓在日常生活中认识百草，了解百草，从而科学利用百草养生，通过运用中医百草养生的方式来调养自身，使肌体阴阳平衡，五脏调和，气血畅通，最终达到身体健康，延年益寿之目的。

⊙ **本草正名来源**：主要依据明代李时珍的《本草纲目》及参见历代中药别名文献和近代药用植物的拉丁学名，是其他中药本草所未见的编排体例。

⊙ **本草药方特点**：主要参考明代李时珍《本草纲目》的附方和主治以及多种国医本草的普济药方和历代名家药方，如汉代的《神农本草经》，张仲景的《伤寒论》、《金匮要略》、《扁鹊方》，华佗的《中藏经》，唐代孙思邈的《备急千金要方》、《唐玄宗开元广济方》等，其中有大方、小方、缓方、急方、奇方、偶方、复方、验方等；也包括现代中医药学的中医主治分类，如内科、外科、男科、妇科、儿科和五官科等。

⊙ **药膳养生特色**：主要参考历代养生的文献，如宋代《图经本草》、《太平圣惠方》、《养老奉亲书》，元代饮膳大臣忽思慧著的营养学专著《饮膳正要》，元代医学家王好古编撰的《汤液本草》。明清时期饮食保健，也出现了一些野菜食疗类著作，扩大了食物来源，如明代汪颖编撰的《食物本草》及明正德李时珍的《本草纲目》和明末宫廷插图本《补遗雷公炮制便览》等重要文献。它们包括了中药本草的使用、药方的使用、炮制技术，总结了几千年"中华国医"传承的使用、养生保健、食疗的科学方法，这就是编写此书的特色意义所在。

⊙ **本书编辑风格**：本书特约中国中医科学院专家指导编著完成，对明代李时珍的金陵版《本草纲目》进行重新的诠释，首先是删繁就简，精挑300余种常用中药，1000余种"传世药方"，其中包括"药膳养生方"进行了全新解密。

本书用900余幅写实本草图片，用图解的方式展示了300余种中药植物标本的栩栩如生形态奥秘，既有传统中医内涵，又融入了现代中医药学的科学观，使广大普通百姓更容易阅读，也增加了本书的观赏和收藏价值，更升华了本书的精神品质。

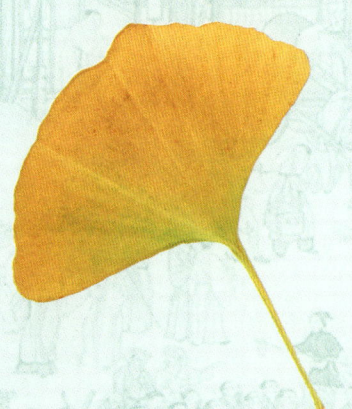

张瑞贤

中国中医科学院中药研究所 教授

《家庭中医药》 主编

中药鉴别方法

中药饮片的鉴别：主要是经验鉴别（性状鉴别），即通过"眼看"、"水浸"、"口尝"、"舌感"、"鼻闻"、"手摸"及简易可靠的试验（水试、火试），对中药饮片的形状、大小、表面、切面（断面）的色泽、质地、气味等特征，以及试验现象观察分析，从而快捷有效地判断饮片的质量优劣及真伪。

中药炮制方法

本草原料制成药物的传统方法是烘、炮、炒、洗、泡、漂、蒸、煮等。中药的传统煎服多种多样，可根据病情和中医用药的药性决定。煎草药需要精心挑选好容器、水质、火种三项物质，做好泡、煎、挤三项工作，如其中哪个环节有误，都可能影响草药药效。

器皿的选择。煎药容器应注意其容量的大小，方便药物浸泡。煎煮中药的容器，古今传统多选用沙锅、陶器、瓦罐等，如今也可使用不锈钢容器，最好不用铜、铁、铝等金属器皿，避免引起化学反应，使药效消失乃至起相反的药理作用。

水的选择。煎煮中药需使用清洁水，最好使用井水或泉水等。放水量应以浸过全部中药并高出3厘米为好，煎后所剩药液一茶杯或一碗（280毫升左右）。

火候的控制。煎中药的火种通常是"先武后文"，可先用武火将草药快速煮开，然后改用文火保持药液小微沸腾，使药物成分有效释放出。滋补药多宜文火，解表剂、清热剂、芳香药用武火煮。

泡的时间。在炮制中药的有效成分中，煎药方法一般先将药物用冷水浸泡20分钟。其中以花、叶、茎类为主，浸泡15分钟；根、种子、根茎、果实类，浸泡30分钟。头次煎后就不再用冷水泡了，加水直接煎煮即可。

挤渣取汁。中药煎煮好以后，倒出药汁，最好再用纱布挤渣取汁，因为药渣容易吸附中药的有效成分，避免浪费及药渣喝入胃中。

煎药技巧。由于药物特性和治疗用途的不同，古代传统煎煮中药时有先煎、后下、包煎、另煎、烊化、冲服、泡服、煎汤代水的几种方法。将煎煮好的中药晾置起来，等温度下降到37℃以下再服用最佳。

先煎。为了增加药物的溶解程度，充分发挥疗效，炮制更方便煎煮。

矿石类，如生石膏、自然铜、赤石脂、龙骨、鳖甲等，可打碎先煎20分钟。

有毒类，如泽漆、乌头、附子等，需先煎。

植物类，如白果、天竺黄、槟榔、藏青果等，只有先煎更有效。

后下。为了减少某些挥发的损耗，有效成分免于分解破坏，可后下煎煮。

芳香类，含挥发油物质的药物，如红花、薄荷、檀香、玫瑰花。

不宜久煎的植物，如槐花、钩藤、杏仁等。

包煎。采取包煎，为避免因茸毛脱落入汤液中而刺激咽喉。

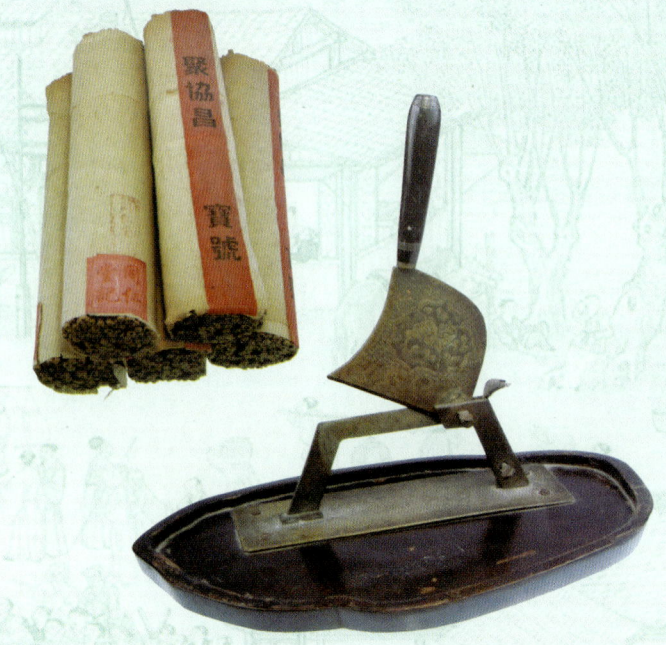

花粉类、细小种子类、细粉等，需用纱布包好与其他草药同煎。

茸毛类，如鸡冠花、蒲公英等。

另煎。先切片单独用碗隔水炖1小时，后将药汁单独服用或冲入其他药液中。如犀角、羚羊角、人参等贵重药物。

烊化。可放在去渣后的药汁中，趁热在容器里搅拌再煮开，即可服用。如阿胶、蜂蜜等容易溶解的药，易黏附在锅底。

冲服。不宜煎煮的药物研成细末，用温水冲服。如熊胆、麝香、鹿茸等贵重药品。

泡服。指直接用开水浸泡半小时后服用。如丹参、枸杞、麦冬、金银花、胖大海等。

煎汤代水。为了防止药液混浊（如海金沙、灶心土），一锅煎不完（如糯稻根须、玉米须），可先单独煎煮，取其清液代替水煎药。

中药服用方法

按照传统中医服药时间，人体十二脏器的气血运行与时辰密切相关，不同的中药应选择合适的时间进服。

服药与进食的先后顺序

在胸膈以上的疾病，如肝、肺、头面部疾患，通常先进食后服药，这样可以使药物向上走，更好地接近病位。

胸腹以下的疾病，如脾、胃、胆、肛肠处疾患，通常是先服药后进食，这样使药物能够下沉靠近病灶，更好地发挥治疗作用。

病在四肢血脉，最好选择早晨空腹服药，以使药物更好地循环。

病灶在骨髓的患者，应选择在晚上吃饭以后服药，这样可使药物循序渐进被吸收。

不同的中药应选择不同的进服时间

补肾药、行水利湿药、催吐药，应在清晨前服用为佳。

发汗解表药，快到中午的时候，阳气升腾，身体血液循环快，此时服用更利于抵御外邪。解表药如治风寒感冒药应趁热服用，并在服后加衣盖被，或进食少量热粥，以增强发汗的效果。要阴阳平衡，寒证要热服，热证要凉服。

驱虫药、泻下药，适宜在夜晚空腹服用。

滋阴养血药，在晚间21~23时是肾脏功能最虚的时候，这时服用能加快吸收，更好地发挥养气养血补遗的作用。

安神药，应在临睡前服，以便卧床后及时进入睡眠状态。

不同剂型的中药应选择相应的服法

丸剂、颗粒剂，可以直接用温开水送服。

散剂、粉剂，可用蜂蜜调和服用，或是装进胶囊中吞服，以免呛入喉咙。

蜜膏剂，以开水冲服。

冲剂，可直接用开水冲服。

糖浆剂，可直接吞服。

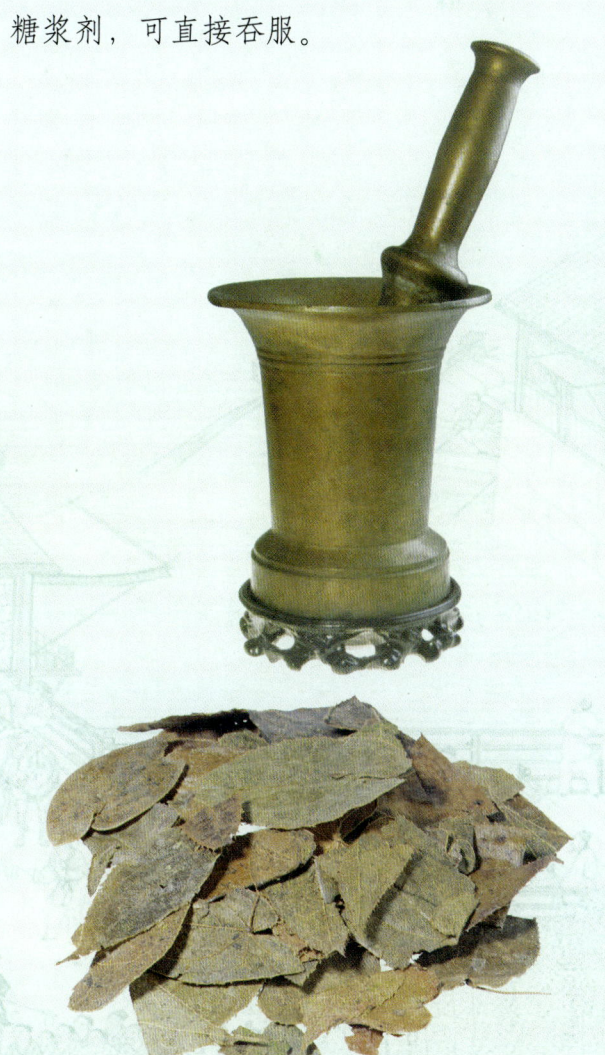

目录

【泻下药】

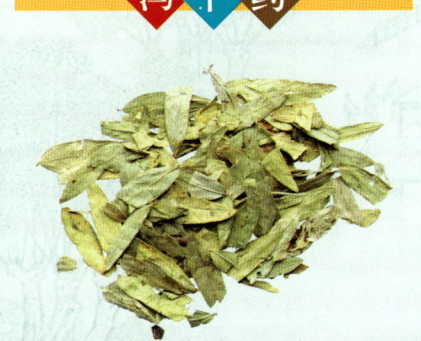

【攻下药】
掌叶大黄(大黄) 10
狭叶番泻(番泻叶) 12
库拉索芦荟(芦荟) 13
芒硝(芒硝) 14

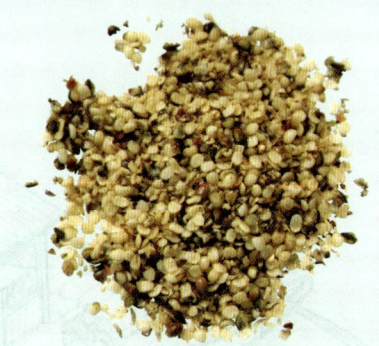

【润下药】
松子仁(松子仁) 15
大麻(火麻仁) 16
郁李(郁李仁) 18

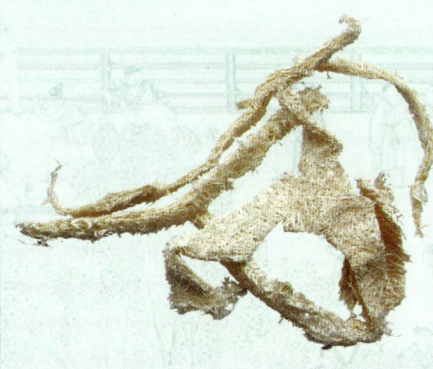

祛风湿药

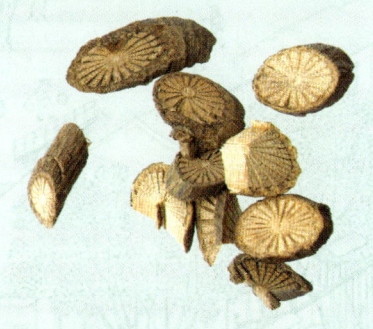

【祛风湿散寒药】
重齿毛当归(独活) 22
徐长卿(徐长卿) 24
威灵仙(威灵仙) 26
风藤(海风藤) 28
石松(伸筋草) 29
家蚕(蚕沙) 30
油松／马尾松(松节) .. 32
贴梗海棠(木瓜) 34
青藤(青风藤) 36
黄瑞香(祖师麻) 38
枫香树(路路通) 40

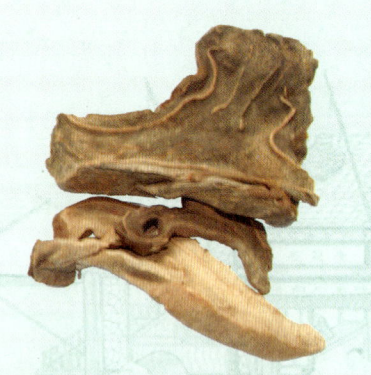

【祛风湿清热药】
粉防己(防己) 42
豨莶草(豨莶草) 44
秦艽(秦艽) 46
刺桐(海桐皮) 48
络石(络石藤) 50

穿龙薯蓣(穿山龙) 52
丝瓜(丝瓜络) 54

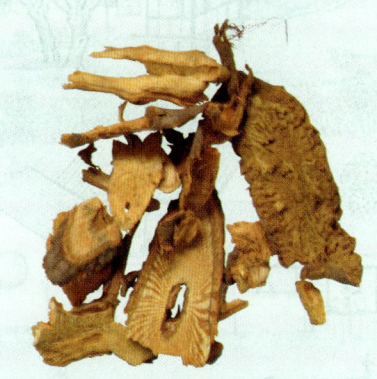

【祛风湿强筋骨药】
细柱五加(五加皮) 56
金毛狗脊(狗脊) 58
桑寄生(桑寄生) 60
石楠(石楠叶) 61
千年健(千年健) 62
鹿蹄草(鹿衔草) 63
水母雪莲花(雪莲花) ... 64

化湿药

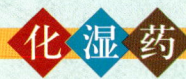

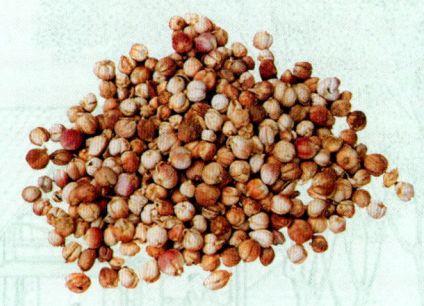

茅苍术(苍术) 68
凹叶厚朴(厚朴) 70
广藿香(广藿香) 72
佩兰(佩兰) 74
阳春砂(砂仁) 75
白豆蔻(豆蔻) 76
草果(草果) 77

利水渗湿药

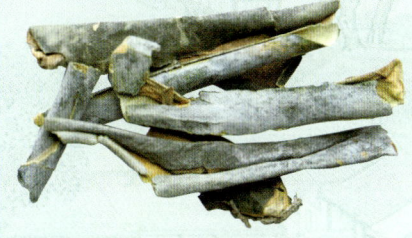
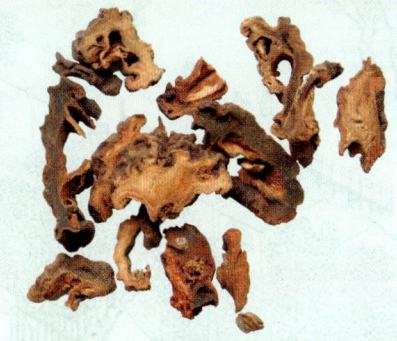
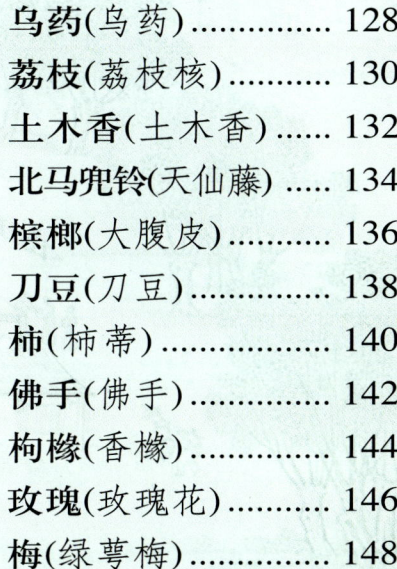

利水消肿药
- 茯苓(茯苓) 80
- 猪苓(猪苓) 82
- 薏苡(薏苡仁) 84
- 玉蜀黍(玉米须) 86
- 葫芦(葫芦) 88
- 冬瓜(冬瓜皮) 89
- 荠菜(荠菜) 90
- 赤小豆(赤小豆) 92

利尿通淋药
- 车前(车前子) 101
- 通脱木(通草) 102
- 瞿麦(瞿麦) 104
- 地肤(地肤子) 106
- 冬葵(冬葵果) 108
- 灯心草(灯心草) 110
- 海金沙(海金沙) 111

- 乌药(乌药) 128
- 荔枝(荔枝核) 130
- 土木香(土木香) 132
- 北马兜铃(天仙藤) 134
- 槟榔(大腹皮) 136
- 刀豆(刀豆) 138
- 柿(柿蒂) 140
- 佛手(佛手) 142
- 枸橼(香橼) 144
- 玫瑰(玫瑰花) 146
- 梅(绿萼梅) 148

驱虫药

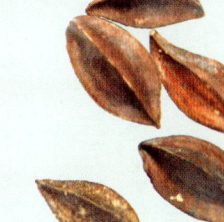

- 使君子(使君子) 152
- 龙芽草(鹤草芽) 154
- 大果榆(芜荑) 156
- 榧(榧子) 158

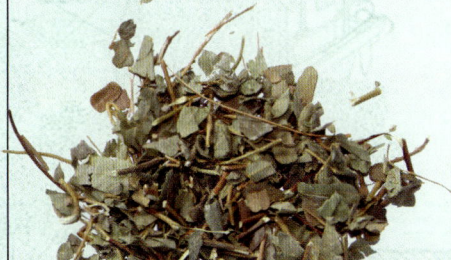

利湿退黄药
- 过路黄(金钱草) 94
- 叶下珠(珍珠草) 96
- 虎杖(虎杖) 98
- 广州相思子
  (鸡骨草) 100

理气药

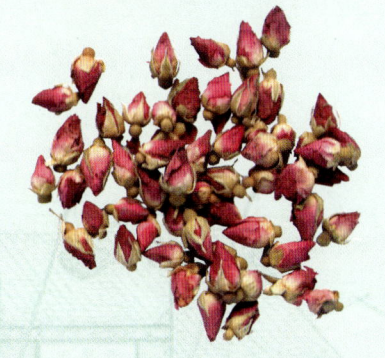

- 柚(化橘红) 114
- 橘(陈皮) 116
- 橘(青皮) 118
- 川楝子(川楝子) 119
- 酸橙(枳实) 120
- 白木香(沉香) 122
- 檀香(檀香) 124
- 木香(木香) 125
- 莎草(香附) 126

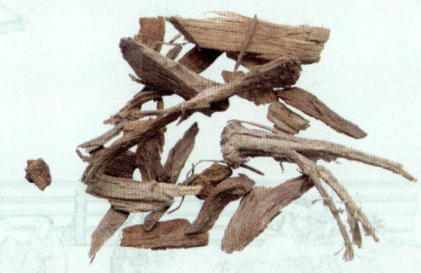

附录："本草纲目附方"
用药剂量对照 160

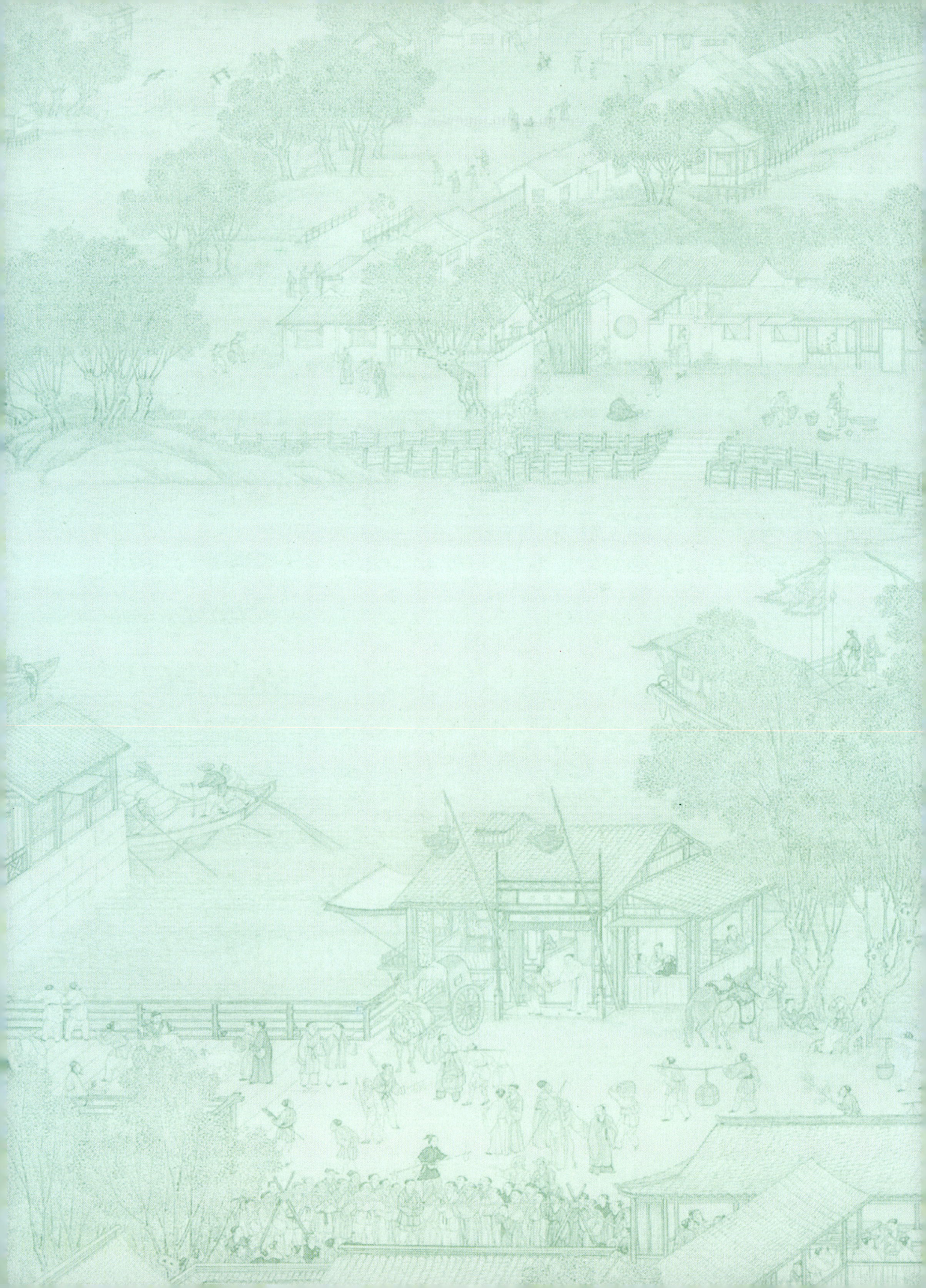

泻下药

【概念】

在中医药理论中，凡能润滑大肠或引起腹泻，促进排便的药物，称为泻下药。

【功效】

泻下药多苦寒沉降，能促进胃肠蠕动，可以使燥屎和胃肠积滞等排出体外，有泻下通便的功效；或能润滑大肠，可以使大便软化而易于排出；或能清热泻火，可以使实热壅滞者通过泻下而清解；或能逐水退肿，可以使水湿停饮随大小便排除。部分泻下药还兼有解毒，活血，祛淤等功效。

【药理作用】

中医科学研究表明，泻下药主要具有利尿，泻下，抗炎，抗肿瘤，抗菌，抗病毒，利胆的作用。

【适用范围】

泻下药主要用治胃肠积滞，大便秘结，痞满，脉沉的实证。对现代临床称谓的肠易激综合征，功能性便秘，药物性便秘，肠炎，肛裂，痔疮，应激性溃疡，肝炎，急性胆道感染，肾炎，胰腺炎，化脓性皮肤病等有一定的治疗作用，部分药物用治黑色素瘤，高脂血症，乳腺癌等。

【药物分类】

泻下药根据作用强弱的不同，主要分为攻下药、润下药以及峻下逐水药三类。

攻下药，大多苦寒沉降，入胃、大肠经。既有较强的攻邪通便作用，又有清热泻火的功效。主要适用于燥屎坚实，大便秘结以及实热积滞的病症。部分药物具有较强的清热泻火作用，可用于热病高热神昏，谵语发狂；火热上炎所致的目赤、头痛、牙龈肿痛、咽喉肿痛以及火热炽盛所致的吐血、衄血、咯血等上部出血症。临床常用的攻下药有芒硝、大黄、芦荟、番泻叶。

润下药，多为植物种子和种仁，富含油脂，味甘质润，多入大肠经、脾经，能润滑大肠，促使排便而不致峻泻。主要适用于产后血虚、年老津枯、热病伤津以及失血等所导致的肠燥津枯便秘的病症。中医药方常用的润下药有郁李仁、火麻仁、松子仁。

峻下逐水药，大多药力峻猛，苦寒有毒，服药后能引起剧烈腹泻。部分药并有利尿作用，可用于大腹胀满，全身水肿，以及停饮等正气未衰的病症。临床常用的峻下逐水药有甘遂、大戟、芫花、牵牛子、巴豆、商陆、乌桕根皮、千金子。

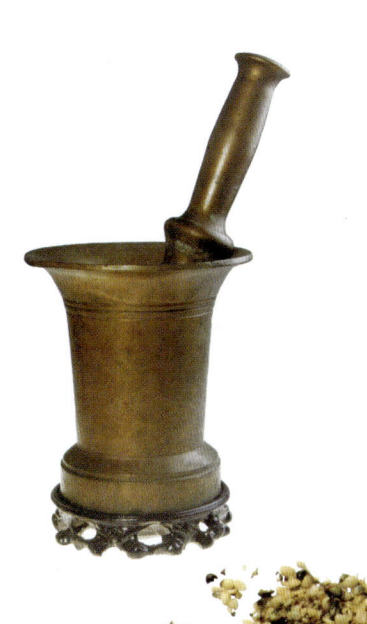

掌叶大黄　　拉丁学名：Rheum palmatum L.

科属　蓼科植物掌叶大黄、唐古特大黄或药用大黄，其干燥根及根茎入药。大黄属植物全世界约有59种，分布于亚洲温带、亚热带的高寒山区，中国有39种，入药用约有12种。

地理分布　1.掌叶大黄　山地林缘及草坡多有生长，野生或栽培。分布于甘肃东南部、陕西、四川西部、青海、云南西北部及西藏东部。
2.唐古特大黄　生于山地林缘较阴湿的地方。分布于青海、甘肃、四川及西藏东北部。
3.药用大黄　生于山地林缘及草坡。分布于陕西南部、河南、四川、湖北、贵州、云南等地。

采收加工　秋末或第二年春季采挖，除去杂质，刮去粗皮，洗净，润透，切厚片或块，晾干。

用法用量　煎服，3～10克，用于泻下不宜久煎。外用适量，研末调敷患处。

药理作用　泻下；促进胰液分泌；促进胆汁分泌；抗肝损伤、十二指肠溃疡；抗真菌、病毒；抗炎；止血；降血脂；利尿；抗肿瘤；降低血中尿素氮和肌酐等。

性味归经　苦，寒。归脾、胃、大肠、肝、心包经。

功能主治　泻热通肠，逐瘀通经，凉血解毒。用于实热便秘，泻痢不爽，积滞腹痛，湿热黄疸，血热吐衄，肠痈腹痛，目赤，咽肿，痈肿疔疮，瘀血经闭，上消化道出血，外治水火烫伤，跌扑损伤。酒大黄善清上焦血分热毒，用于目赤咽肿，齿龈肿痛。熟大黄泻火解毒，泻下力缓，用于火毒疮疡。大黄炭凉血化瘀止血，用于血热有瘀的出血症。

大黄

别名／将军·锦纹·锦纹大黄·川军·黄良·火参·肤如·蜀大黄·牛舌大黄·香大黄·马蹄黄·生军

◎《本草纲目》及文献记载大黄：

主治下瘀血血闭，寒热，破癥瘕积聚，留饮宿食，荡涤肠胃，推陈致新，通利水谷，调中化食，安和五脏。平胃下气，除痰实，肠间结热，心腹胀满，女子寒血闭胀，小腹痛，诸老血留结。通女子经候，利水肿，利大小肠，贴热肿毒，小儿寒热时疾，烦热蚀脓。下痢赤白，里急腹痛，小便淋沥，实热燥结，潮热谵语，黄疸，诸火疮。

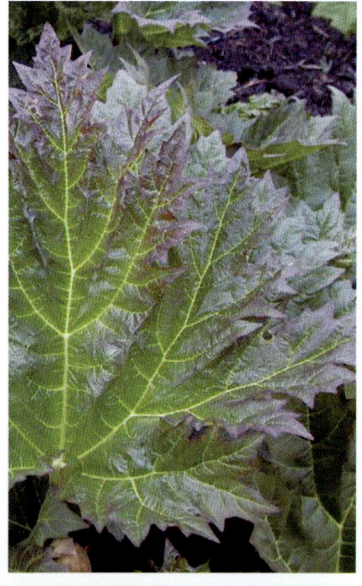

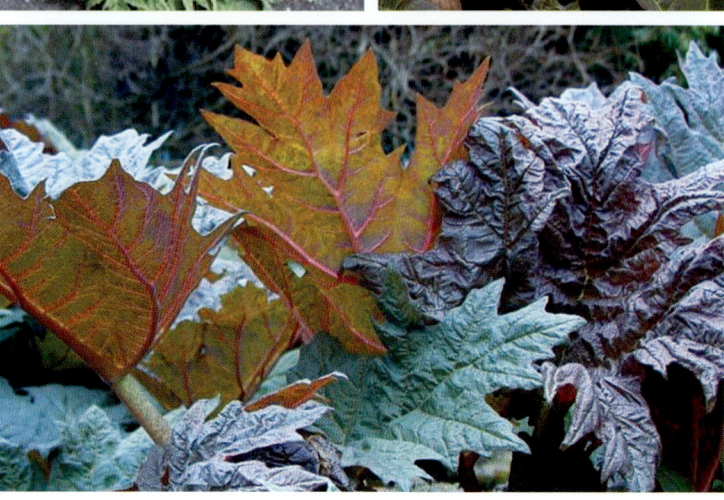

本草纲目附方

鼻内生疮
1. 将生大黄、杏仁捣匀，加猪油调涂患处。
2. 生大黄、黄连各一钱，麝香少许，共研为末，加生油调涂患处。《圣惠方》

小儿诸热
大黄（煨熟）、黄芩各一两，共研为末，炼蜜为丸，如麻子大。每次服五至十丸，蜜汤送下。亦可加黄连。《钱氏小儿方》

相火秘结
大黄末一两、牵牛头末半两，和匀，每次服三钱。伴有四肢寒冷症状的用酒送下；没有这一症状，五心烦热者，以蜂蜜水送下。（刘河《保命集》）

吐血衄血，心气不足
用泻心汤主治，取大黄二两，黄连、黄芩各一两，水三升，煮取一升，趁热服下，有效。（张仲景《金匮玉函经》）

吐血刺痛
取川大黄一两，制成散剂。每次服一钱，用生地黄汁一合，水半盏，煎沸三到五次，不定时服用。《简要济众方》

男子偏坠，有疼痛症状
用大黄末和醋涂于患处，干了就换。《梅师方》

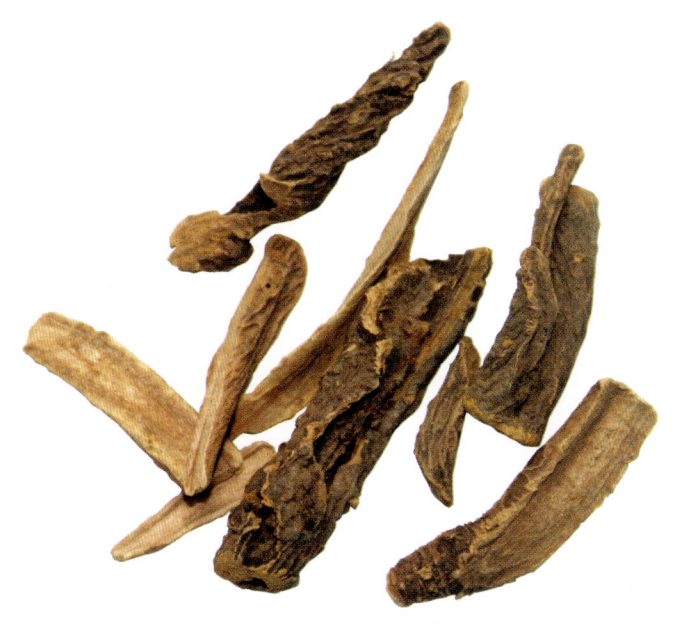

国医传世药方

大承气汤
方选源流：《伤寒论》泻下方。
中药组成：大黄9克、枳实12克、芒硝6克、厚朴15克。
炮制方法：水煎服。枳实、厚朴先煎，大黄后下，芒硝溶服。
功能主治：峻下热结，泻热通肠。阳明腑实证，大便不通，脘腹痞满，腹痛坚硬，手足汗出，苔黄燥刺，脉沉实；热结旁流，下利清水，脐腹疼痛，坚硬有块，口干舌燥，目赤，咽肿，脉滑实；热厥、痉病。

四季药膳养生

大黄粉
生大黄研细粉，备用。习惯性便秘者可于夜卧之前吞服1.5~2克，次日晨起饮凉开水一杯之后一般便可以缓缓排出粪便。▶适用于便秘。

大黄醋蜜丸
大黄320克，研为末，加醋适量、蜂蜜两匙和匀，煎成丸，如梧子大。每次服三十丸，生姜汤送下。敢吐泻即验。▶适用于腹中痞块。

大黄茶
大黄3克，绿茶8克。沸水冲泡，代茶频饮。▶适用于高脂血症。

大黄拌鸡蛋
大黄研末，每次取1克，放入破了顶的鸡蛋中搅匀，入锅蒸熟，空腹食用。▶适用于赤白浊淋。

狭叶番泻 拉丁学名：Cassia angustifolia Vahl

科属 豆科植物狭叶番泻或尖叶番泻，其干燥小叶入药。决明属植物全世界约有590种，分布于热带、亚热带地区。中国约有11种，引进栽培约有20多种。入药用约20种。

地理分布 1.狭叶番泻 野生或栽培。分布于热带非洲。我国广西、台湾、云南有引种栽培。
2.尖叶番泻 分布于埃及。我国海南、台湾、云南有引种栽培。

采收加工 生长盛期先晴天采下叶片，及时摊晒，经常翻动，晒到干燥。晒时请勿堆放过厚，以免使叶色变黄。或在40℃～50℃条件下烘干，按叶片大小和品质优劣分级，打包。

用法用量 煎服，2～6克，入煎剂宜后下，或开水泡服。

药理作用 抗菌，泻下，止血等。

性味归经 甘、苦，寒。归大肠经。

功能主治 泻热行滞，利水，通便。用于便秘腹痛，热结积滞，水肿胀满。

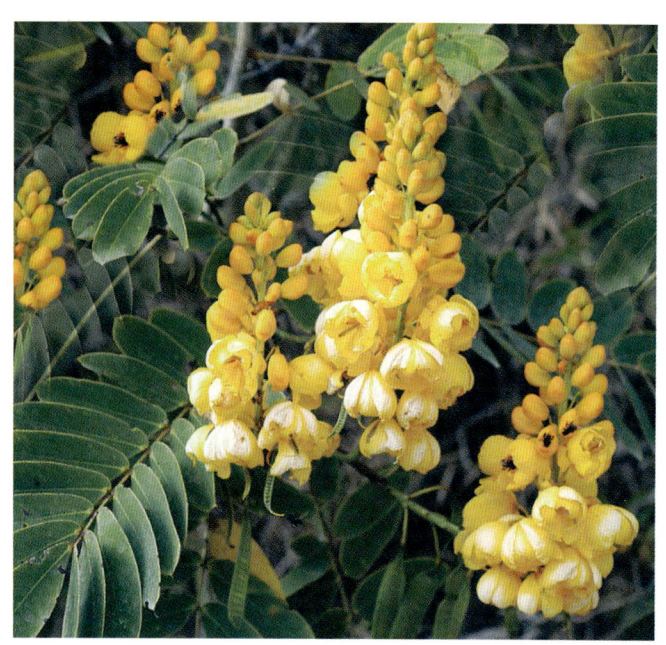

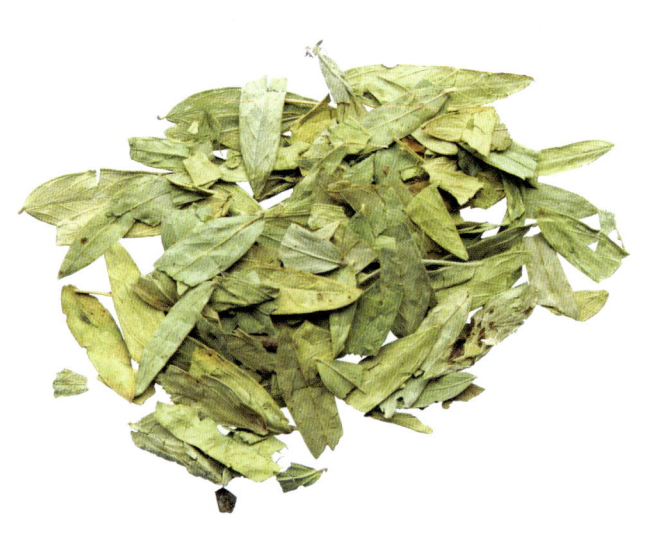

【番泻叶】

别名／泻叶·泡竹叶

◎《饮片新参》及文献记载番泻叶：

主治泄热，利肠腑，通大便。

国医传世药方

肠经行气汤

方选源流：《奇方本草》泻下方。

中药组成：番泻叶9克、川朴9克、木香9克、乌药9克、赤芍9克、芒硝3克、桃仁9克、炒莱菔子9克。

炮制方法：水煎服。芒硝不入水煎，先煎诸药，去渣取汁，再交芒硝加入药汁溶化后服用。

功能主治：行气活血，通里攻下。适用于腹痛，腹胀，呕吐，便秘，缓解肠粘连。

四季药膳养生

番泻叶茶

1.番泻叶4～8克。开水浸泡。代茶饮。▶适用于大便干结，面赤身热，口臭心烦，小便短赤，腹胀满痛等症。

2.番泻叶、橘皮各4克，生大黄、丁香各1.8克，黄连1.6克。制成粗末，沸水温浸2小时，去渣过滤。每天分3次代茶饮。▶适用于胃弱消化不良，便秘腹胀，胸闷不适等。

库拉索芦荟　　拉丁学名：Aloe barbadensis Miller

科属　百合科植物库拉索芦荟、好望角芦荟或其他同属近缘植物，其叶的汁液浓缩干燥物入药。芦荟属植物全世界约有190种，分布于非洲南部。中国仅有1种，可入药。

地理分布　1.库拉索芦荟　原产非洲北部地区，目前南美洲的西印度群岛广泛栽培，我国也有栽培。

2.好望角芦荟　分布于非洲南部地区。

采收加工　种植2~3年后即可收获，将中下部生长良好的叶片分批采收。将采收的鲜叶片切口向下直放于盛器中，取它流出的叶汁干燥即成。也可将叶横切成片，洗净，加入和叶片同等量的水，煎煮2~3小时，过滤，将滤液浓缩成黏稠状，导入模型内烘干或者晒干即得。

用法用量　入丸散服，每次1~2克。外用适量。

药理作用　泻下；抗肿瘤；抗菌；抗胃溃疡；抗肝损伤；促进烧伤组织上皮细胞的生长；降低对皮肤的刺激性等。

性味归经　苦，寒。归肝、胃、大肠经。

功能主治　通便，清肝热。用于小儿疳积，便秘，惊风；外治湿癣。

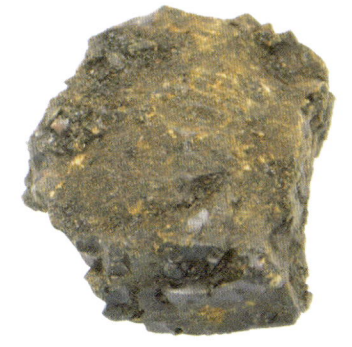

【芦荟】

别名／卢会·讷会·象胆·奴会·劳伟

◎《本草纲目》及文献记载芦荟：

主治热风烦闷，胸膈间热气，明目镇心，小儿癫痫惊风，疗五疳，杀三虫及痔病疮瘘，解巴豆毒。主小儿诸疳热。单独用，杀疳蛔。吹入鼻中，杀脑疳，除鼻痒。研成末，敷治䘌齿很好。治湿癣出黄汁。

本草纲目附方

小儿脾疳
芦荟、使君子等分，研为末，每次服一二钱，米汤送下。《卫生易简方》

▲**苏颂说**：
"唐代刘禹锡《传信方》说：我少年时曾患癣，起初在颈项间，后来扩展到左耳，于是成为湿疮浸淫。用斑蝥、狗胆、桃根诸药，白白让它蠢蠢，湿疮反而更加厉害了。在湖北偶然遇到一个卖药的人，教我用芦荟一两、炙甘草半两，共研为末，先用温浆水洗癣，擦干后敷上药末，等干了以后就好了。真神奇啊。"

国医传世药方

通肠更衣丸
方选源流：《先醒斋医学广笔记》泻下方。
中药组成：芦荟21克、朱砂15克。
炮制方法：上药研细末，加好酒少许为丸。每服3克，早晨空腹或临睡前吞服。
功能主治：泻火通便、安神。适用于肝经实火，肠热便秘，心烦易怒，头晕目赤，睡眠不安。

四季药膳养生

清肝芦荟汤
　　芦荟3片，大头菜半个，绿竹笋半棵，红甜椒半个，小黄瓜半条，玉米笋2条，鲜香菇1朵，盐1小匙。芦荟洗净，削去边缘的细刺及突起，切段；大头菜、绿竹笋均洗净，去皮切块；红甜椒去蒂及种子、小黄瓜均洗净切块；玉米笋洗净切段；鲜香菇洗净切片。大头菜、绿竹笋、玉米笋、鲜香菇均放入锅中，加入6杯水煮开，后小火煮熟，再加入红甜椒略煮，最后加入小黄瓜、芦荟及盐煮滚即可。（注意：芦荟不要煮太久以至效果欠佳。）▶功效清热降火，去除体内油脂、调理肠胃，消除皮肤的深色素堆积，让皮肤更白嫩。在夏日食用此汤最能预防和消除因肝火、暑热而引起的身体与皮肤不适。

芒硝

科属 硫酸盐类矿物芒硝族芒硝,经加工精制而成的结晶体。

地理分布 海边碱土地区、矿泉、盐场附近及潮湿的山洞中多有生长。主要分布于青海、内蒙古、新疆、河南、河北、山西、山东、陕西、安徽、福建、江苏、湖北、云南、四川、贵州等地亦有分布。

采收加工 全年均可采集提炼主含含水硫酸钠($Na_2SO_4 \cdot 10H_2O$),以秋冬两季为好。将天然产品用热水溶解,滤过,放冷析出结晶,通称"皮硝"。再取萝卜洗净切片,置锅内加水与皮硝共煮,取上层液,放冷析出结晶,即"芒硝"。

用法用量 煎服,6～12克,一般不入煎剂,待汤剂煎好后,溶入汤剂中服用。外用适量。

药理作用 抗炎止痛,泻下等。

性味归经 咸、苦,寒。归胃、大肠经。

功能主治 润燥软坚,泻热通便,清火消肿。用于实热大便燥结,便秘,肠痈肿痛,积滞腹痛;外治乳痈,痔疮肿痛。

芒硝

别名／朴硝·芒消·消石朴·盆消·盐消·皮消·水消·英硝·马牙硝

◎《本草纲目》及文献记载芒硝:

主治伏暑伤冷,霍乱吐利,五种淋疾,女劳黑疸,心腹疼痛,赤眼,头痛牙痛。

本草纲目附方

骨蒸热病
用水服一方寸匕芒消末,每天二次,效果很好。《千金方》

火焰丹毒
用水调芒消末外涂患处。《梅师方》

一切风疹
水煮芒消汤外擦患处。《梅师方》

妇人难产
芒消末二钱,童子尿温服。《信效方》

关格不通(大小便闭,胀欲死)
芒消三两,泡水一升,服下,呕吐即通。《百一方》

代指肿痛
芒消煎汤浸泡手指。《圣惠方》

豌豆毒疮,未化脓
用猪胆汁调和芒消末,涂于患处。《梅师方》

国医传世药方

大通胸汤
方选源流:《伤寒论》泻下方。
中药组成:芒硝6克、大黄10克、甘遂2克。
炮制方法:水煎,先煮大黄,溶芒硝,冲甘遂末服。
功能主治:泻热逐水。结胸症,心下至少腹疼痛,按之石硬,大便秘结,日晡小有潮热,或短气烦躁,舌上燥而渴,脉沉紧,按之有力。

四季药膳养生

粘连性肠梗阻自调茶
芒硝10克,甘草15克,鲜萝卜500克(切成细丝),水煎代茶饮。坚持1周,停1周,再服。

松子仁

科属 松科乔木红松,其干燥种仁入药。
地理分布 海拔150～1800米的针阔混交林中多有生长。分布于东北地区。
采收加工 9～10月果熟期采收,晒干后,取出种子,生用或炒用。
用法用量 煎服,5～10克。或入膏、丸。
药理作用 降血脂;有溶化和溶解胆固醇量较多的混合型结石的作用;有抗动脉粥样硬化的作用等。
性味归经 甘,温。归肺、肝、大肠经。
功能主治 润肺止咳,润肠通便。用于肠燥便秘,肺燥干咳。

本草纲目附方

肺燥咳嗽
用松子仁一两,胡桃仁二两,研膏,和熟蜜半两收之。每服二钱,食后沸汤点服。《外台秘要》

小儿寒嗽或作壅喘
用松子仁五个,百部(炒)、麻黄各三分,杏仁四十个(去皮尖,以少水略煮三五沸),化白砂糖丸芡子大。饭后每次含化十丸,大妙。《钱乙小儿方》

大便虚秘
松子仁、柏子仁、麻子仁等分,研泥,溶白蜡,和丸梧子大。每服五十丸,黄芪汤下。

国医传世药方

五仁润肠丸
方选源流:《世医得效方》泻下方。
中药组成:松子仁15克、郁李仁3克、桃仁30克、杏仁30克、柏子仁15克、陈皮120克。
炮制方法:先将五仁别研为膏,再入陈皮末研匀,炼蜜为丸,每服12克,空腹时温开水送下。亦可改为汤剂煎服,用量按原方比例酌减。
功能主治:润肠通便。适用于津枯肠燥,大便艰难,以及年老或产后血虚便秘。

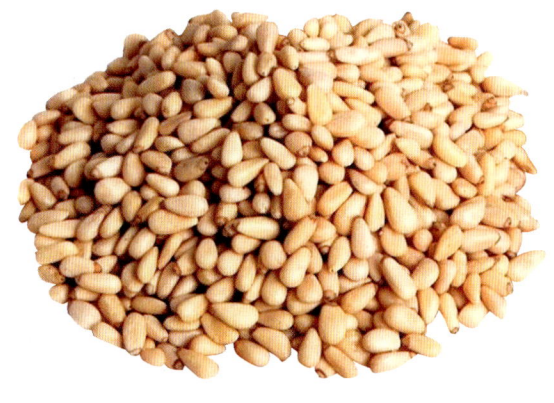

【松子仁】

别名／海松子·松子·新罗松子

◎《本草纲目》及文献记载松子仁:

主治骨节风,头眩,去死肌,变白,散水气,润五脏,不饥。逐风痹寒气,虚羸少气,补不足,润皮肤,肥五脏。主诸风,温肠胃。久服,轻身延年不老。润肺,治燥结,咳嗽。

四季药膳养生

松子豆腐鸡汤
松子、香菜末各50克,白糖60克,豆腐、鸡汤各600克,调料适量。豆腐切成方丁,锅中放入姜、葱,油烧至六成,放入15克白糖,小火炒成枣红色,烹入料酒,加松子仁、鸡汤、精盐、豆腐、味精,豆腐煮到浮起,小火炖。使汤汁渗入豆腐丁。待汤收干,豆腐胀起后,迅速盛入盘内,撒上香菜末。▶功能滑肠,润肺,滋阴。适用于肠燥便秘,肺燥干咳等症。为老年性便秘者的保健膳食。

大麻　　拉丁学名：Cannabis sativa L.

科属　桑科植物大麻，其干燥成熟果实入药。大麻属植物全世界仅有1种，分布于温带和热带地区。

地理分布　我国各地都有栽培，也有半野生。分布于东北、华东、华北、中南等地区。

采收加工　秋季采收，除去杂质以及果皮。

用法用量　煎服，9～15克。

药理作用　降胆固醇，降压等。

性味归经　甘，平。归脾、胃、大肠经。

功能主治　润肠通便。用于肠燥便秘，血虚津亏。

火麻仁

别名／麻子・麻子仁・麻仁・大麻子・大麻仁・冬麻子・火麻子・线麻子

◎《本草纲目》及文献记载火麻仁：

主治补中益气。久服，肥健不老，神仙。治中风汗出，逐水气，利小便，破积血，复血脉，乳妇产后余疾。沐发，长润。润五脏，利大肠风热结燥及热淋。补虚劳，逐一切风气，长肌肉，益毛发，通乳汁，止消渴，催生难产。利女人经脉，调大肠下痢。涂诸疮癞，杀虫。取汁煮粥食，止呕逆。

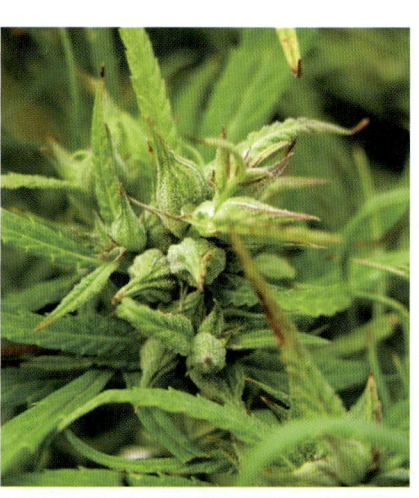
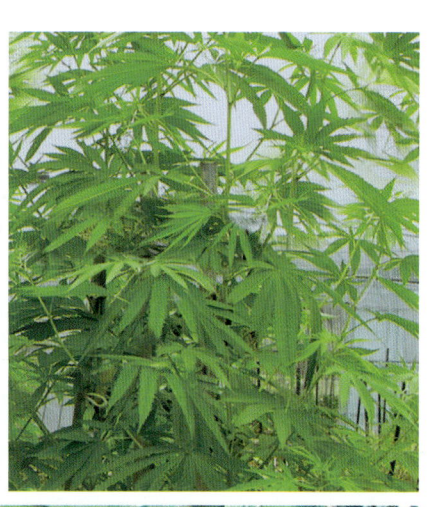
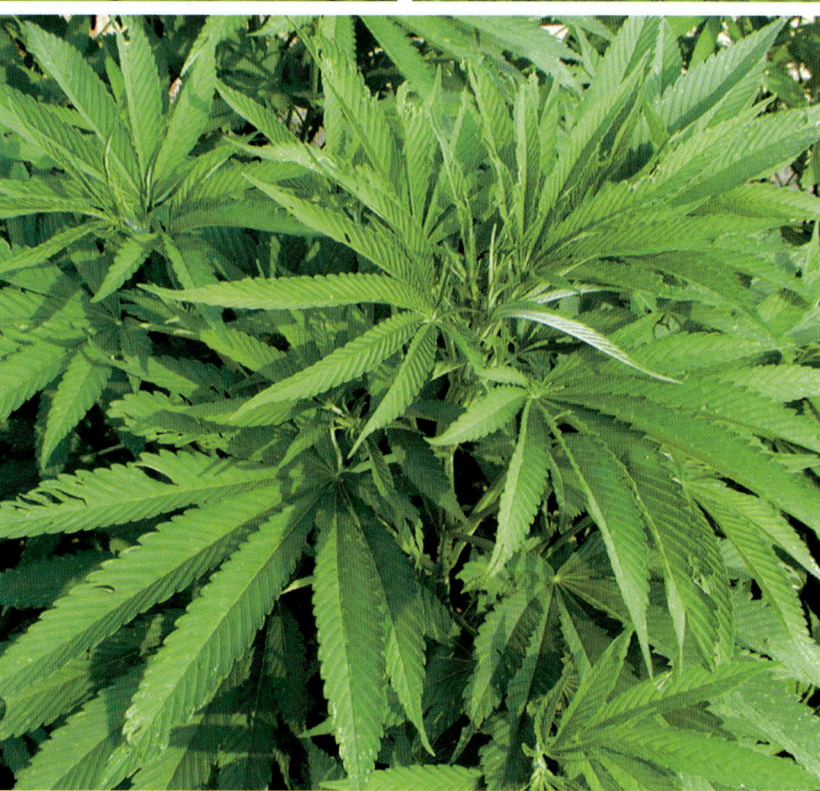

本草纲目附方

大便秘，小便数
麻仁二升，芍药半斤，厚朴一尺，大黄、枳实各一斤，杏仁一升，炒后研末，炼蜜为丸，如梧子大。每服十丸，浆水送下。日服三次。（张仲景方）

月经不通（两三月甚至半年一次）
麻仁二升、桃仁二两，研匀，熟酒一升中浸泡一夜，每天服药一升。《普济方》

发落不生
用麻仁汁煮粥常吃。《圣济总录》

金疮淤血在腹中
麻仁三升、葱白十四枚，捣烂，加水九升，煮取一升半，一次服完。淤血未出完可再服。《千金方》

脚气肿渴
将大麻仁熬香，用水研磨取一升；另外用水三升，煮一升红小豆，取一升汁之后立即把麻汁加入豆汁，再煮三五沸。吃豆喝汁。《外台秘要》

治风水腹大，腰脐重痛，不能转动
麻子仁粥。用冬麻子半斤，研碎，用水过滤后取汁，放入粳米二合，煮成稀粥，放进葱、椒、盐豉，空腹食用。《食医心境》

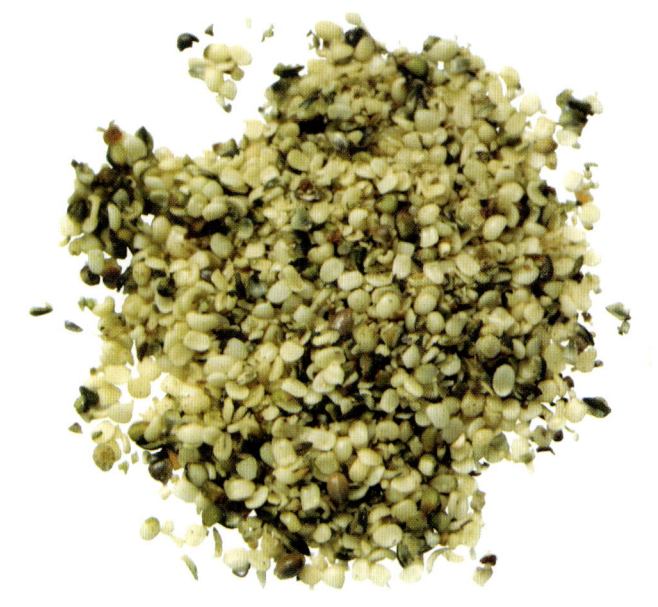

国医传世药方

麻子仁润肠丸

方选源流：《伤寒论》泻下方。
中药组成：麻子仁500克、芍药250克、枳实250克、大黄500克、厚朴250克、杏仁250克。
炮制方法：上药为末，炼蜜为丸，每服9克，日服1~2次，温开水送服。亦可按原方比例酌减，改汤剂煎服。
功能主治：润肠泻热，行气通便。适用于肠胃燥热，津液不足，大便秘结，小便频数。

四季药膳养生

松仁火麻仁滋阴煎

火麻仁12克，瓜蒌仁、松子仁各16克，炒枳壳8克。水煎服。每天1剂，分3次温服。▶功效滋阴润肠。适用于便秘。

火麻仁粳米粥

火麻仁10克，粳米50克。麻仁捣烂，和粳米煮粥，任意食用。▶功效润肠通淋，活血通脉。适用于产后关节疑涩，小便不利，血虚便秘，风痹经闭。

火麻仁酒

火麻仁1000克。研磨碎，酒3000毫升，渍3昼夜。温服适量。▶适用于脚气。

麻子仁绿豆汤

用麻子仁汁煮绿豆空腹吃。▶适用于血痢不止。

郁李   拉丁学名：Prunus japonica Thunb.

科属　蔷薇科植物欧李、郁李，其干燥成熟种子入药。

地理分布　1.欧李　海拔100~800米的向阳山坡沙地多有生长，也有在山地灌木丛中或庭园栽培。分布于东北及内蒙古、河南、河北、山东等地。

2.郁李　生于向阳山坡、路旁及小灌木丛中。分布于东北及山东、河北、浙江等地。

采收加工　夏秋季果实成熟时采摘，除去核壳、果肉，取出种子后，晒干。

用法用量　煎服，6~9克。

药理作用　抗炎，泻下，镇痛等。

性味归经　辛、苦、甘，平。归脾、大肠、小肠经。

功能主治　下气，润燥滑肠，利水。用于津枯肠燥，食积气滞，水肿，脚气，腹胀便秘，小便不利。

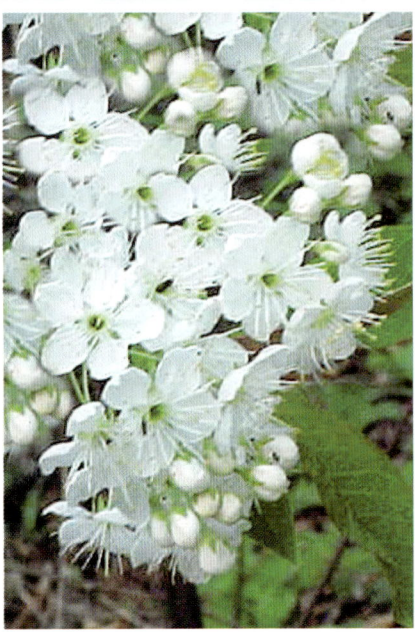

郁李仁

别名／郁子・郁里仁・李仁肉

◎《本草纲目》及文献记载郁李仁：

主治大腹水肿，面目四肢浮肿，利小便水道。肠中结气，关格不通。通泄五脏膀胱急痛，宣腰胯冷脓，消宿食下气。破癖气，下四肢水。酒服四十九粒，能泻结气。破血润燥。专治大肠气滞，燥涩不通。研和龙脑，点赤眼。

本草纲目附方

小儿惊热痰实，二便不能
大黄（酒浸后炒过）、郁李仁（去皮，研为末）各一钱，滑石末一两，一起捣和成丸，如黍米大。二岁小儿服三丸，其他儿童根据情况加减，开水送下。（钱乙《小儿药证直诀》）

皮肤血汗
郁李仁（去皮，研细）一钱，鸭梨捣汁调下。《圣济总录》

小儿多热
用熟汤研郁李仁如杏酪，一日服三合。（姚和众《至宝方》）

肿满气急，不能平卧
用郁李仁一大合捣成末，和面作成饼。吃此药饼后大便即通，泄气后病即愈。《杨氏产乳》

脚气浮肿，心腹满，大小便不通，气急喘息者
郁李仁十二分捣烂，水研绞汁，薏苡（捣如粟米大）三合，一同煮成粥食之。《独行方》

猝然心痛如刺
郁李仁三七枚嚼烂，用新汲水或温开水送下。片刻痛止，然后再喝下一些热淡盐水。（姚和众《至宝方》）

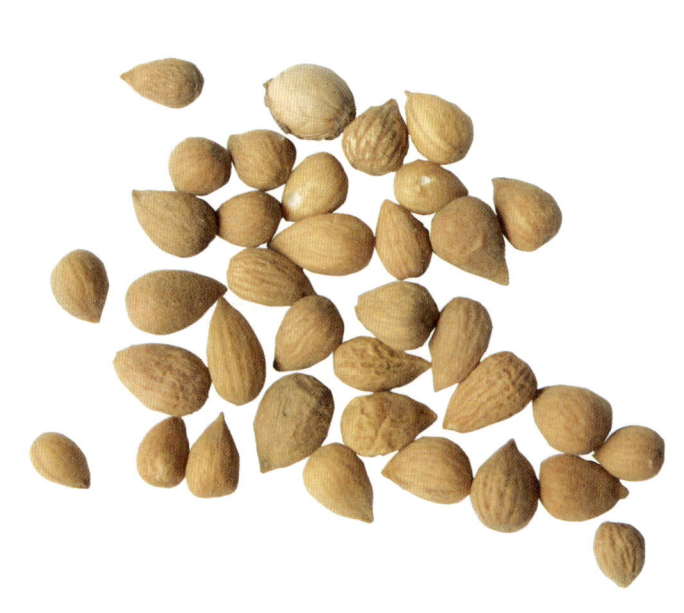

国医传世药方

疏风润燥方
方选源流：《奇方本草》泻下方。
中药组成：郁李仁、厚朴、枳壳、牛蒡子各10克，大黄6克。
炮制方法：加水煎沸15分钟，滤出药液，再加水煎20分钟，去渣，两煎药液调兑均匀，分服，每天1剂。
功能主治：疏散风热，下气利水，润燥滑肠。适用于血管神经性头痛，前额痛，痛时汗出，大便秘结。

四季药膳养生

郁李仁粳米粥
1.郁李仁30克，薏苡仁40克，粳米60克。郁李仁捣烂，水研磨绞汁，和薏苡仁、粳米煮粥，空腹食。▶功效健脾、润肠、利湿。适用于心腹胀满，水肿，气息喘促，大小便不利。

2.郁李仁15克，南粳米60克。郁李仁捣烂水研，取药汁，或捣烂后煎汁去渣，和南粳米同放入沙锅内，加水煮稀粥。每日2次，温热食。▶功效利水消肿，润肠通便。适用于大便干燥秘结，水肿腹满，小便不利，四肢浮肿等症。孕妇不宜服。

郁李薏苡仁饭
郁李仁60克，薏苡仁200克。郁李仁研碎，用水搅拌后，滤取药汁。用药汁将薏苡仁煮饭。每天服2次。▶适用于大肠气滞所导致的肠燥便秘或脚气浮肿、小便不利等症。

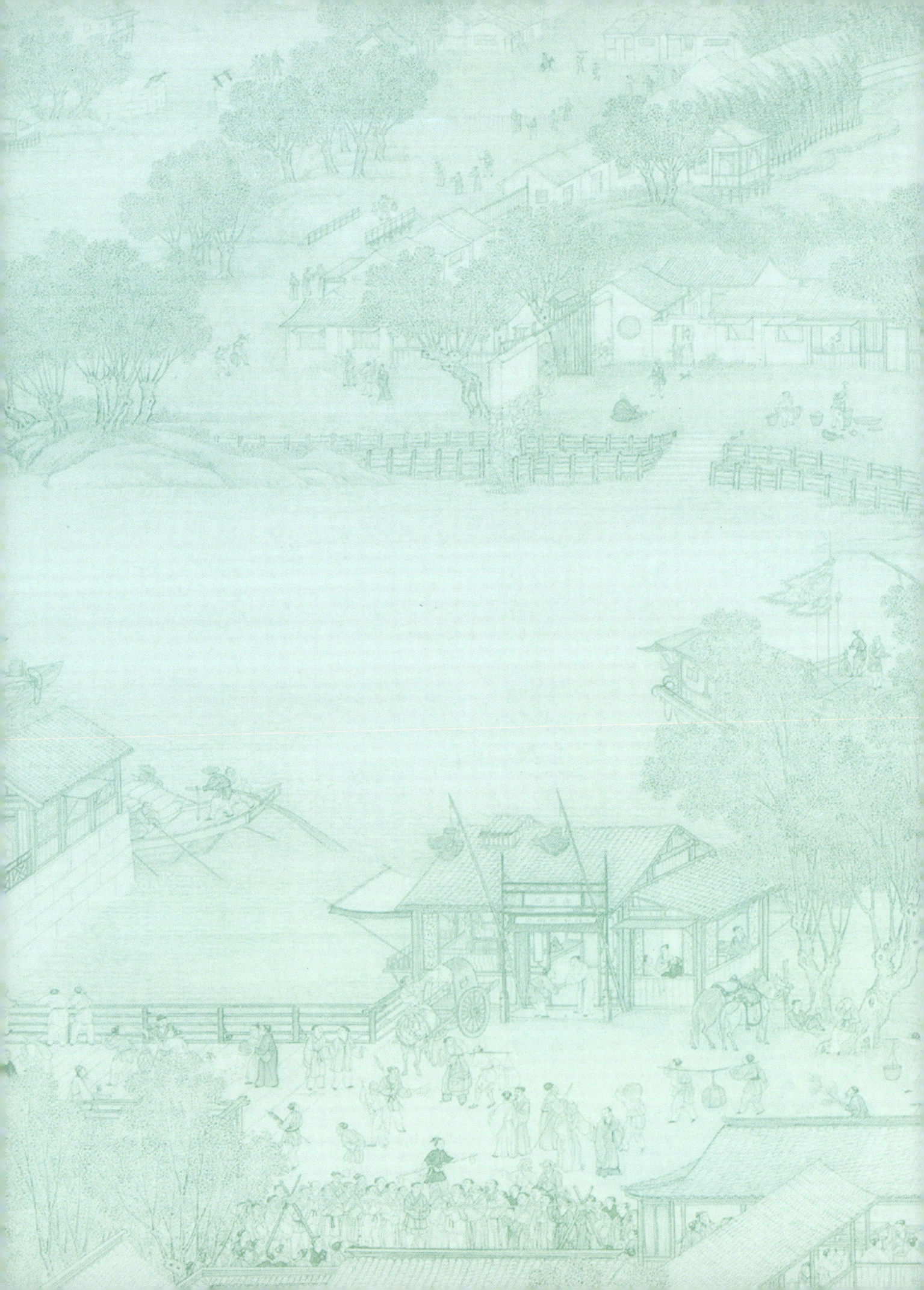

祛风湿药

【概念】

在中医药理论中，凡是以祛除风寒湿邪，解除风湿痹痛，以治风湿痹症为主的药物，称为祛风湿药。

【功效】

祛风湿药大多味辛、苦，性温、热，入肝、脾、肾经。肾主骨，肝主筋，脾主肌肉，因此，祛风湿药有祛除筋骨、肌肉、关节之间的风寒湿邪的作用。部分药物药味辛苦，性寒凉，苦以燥湿，辛以散风，寒可用来清热，因此有祛湿通络、清热散风的作用。有些祛风湿药，还兼有强筋骨、补肝肾的作用，对于风湿痹症且兼筋骨痿软，肝肾不足者有良好的治疗作用。

【药理作用】

中医科学研究表明，祛风湿药主要具有镇痛、镇静、抗炎、降血压、免疫调节、解痉的作用。

【适用范围】

祛风湿药主要用于治疗风湿痹症的肢体疼痛，关节肿大、不利，筋脉拘挛等病症。部分药物还适用于下肢痿弱、腰膝酸软等症。对现代临床称为的类风湿性关节炎、风湿性关节炎、坐骨神经痛、强直性脊柱炎、腰椎间盘脱出、肩周炎、骨质增生、颈椎病，以及骨折疼痛、跌打损伤、脑血管疾病后遗症、腰肌劳损、皮肤瘙痒、荨麻疹、疥癣、湿疹等有一定的治疗作用。部分药物用于治疗冠心病、高血压、哮喘、支气管炎等也有良好的治疗效果。

【药物分类】

祛风湿药根据药性不同，主要分为祛风湿清热药、祛风湿散寒药以及祛风湿强筋骨药三类。

祛风药，药性辛苦温，行散祛风，通里散寒，燥湿。有较好的除湿、祛风、止痛、散寒、通经络等作用，尤以止痛为其特点，主要适用于肢体关节疼痛，风寒湿痹，筋脉拘挛，遇寒加重，痛有定处等。经配伍也可用于风湿热痹。中医药方常用的祛风湿散寒药有川乌、威灵仙、海风藤、寻骨风、蚕沙、松节、路路通、伸筋草、雪上一枝蒿、枫香脂、丁公藤、蕲蛇、乌梢蛇、木瓜、徐长卿、昆明山海棠、青风藤、祖师麻。

祛风湿清热药，药性辛苦寒，入肝脾肾经。苦降泄，辛行散，寒清热。具有良好的祛风除湿、通络止痛、清热消肿的功效，主要用于关节红肿热痛，风湿热痹等症。经配伍也可用于风寒湿痹。中医药方常用的祛风湿清热药有秦艽、防己、臭梧桐、桑枝、络石藤、海桐皮、老鹳草、雷公藤、穿山龙、丝瓜络等。

祛风湿强筋骨药主入肝肾经，祛风除湿，兼有一定的强筋骨、补肝肾作用，主要用于风湿日久、肝肾虚损所致的脚弱无力，腰膝酸软。风湿日久，易损肝肾，风寒湿邪又易犯腰膝部位，选用本节药物有扶正祛邪、标本兼顾的意义。也可用于骨痿，肾虚腰痛，软弱无力者，中医药方常用的祛风湿强筋骨药有桑寄生、狗脊、五加皮、千年健、鹿衔草、雪莲花、石楠叶。

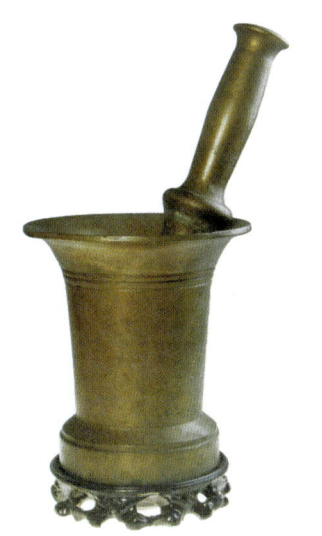

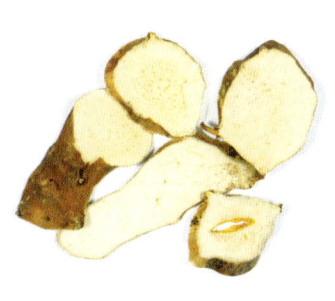

重齿毛当归   拉丁学名：Angelica pubescens Maxim

科属　伞形科植物重齿毛当归，其干燥根入药。当归属植物全世界约有79种，中国约有25种，入药用约有16种。

地理分布　野生于林下草丛中、阴湿山坡及稀疏灌木丛间。分布于浙江、安徽、湖北、江西、四川等地。种植于湖北、四川以及陕西等地的高山地区。

采收加工　春初或秋末挖出根，除去须根以及泥沙，炕至半干，堆置2～3天，发软后再炕至全干。

用法用量　煎服，3～9克。

药理作用　抗炎；降压；镇痛，镇静；抑制血小板聚集，抗血栓形成；抗心律失常；解除肠平滑肌痉挛；抗肿瘤等。

性味归经　辛、苦，微温。归肾、膀胱经。

功能主治　通痹止痛，祛风除湿。对于风寒湿痹，腰膝疼痛，少阴伏风头痛有疗效。

独活

别名／大活·山独活·川独活·巴东独活·香独活

◎《本草纲目》及文献记载独活：主治诸中风湿冷，奔喘逆气，皮肤苦痒，手足挛痛劳损，风毒齿痛。

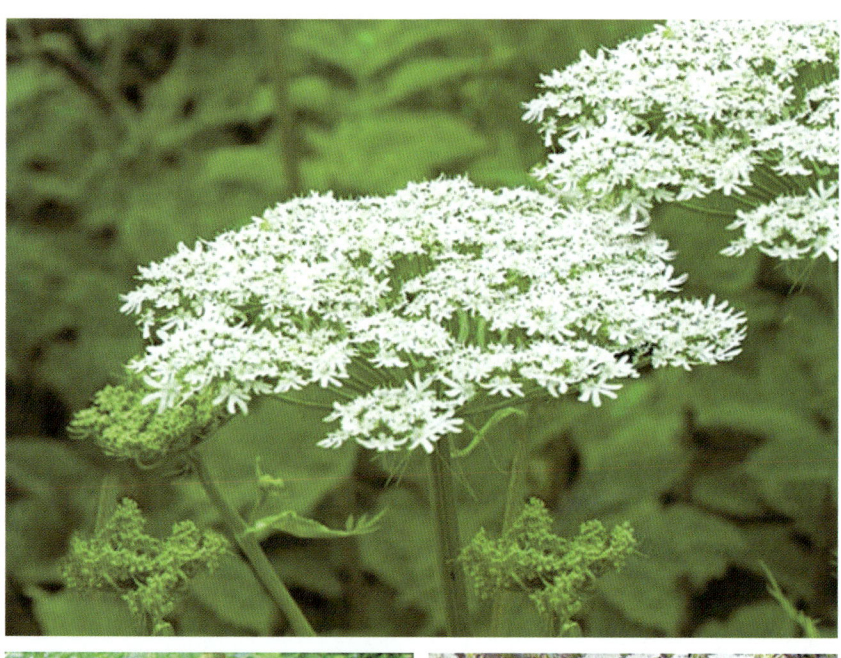

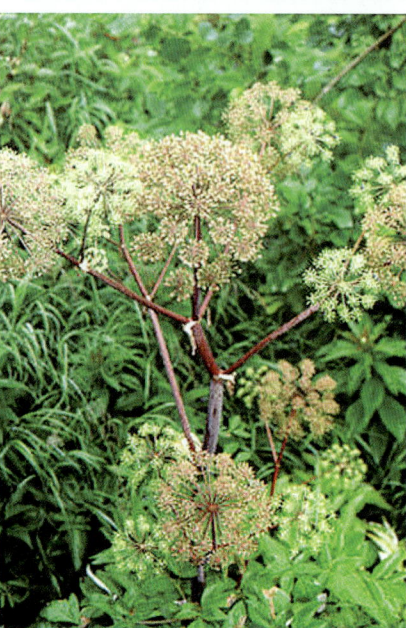

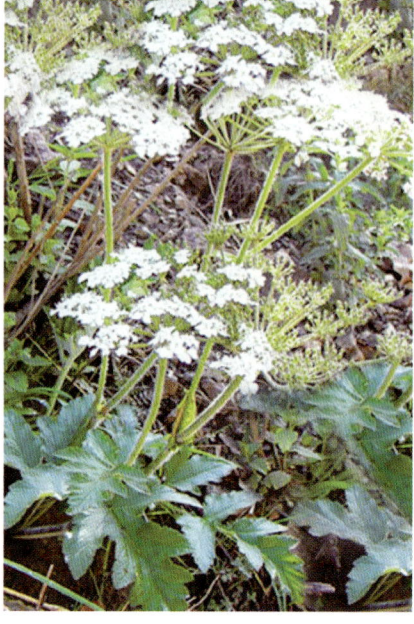

本草纲目附方

中风口噤，伴有全身冷，不知人事
独活四两，好酒一升，煎取半升服。《千金方》

中风不语
独活一两，酒二升，煮取一升；另用大豆五合，炒至爆裂，以药酒倒入，盖好。过一段时间，温服三合。（陈延之《小品方》）

关节痛
独活、羌活、松节等分，酒煮过。每天空腹饮一杯。《外台秘要》

产后风虚
取独活、白鲜皮各三两，三升水，煮取二升，分成三次服下。能喝酒者，加入酒后一起煮。《小品方》

风牙肿痛
据《肘后方》记载：用独活煮酒，趁热漱口。
据《文潞公药准》记载：用独活、地黄各三两，制成细末。每次取三钱，用一盏水煎过，和渣滓一起温服，临睡时再服。

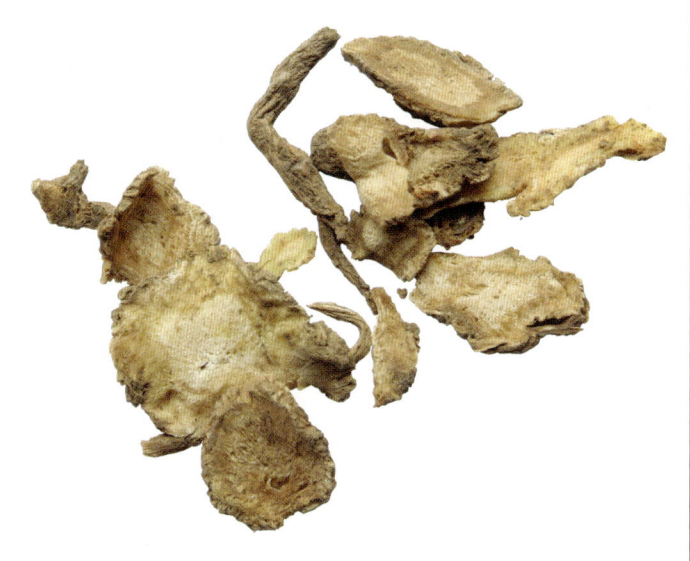

国医传世药方

独活寄生祛风汤
方选源流：《备急千金要方》祛湿方。
中药组成：独活12克、寄生6克、秦艽6克、茯苓6克、杜仲6克、牛膝6克、细辛6克、肉桂心6克、川芎6克、人参6克、防风6克、甘草6克、当归6克、芍药6克、干地黄6克。
炮制方法：水煎服。
功能主治：祛风湿，止痹痛，益肝肾，补气血。适用于风寒湿痹，肝肾两亏，气血不足，腰膝疼痛，四肢麻木，心悸气短，舌淡苔白，脉象细弱。

四季药膳养生

独活甘草酒
独活、木防己、甘草各2克，干姜、细辛各2克，鸱头1枚，桂心80克，铁精40克，人参12克。上入绢袋中，酒4500毫升，浸5昼夜。每服30毫升，每天2次。▶适用于小儿风痫。

独活丹参酒
独活40克，炮姜20克，制附子、牛膝、石斛、萆薢、丹参、赤茯苓各30克，防风20克，薏苡仁40克，山茱萸30克，白术、肉桂、川芎各20克，秦艽30克，人参、当归、甘菊花各20克，生地40克，酒2500毫升。上药捣碎，酒浸净器中6天开取，去渣备用。每次饭前随量温饮。▶适用于感受风湿，腰脚酸痛，头晕目眩。

独活当归酒
独活、当归、杜仲、熟地、川芎、丹参各28克，好酒1000毫升。上药碎细，酒浸入净瓶中，密封，近火煨，1昼夜后随量温饮，常使有酒气。▶功能祛风除湿，适用于风湿性腰腿疼痛。

徐长卿　　拉丁学名：Cynanchum paniculatum (Bge) Kitag.

科属　萝藦科植物徐长卿，其干燥根及根茎入药。鹅绒藤属植物全世界约有190多种，分布于非洲东部，欧亚大陆及地中海地区。中国约有52种，入药用约有24种。

地理分布　阳坡草丛中多有野生。分布于华东、东北、中南、西南及河北、内蒙古、甘肃、陕西。浙江、江苏、山东、安徽、湖南、湖北、河南等地为其主产区。

采收加工　夏、秋季采收根茎以及根，洗净晒干。

用法用量　煎服，3～12克，入煎剂宜后下。

药理作用　镇静；解热；镇痛；抗炎；降血压；增加冠脉血流量，抗心律失常；降血脂，抗动脉粥样硬化；抗血栓形成，抑制血小板聚集；抗菌等。

性味归经　辛，温。归肝、胃经。

功能主治　止痛，祛风除湿，止痒。用于风湿痹痛，胃痛胀满，腰痛，牙痛，跌扑损伤；湿疹，荨麻疹。

徐长卿

别名／竹叶细辛·线香草·天竹·瑶山竹·山刁竹·上天梯·寮刁竹·天竹香·观音竹·刁竹根

◎《本草纲目》及文献记载徐长卿：

主治鬼物百精蛊毒，疫疾邪恶气，温疟。久服强悍轻身，益气延年。

又曰：石下长卿：主鬼疰精物邪恶气，杀百精蛊毒，老魅注易，亡走啼哭，悲伤恍惚。

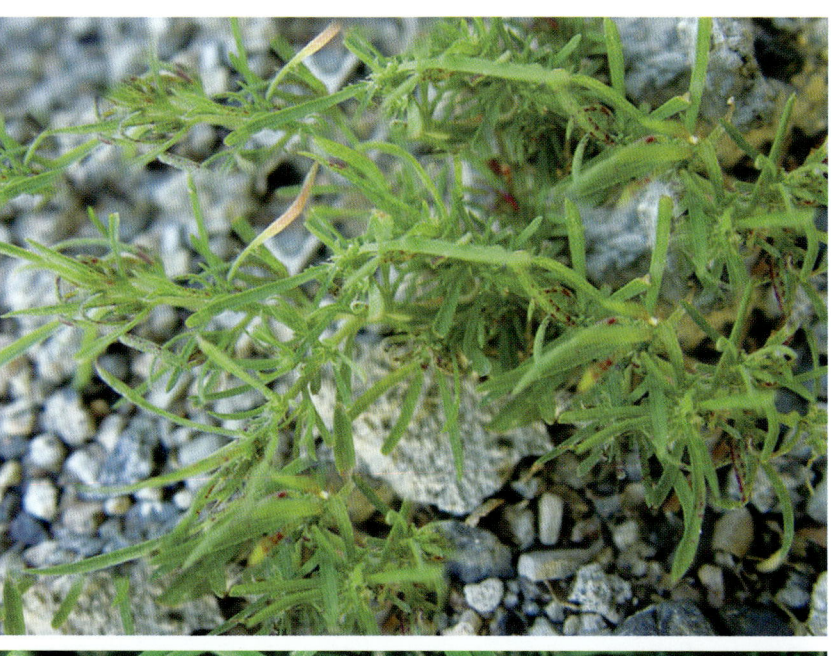

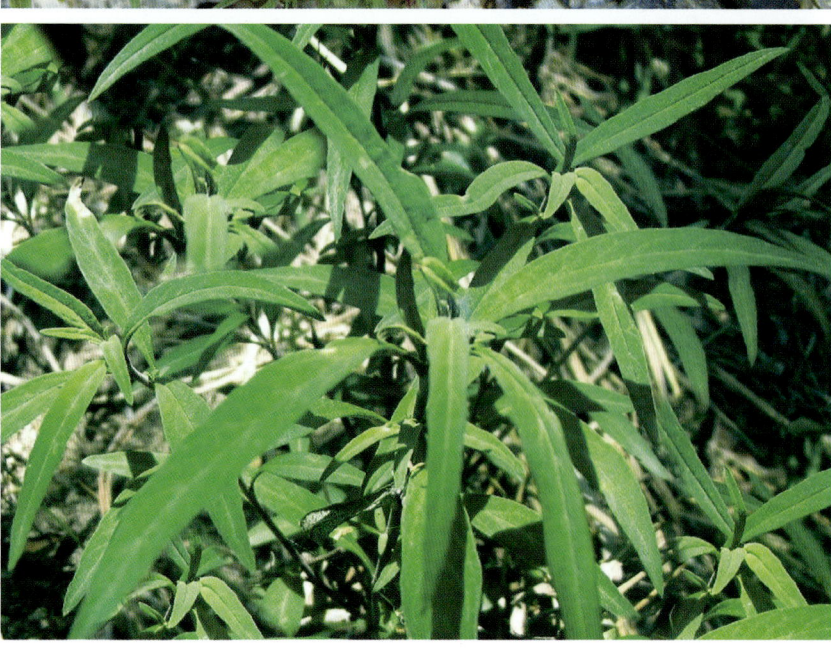

本草纲目附方

晕车晕船
徐长卿、车前子、车下李根、石长生等分捣碎，取半合装在袋子里，挂于衣带上。《肘后方》

小便关格
徐长卿汤：治气壅关格不通，小便淋结，脐下阻塞不舒畅。徐长卿（炙过）半两、茅根三分，木通、冬葵子各一两，滑石二两，槟榔一分，瞿麦穗半两。每次取五钱，水煎后再加朴硝一钱，温服，日服两次。《圣惠方》

▲**李时珍说：**
"《抱朴子》记载上古时代用来预防瘟疫有徐长卿散，效果很好。现代人不知道使用这种药。"

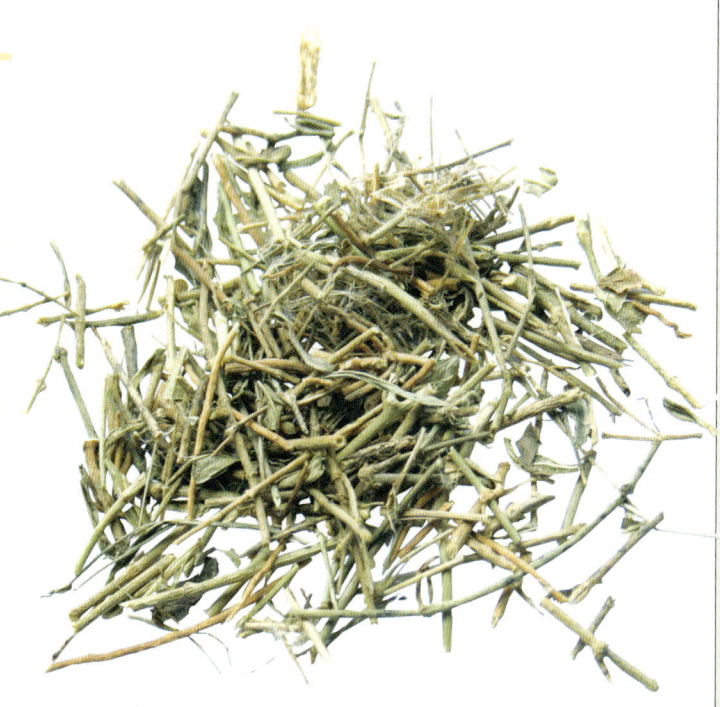

国医传世药方

除湿止痒方
方选源流：《奇方本草》祛湿方
中药组成：徐长卿100克。
炮制方法：加水煎，一半内服，一半外涂，每天1剂。
功能主治：祛风除湿，止痛止痒。荨麻疹。

阴阳补气方
方选源流：《奇方本草》补虚方
中药组成：徐长卿、平地木各15克，苦参、白术、太子参、沙参、丹参、白英、山楂、香附各8克，苏梗、柴胡各5克。
炮制方法：加水煎沸15分钟，滤出药液，再加水煎20分钟，去渣，两煎药液兑匀，分服，每天2剂。
功能主治：祛风除湿，生津润肺，益气健脾，养阴和胃。冠心病，频发室性早搏，心悸，胸闷心慌。

四季药膳养生

徐长卿酒
徐长卿、金果榄各5克，防己、杜仲各2.5克，黄酒500克。浸泡15克。每次服用10毫升，每天3次。▶适用于关节痛，风湿腰痛。

徐长卿根
徐长卿根(遥竹消，寮刁竹)30克，瘦猪肉、老酒各200克。酌加水煎成半碗，饭前服，每天2次。▶清热解毒，化瘀散结。

姜黄威灵酒
徐长卿、灵仙、威灵仙、炙黄芪、熟地各30克，片姜黄50克，制川草乌、三七、全虫各15克，细辛12克，白酒1500克。将上列药置于白酒中，密封浸泡2周后饮用，每次30毫升，每天2次。▶可养肝肾、补气血、祛风湿、止痹痛，对于肩关节周围炎有疗效。

威灵仙　　拉丁学名：Clematis chinensis Osbeck

科属　毛茛科植物威灵仙、棉团铁线莲或东北铁线莲，其干燥根及根茎入药。铁线莲属植物全世界约有290种，分布于热带、亚热带、寒带地区。中国约有107种。入药用约65种。

地理分布　1.威灵仙　海拔80～1500米的山坡、山谷灌木丛中，沟边路旁草丛中多有野生。分布于淮河以南及河南、陕西南部、安徽、江苏南部、浙江、江西、福建、湖北、湖南、台湾、广西、广东、四川、云南南部、贵州。江苏、浙江、江西、湖南、湖北、四川为主产区。

2.棉团铁线莲　野生于山坡、山坡草地及固定的沙丘上。黑龙江、吉林、辽宁、内蒙古、河北、山西、山东、陕西、甘肃东部以及中南地区多有分布。主产于吉林、辽宁、黑龙江和山东等地。

3.东北铁线莲　山坡灌木丛中、杂木林下及林边多有野生。分布于东北及内蒙古、山西等地。主产于东北各地。

采收加工　秋季挖出，去净茎叶，洗净泥土，晒干，或切段后晒干。

用法用量　煎服，6～9克。治骨鲠用30克。

药理作用　利尿；抗病原微生物；镇痛；促进胆汁分泌；引产等。

性味归经　辛、咸，温。归膀胱经。

功能主治　通络止痛，祛风除湿，消骨鲠。对于风湿痹痛，筋脉拘挛，肢体麻木，骨鲠咽喉，屈伸不利均有疗效。

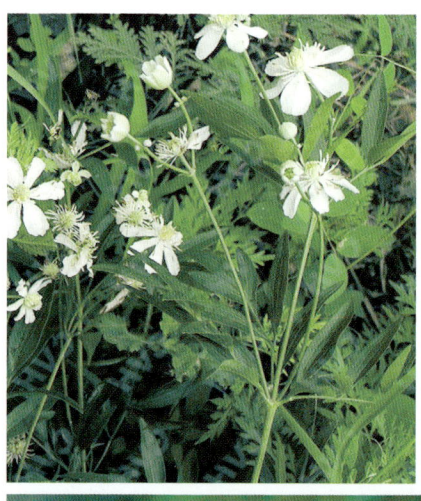
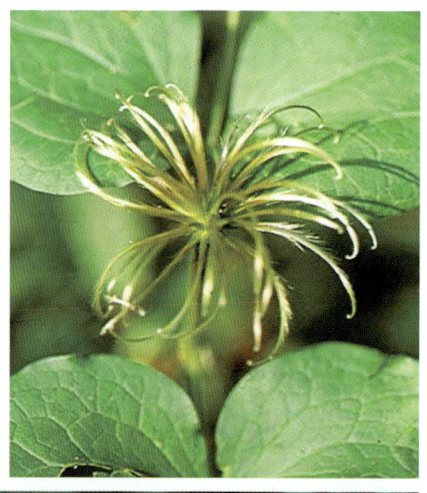
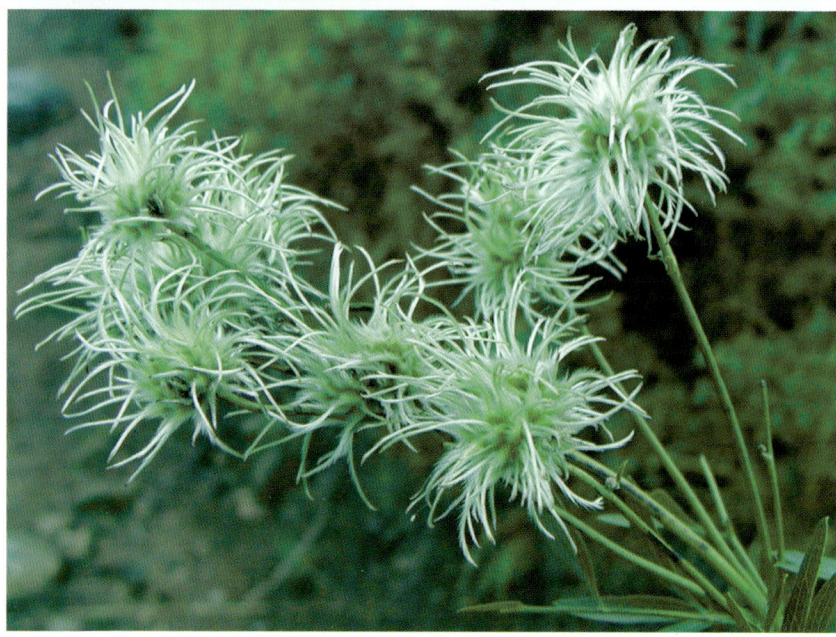

威灵仙

别名／能消·铁脚威灵仙·灵仙·黑脚威灵仙·黑骨头

◎《本草纲目》及文献记载威灵仙：

主治诸风，宣通五脏，去腹内冷滞，心膈痰水，久积癥瘕，痃癖气块，膀胱宿脓恶水，腰膝冷疼，疗折伤，推新旧积滞，消胸中痰唾，散皮肤大肠风邪。久服无有温疫疟。

本草纲目附方

手足麻痹
威灵仙（炒）五两，生川乌头、五灵脂各四两，共研为末，以醋糊丸，如梧子大。每次服七丸，盐汤送下。忌茶。《普济方》

腰脚诸痛
1. 用威灵仙末，空腹用温酒服用一钱，每日以微利为度。《千金方》
2. 取威灵仙一斤，洗净，在好酒中浸泡七天，取出研为末，加面糊成丸，如梧子大。每次服二十丸，用泡药的酒送下。《经验方》

痔疮肿痛
威灵仙三两，水一斗，煎汤先熏后洗痛处，药准凉后再温热。《外科精义》

肠风便血，便血时间长久的
用威灵仙、鸡冠花各二两，米醋二升，放在一起煮干，炒为末，用鸡蛋清调和作成小饼状，炙干后再研成末。每次服用二钱，用陈米汤送服，每天服用二次。《圣济总录》

破伤风病
用威灵仙半两，独头蒜一个，香油一钱，放在一起捣烂，用热酒冲服，出汗后即痊愈。《卫生易简方》

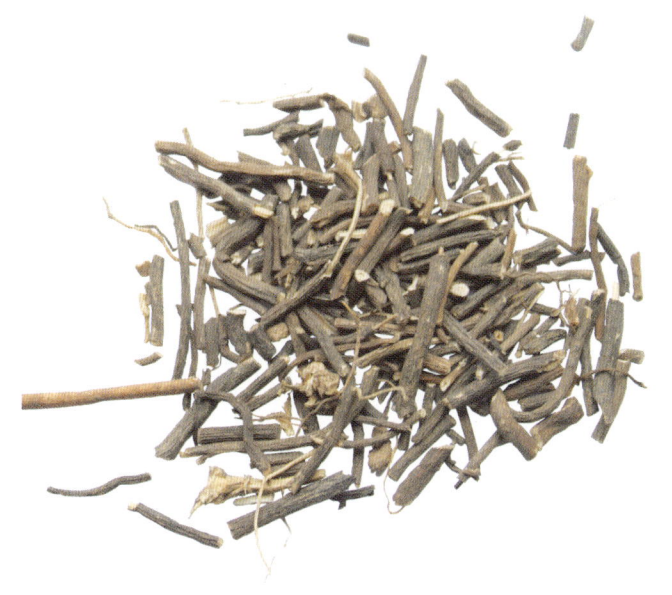

国医传世药方

舒筋补气散
方选源流：《三因极一病证方论》祛湿方。
中药组成： 威灵仙、木瓜、虎骨、牛膝、防风、续断、白芍、乌药、天麻、黄芪、当归、萆薢、白僵蚕各30克，松节、五灵脂各15克。
炮制方法： 用酒5升，浸上药，封扎紧，14日后，取药焙干，捣为细末。每服6克，用浸药酒调下，酒尽，用米汤调下。亦可用饮片作汤剂水煎服，用量按原方比例酌减。
功能主治： 通络止痛，祛风除湿，益气养血，强筋健骨。适用于筋脉拘挛，气血不足，骨节酸痛，腿脚乏力，身体不适，舌淡脉细。

四季药膳养生

威灵仙茶
鲜威灵仙60克（或干品30克）。煎汤取汁。代茶饮。▶适用于急性扁桃体炎。

威灵仙酒
威灵仙120克、茵陈蒿20克、栀子30克、大黄8克，浸入1000毫升黄酒中，六天后可服，每晚饮一小盅。▶适用于慢性肝炎、胆囊炎、胆石症。

威灵仙小饼末
威灵仙、鸡冠花各60克，在米醋1500毫升中煮至两者干，炒为末，以鸡蛋清调和，做成小饼，炙干后再研为末。每次服6克，陈米汤送下。一天服两次。▶适用于肠风泻血。

风藤

拉丁学名：Piper kadsura(Choisy)Ohwi

科属 胡椒科植物海风藤，其干燥藤茎入药。
地理分布 低海拔林中有野生，常攀援于树上和岩石上。分布于福建、浙江、台湾、广东等地。主产于福建、广东、浙江等地。
采收加工 秋季采割藤茎，洗净，晒干。
用法用量 煎服，6~12克。
药理作用 减轻肺水肿；降低心肌缺血区侧支血管阻力，增加心肌营养血流量等。
性味归经 辛、苦，微温。归肝经。
功能主治 通经络，祛风湿，止痹痛。用于风寒湿痹，筋脉拘挛，肢节疼痛，屈伸不利。

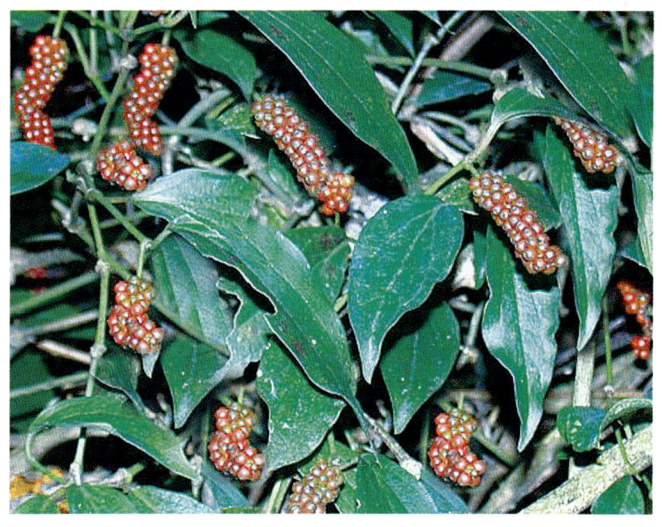

国医传世药方

通络止痛汤

方选源流：《奇方本草》祛湿方。
中药组成：海风藤、青风藤、络石藤、忍冬藤、鸡血藤各15克，制川乌2克。
炮制方法：加水煎沸15分钟，滤出药液，再加水煎20分钟，去渣，两煎药液兑匀，分服，每天1剂。
功能主治：通经络，祛风湿，止痹痛。适用于风湿性关节炎。

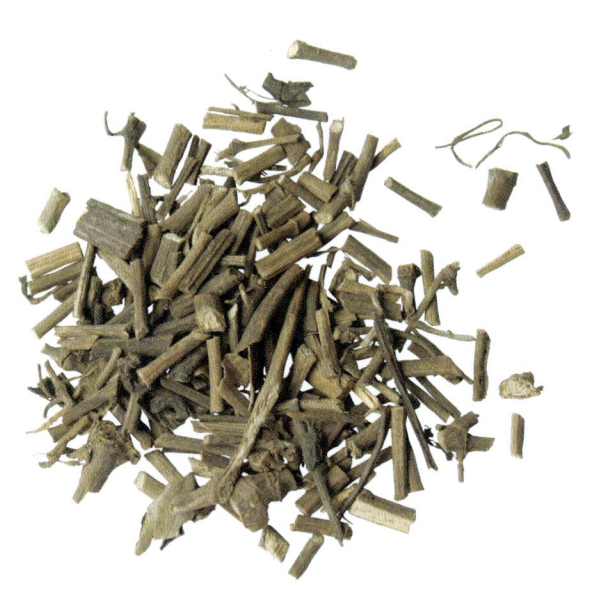

【海风藤】

别名／满坑香·大风藤·岩胡椒

◎《本草再新》及文献记载海风藤：

　　主治行经络，和血脉，宽中理气，下湿除风，理腰脚气，治疝，安胎。

四季药膳养生

海风藤祛风湿药粉

　　海风藤、宽筋藤、白芍各15克，两头尖、黑老虎、鸡骨香各12克，乌蛇、地龙、甘松各10克，制川乌5克。一同制成细末，每次冲服10克，每天3次，可加入适量的蜂蜜。▶适用于类风湿性关节炎。

海风祖师麻姜葱汤

　　海风藤6克，祖师麻6克，水煎沸15分钟，加入生姜5片，再沸后停火。其汤趁热饮，饮后加盖衣被，令微汗出。▶适用于风寒感冒。

石松　拉丁学名：Lycopodium japonicum Thunb.

科属　石松科植物石松，其干燥全草入药。
地理分布　灌木丛、山坡草地及松林下的酸性土壤中多有野生。分布于华东、东北、西南、中南及内蒙古、陕西、新疆等地。湖北、贵州、浙江、福建、四川、山东、江苏为其主产区。
采收加工　夏季采收，连根拔起，去净泥土，晒干。
用法用量　煎服，3~12克。
药理作用　催眠，镇痛，解热，兴奋子宫，促进小肠蠕动等。
性味归经　辛、微苦，温。归肝、脾、肾经。
功能主治　舒筋活络，祛风除湿。用于关节酸痛、屈伸不利。

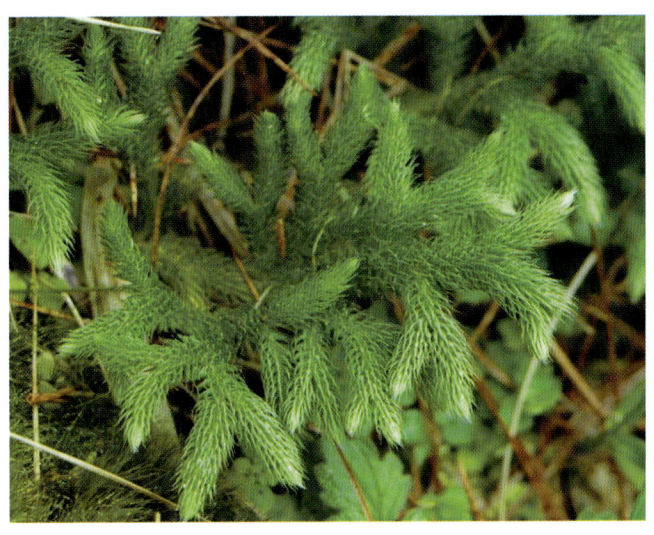

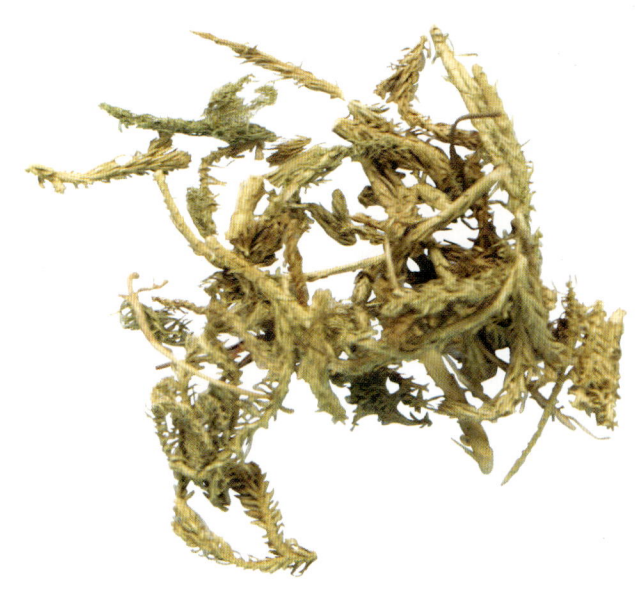

国医传世药方

舒筋活络方

方选源流：《奇方本草》祛湿方。

中药组成：伸筋草、桑枝、白术、威灵仙、秦艽、防己各15克，生地黄、生石膏、茯苓各30克，玄参20克，独活、麻黄、甘草各10克。

炮制方法：加水煎沸15分钟，滤出药液，再加水煎20分钟，去渣，两煎药液兑匀，分服，每天1剂。

功能主治：舒筋活络，祛风除湿。适用于湿热型类风湿性关节炎。

伸筋草

别名／铺筋草·抽筋草·分筋草·过筋草·地棚窝草·金毛狮子草·狮子草·金腰带

◎《本草纲目》及文献记载伸筋草：

主治久患风痹，脚膝疼冷，皮肤不仁，气力衰弱，久服去风血风瘙……浸酒饮，良。

四季药膳养生

伸筋草酒

伸筋草、牛膝、制川乌各15克，鸡屎藤8克，制草乌6克，白酒500克。浸泡24小时，每服1小杯，每天1次。▶适用于腰膝软弱，风湿腰腿痛，四肢麻木。

家蚕　拉丁学名：Bombyx mori Linnaeus

科属　蚕蛾科昆虫家蚕，其干燥粪便入药。

地理分布　我国大部分地区均有饲养，以江苏、浙江产量最高。

采收加工　夏季收集二眠至三眠时蚕排出的粪便，除去杂质，晒干后使用。

用法用量　煎服，5～15克，宜布包入煎。

药理作用　光敏作用；抗肌瘤；延长纤维蛋白原凝聚时间，有抗凝血酶等。

性味归经　甘、辛，温。归肝、脾、胃经。

功能主治　和胃化湿，祛风除湿。用于风寒湿痹，肢体疼痛，风疹湿疹瘙痒，吐泻转筋。

蚕沙

别名／原蚕沙·晚蚕沙·蚕屎·原蚕屎·晚蚕矢·马鸣肝

◎《本草纲目》及文献记载蚕沙：

主治肠鸣，热中消渴，风痹瘾疹。炒黄，袋盛浸酒，去风缓，诸节不随，皮肤顽痹，腹内宿冷，冷血瘀血，腰脚冷疼。炒热袋盛，熨偏风，筋骨瘫缓，手足不随，腰脚软，皮肤顽痹。消渴，癥结，及妇人血崩，头风，风赤眼，去风除湿。

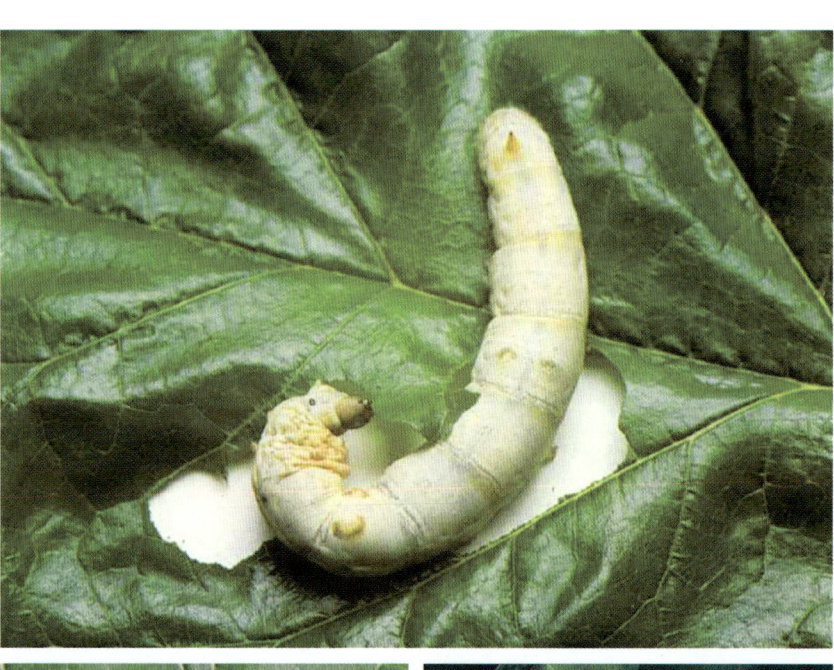

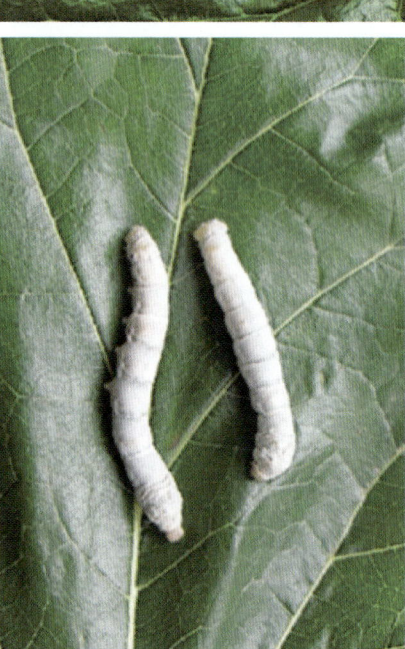

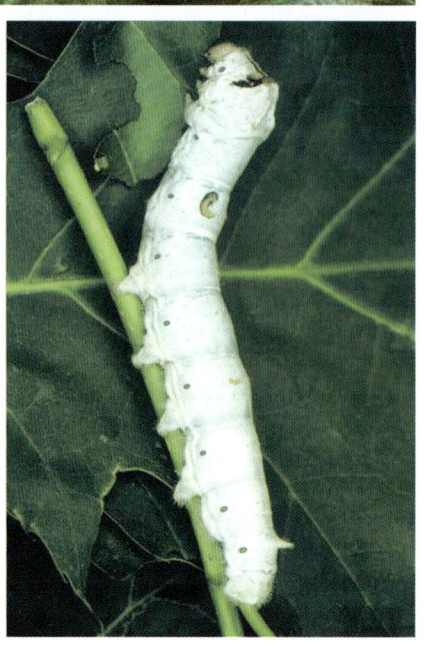

本草纲目附方

半身不遂
用蚕沙二硕，用两个袋子装盛，蒸熟，更换轮流熨敷患处。并用用羊肚、粳米煮粥，一天吃一枚，十天就能痊愈。《千金方》

月经久闭
蚕沙四两，沙锅加沙炒成半黄色，加入无灰酒一壶，煮沸，澄去沙。每天温服一盏，即通。

跌扑伤损
蚕沙四两炒黄，绿豆粉四两炒黄，枯矾二两四钱，共研成细末，醋调敷患处，再用绢帛包裹缚定。换三四次即愈。忌产妇接近病人。（邵真人《经验良方》）

头风白屑
蚕沙烧灰淋汁，洗头即可。《太平圣惠方》

风瘙瘾疹，作痒成疮
蚕沙一升，水五斗，煮取一斗二升，去渣，洗浴。避风。《太平圣惠方》

妇人血崩
取蚕沙研末，用酒调服三五钱。《儒门亲事》

消渴饮水
用晚蚕沙焙干研成末，每次用冷水送下二钱，不过服几次就能痊愈。《斗门方》

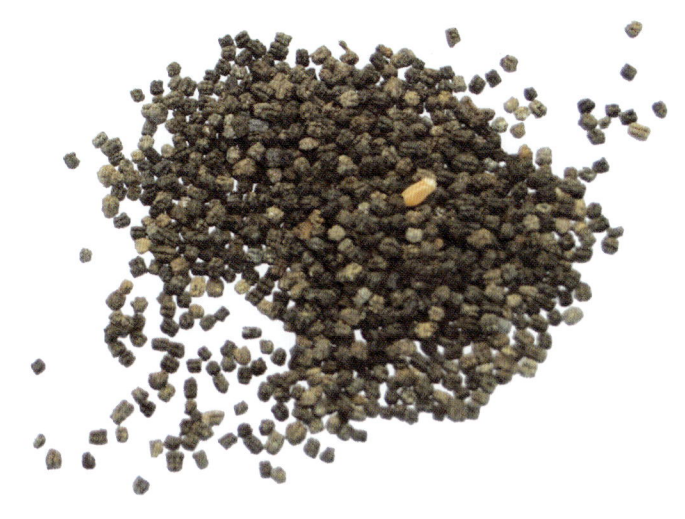

国医传世药方

蚕矢祛湿汤
方选源流：《霍乱论》祛湿方。
中药组成：晚蚕沙15克、生苡仁12克、陈木瓜9克、大豆黄卷12克、川连9克、陈吴萸1克、通草3克、焦山栀5克、制半夏3克、黄芩3克。
炮制方法：水煎取汁，徐徐饮服。
功能主治：清热利湿，升清降浊。湿热内蕴，腹痛转筋，霍乱吐泻，口干舌燥，苔黄脉濡数。

四季药膳养生

牛膝蚕沙酒
晚蚕沙30克，牛蒡根、大麻子各40克，牛膝60克，牛蒡子(微炒)30克，防风、萆薢、枸杞子、羌活、黑豆(炒熟)、苍耳子、虎胫骨(涂酥炙微黄)、制附子、海桐皮各30克，秦艽20克，五加皮、茄子根各60克，酒2.25升。将上药共捣为细末，用白纱布袋盛之，置于净坛内，用酒浸泡，密封，6天后开启。每天午、晚各服1次，每次空腹温饮15毫升，味淡即换药。▶功能祛风湿，壮筋骨，通血脉，益肝肾。适用于半身不遂，腰膝疼痛，四肢麻木，血气凝滞，少腹冷痛。

蚕沙川芎枣茶
蚕沙(包)15克，川芎9克，薄荷叶8克，香白芷10克，生甘草4克。用上药10倍剂量共研细末。每用30克，以纱布袋装封，置保温瓶中，用沸水500毫升冲泡20分钟，分3次饮用。每天1剂。▶功能祛风燥湿。适用于风寒感冒，头痛，鼻塞，肢体酸痛；偏正头痛，神经头痛等症。

油松　拉丁学名：Pinus tabulaeformis Carr.

马尾松　拉丁学名：Pinus massoniana Lamb.

科属　松科植物油松或马尾松，其干燥瘤状节或分枝节入药。

地理分布　1.油松　海拔100~2600米的山地有野生。分布于西北、东北、华北及河南、江苏、山东等地。辽宁、山东、河北、山西、河南、陕西、甘肃等地为主产区。

2.马尾松　海拔1500米以下的山地有野生。分布于陕西、河南、安徽、江苏、江西、浙江、福建、湖北、湖南、台湾、广西、广东、四川、贵州、云南等地。江苏、安徽、浙江、福建、江西、湖北为主产区。

采收加工　多于采伐时或木器厂加工时锯取，经过选择修整，晒干或阴干。

用法用量　煎服，10~15克。

药理作用　镇痛，抗炎。

性味归经　苦，辛，温。归肝、肾经。

功能主治　通络止痛，祛风除湿。用于跌打损伤，关节疼痛，风寒湿痹，淤肿疼痛。

松节

别名／黄松木节·油松节·松郎头

◎《本草纲目》及文献记载松节：主治风蛀牙痛，煎水含漱，或烧灰日揩，有效。筋骨间风湿诸病宜之。

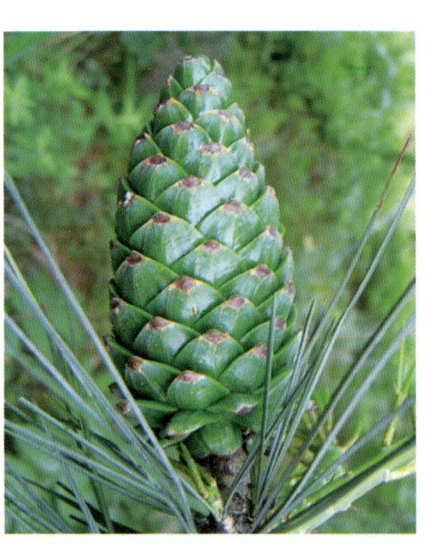
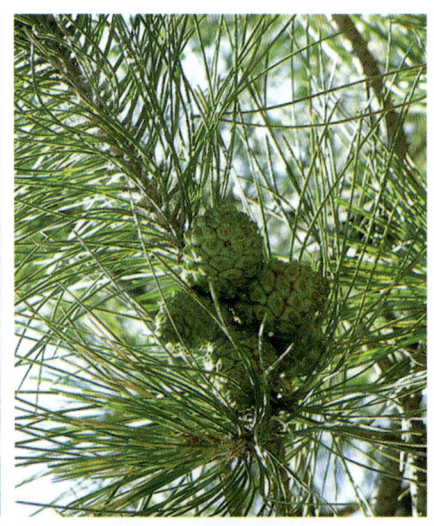
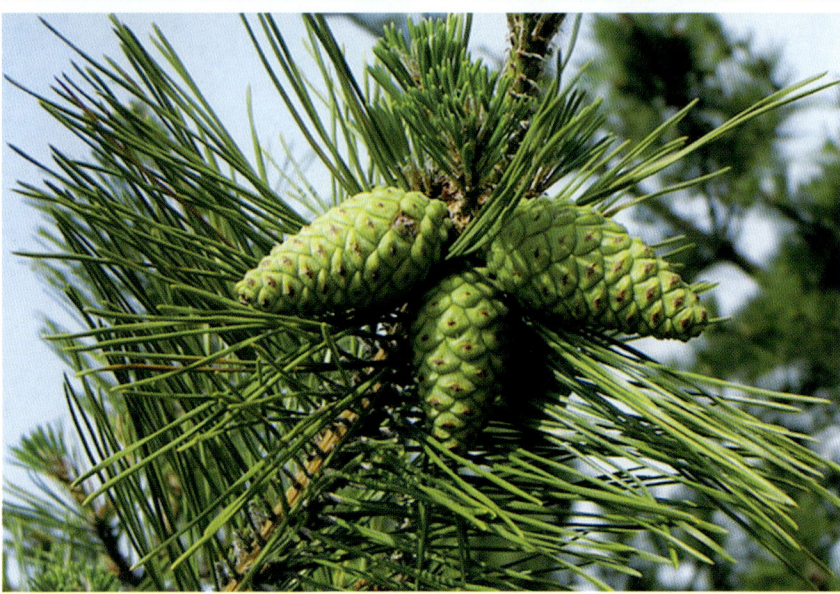

本草纲目附方

关节风痛
取松节二十斤,浸泡在酒五斗中,二十天左右即可饮用。每次服一合,一天服五六次。《外台秘要》

转筋挛急
取松节一两锉细,加乳香一钱,在银石器内慢火炒焦,存一二分性,出火毒,研为细末,每次服一二钱,热木瓜酒送下。一切筋病都能治。(孙用和《秘宝方》)

风热牙痛
取油松节如枣大一块,切碎,加胡椒七个,浸入烧酒中,须用二三盏,趁热再加入经水飞过的明矾少许,嚼在口中漱口三五次,可立即治愈。又用松节二两,槐白皮、地骨皮各一两,浆水煎汤。热时漱口待冷后吐出,病愈后则停用。《太平圣惠方》

反胃吐食
用松节煎酒,小口饮。《百一选方》

阴毒腹痛
油松木七块炒焦,冲酒两钟,热服。《集简方》

颠扑伤损
用松节煎酒服。《谈野翁方》

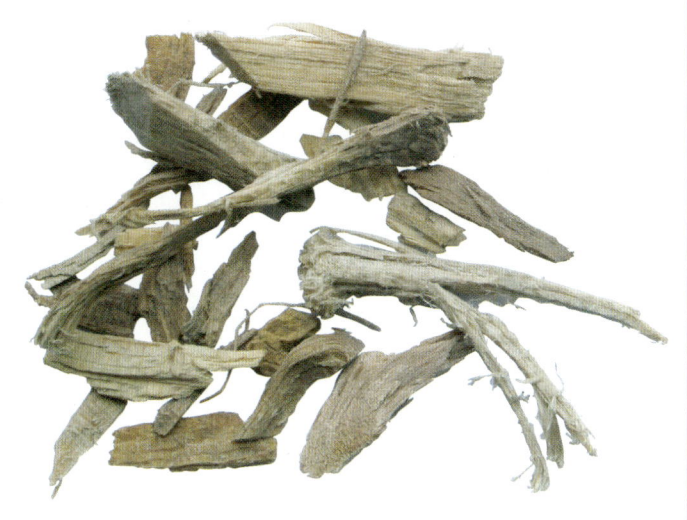

国医传世药方

史国公药酒（活血强筋酒）

方选源流:《证治准绳》祛湿方。

中药组成:松节60克、当归60克、防风60克、秦艽60克、川牛膝60克、蚕沙60克、干茄根240克、枸杞子150克、虎胫骨60克、羌活60克、炙鳖甲60克、萆薢60克。

炮制方法:上药装入绢袋,用酒5升浸没,10日后取饮,每次10～15毫升,或随量饮用,每日2次。

功能主治:祛风除湿,活血强筋。适用于风湿阻络,血不养筋,筋骨疼痛,四肢麻木,筋脉拘挛,骨节酸痛,肢体不利,瘫痪痿痹。

四季药膳养生

松节曲米酒

松节2500克,曲、米适量。松节煮汁。同曲、米如常法酿酒。不限时,徐徐饮。▶功能祛风除湿。适用于筋骨挛急,风湿性关节疼痛,腿肿。

滋阴提神增力酒

松节(炒)、五加皮、骨碎补、鱼胶、肉苁蓉、龟板、菟丝子、鳝骨、雀肉各30克,黄芪、全当归、木瓜、熟地、蒺藜、红花、牛筋草、巴戟、地骨皮、续断、牛膝、玉竹(酒炒)各90克,杜仲、牛血(干)各60克,白茯苓45克,乳香、没药、肉桂各15克。上药共研为末,好酒浸泡,埋地下3个月,每天早晚服之,每次9毫升。▶功能补血生精,滋阴提神,壮腰健肾,增长气力。

乳香松节散

松节(细锉如米)30克,乳香5克。上药放入银器内,慢火炒使焦,只留一二分药性,出火毒,然后把其研细。每服5克,热木瓜酒调下。▶适用于脚转筋,疼痛挛急。

祛风湿药·祛风湿散寒药

贴梗海棠　　拉丁学名：Chaenomeles speciosa(Sweet) Nakai

科属　蔷薇科植物贴梗海棠，其干燥近成熟果实入药，也称为"皱皮木瓜"。

地理分布　华东、华中以及西南各地多有分布。主产于四川、安徽、湖北、浙江。福建、湖南、陕西、云南、山东等地也有产。

采收加工　7～8月上旬，果实呈青黄色时采收，放于沸水中烫至水变灰白色，切成两瓣，晒干。

用法用量　煎服，6～9克。
药理作用　抗菌，抗肝损伤。
性味归经　酸，温。归肝、脾经。
功能主治　和胃化湿，平肝舒筋。用于腰膝关节酸重疼痛，湿痹拘挛，脚气水肿，吐泻转筋。

木瓜

别名／木瓜实·铁脚梨·秋木瓜·酸木瓜

◎《本草纲目》及文献记载木瓜：

主治湿痹邪气，霍乱大吐下，转筋不止。治脚气冲心，取嫩者一颗，去子煎服佳。强筋骨，下冷气，止呕逆，心膈痰唾，消食，止水利后渴不止，作饮服之。止吐泻奔豚，及水肿冷热痢，心腹痛。调营卫，助谷气。去湿和胃，滋脾益肺，治腹胀善噫，心下烦痞。

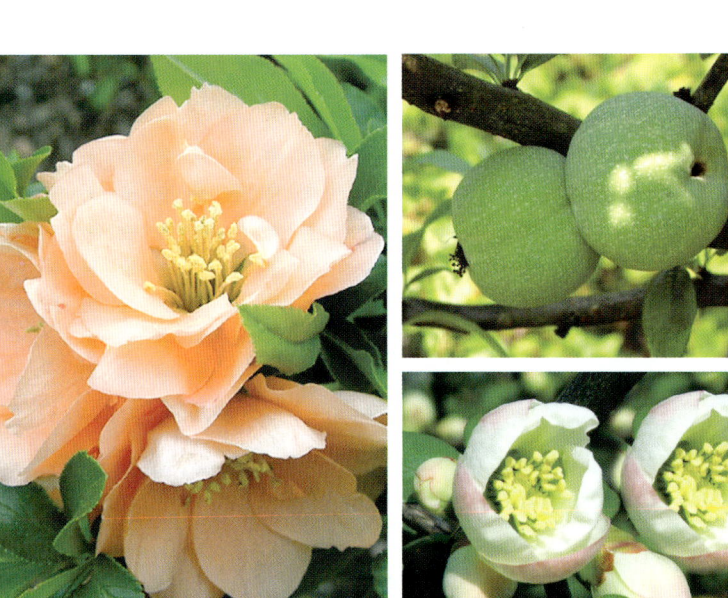

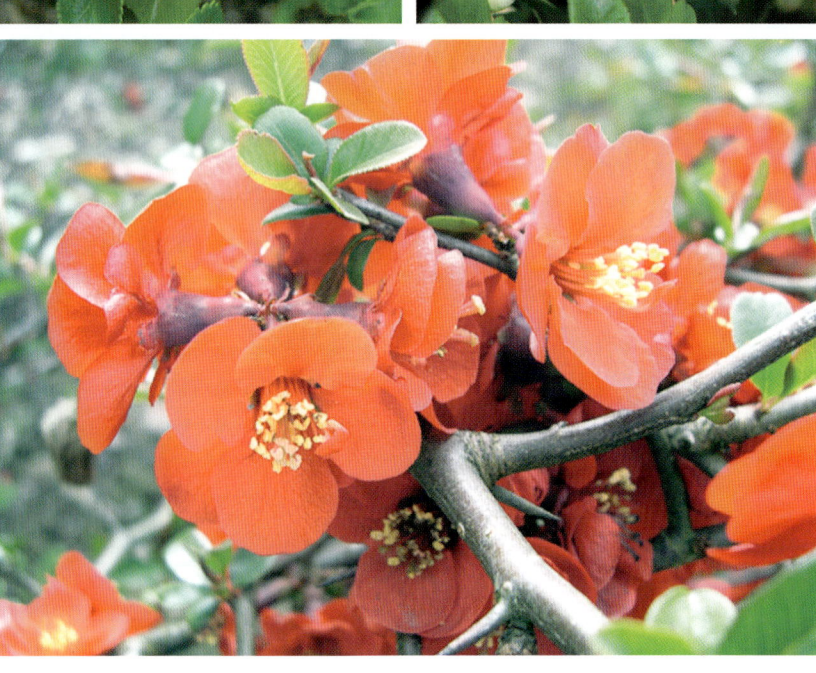

本草纲目附方

脚筋挛痛
木瓜数个，加酒、水各半煮烂，捣成膏，趁热贴于痛处，外用棉花包好，冷却即换。一天做三至五次。《食疗本草》

项强筋急，不可转侧
木瓜二个，切下一头做盖，去瓤，填入没药二两、乳香二钱半，盖严，捆好，蒸烂，捣成膏。每次用三钱，以生地黄汁半碗、酒二碗暖化温服。《本事方》

霍乱转筋
木瓜一两、酒一升，煮服。不饮酒者煮汤服。另煮一锅药汤，用布浸药汤热敷足部。《太平圣惠方》

脐下绞痛
把木瓜三片，桑叶七片，大枣三枚，用三升水煎至半升，一次服下，就能痊愈。《食疗本草》

头发干燥而缺少光泽
把木瓜浸油用来梳头。《太平圣惠方》

小儿洞痢
将木瓜捣成汁液饮服。《千金方》

反花痔疮
将木瓜研末，用鳝鱼身上的涎液调和，贴在痔疮上，用纸护住。《医林集要》

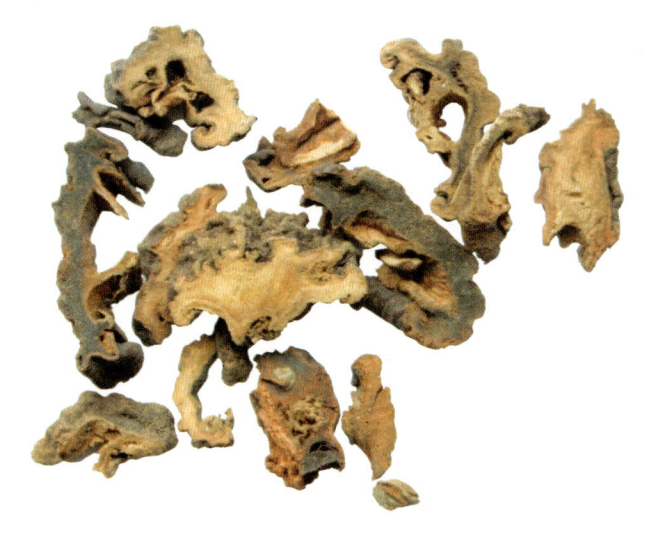

国医传世药方

四斤丸

方选源流：《太平惠民和剂局方》祛湿方。

中药组成：木瓜500克、苁蓉500克、天麻500克、牛膝500克、附子60克、虎骨60克。

炮制方法：将木瓜、苁蓉、牛膝、天麻用酒5升，浸3～10日，取出焙干；再入附子、虎骨；上药共为细末，用浸药酒打面糊为丸。每服3～6克，日服2～3次，温开水或盐汤送服。

功能主治：补肝肾，祛风湿。适用于肝肾亏虚，风湿痹症，腰膝关节酸重疼痛，筋脉拘挛，步履无力。

四季药膳养生

木瓜羊肉舒筋汤

木瓜1000克，羊肉1000克，豌豆300克，草果5克，白糖200克，粳米500克，调料适量。羊肉洗净，切成约2厘米见方的块，木瓜取汁，二者与草果、豌豆、粳米一齐放锅中，加清水适量。大火烧沸后，小火炖至豌豆、肉熟烂，放入盐、白糖、味精、胡椒粉。▶功效补中祛湿，舒筋活络。适用于腰膝疼痛，脚气不仁等症。

木瓜粥

木瓜15克，粳米100克，姜汁、蜂蜜各少量。木瓜研磨为碎末，和粳米入锅内煮粥，熟时调入姜汁、蜂蜜。任意用。▶适用于霍乱转筋，足膝无力，湿痹脚气等症。

木瓜汤

木瓜1个，生姜适量，蜜150毫升。木瓜去皮后切块，生姜切片，一齐放入锅内，加水1000毫升，煎取500毫升，入蜜调匀。▶功效祛湿舒筋。适用于脚气病，麻木酸痛，脚膝肿胀。

青藤　拉丁学名：Sinomenium acutum(Thunb.)Rehd.et wils.

科属　防己科植物青藤以及毛青藤，其干燥藤茎入药。青藤属植物全世界仅有1种，可入药。分布于亚洲东部。

地理分布　1.青藤　山坡、丘陵地带有野生。分布于陕西、湖北、河南、安徽、江苏、江西、浙江、福建等地。安徽、浙江、湖北、河南等地为主产区。

2.毛青藤　山地有野生。分布于湖北、陕西、贵州等地。

采收加工　秋末冬初采割，扎把或切长段，晒干。

用法用量　煎服，6~12克。

药理作用　抗炎；镇痛，镇静；调节免疫功能；降低心肌收缩力，抗心律失常，减慢心率；降血压；阻断神经节及神经肌肉传导等。

性味归经　苦、辛，平。归肝、脾经。

功能主治　通经络，祛风湿，利小便。用于风湿痹痛，麻痹瘙痒，关节肿胀。

青风藤

别名／青藤·寻风藤·清风藤·滇防己·大青木香·青防己

◎《本草纲目》及文献记载青风藤：

主治风湿流注，历节鹤膝，麻痹瘙痒，损伤疮肿。入酒药中用。

本草纲目附方

风湿痹痛
青藤根三两,防己一两,切成碎块,入酒一瓶熬煮后饮。《普济方》

一切诸风
青藤膏:用青藤,出产在太平获港为上者,二三月采集。不拘多少,放入釜内,微火熬七天七夜成膏,收入瓷器内。用时先备梳子三五把,根据病人身体虚实,用酒服一茶匙,在患者身上拍一巴掌后,遍身发痒,极痒时,用梳子在患者身上梳。要止痒,即饮一口冷水便会解除。风病便得以彻底治疗,病愈后避风数日。《集简方》

▲苏颂说:
"青风藤生长在台州天台山中,它的枝蔓延伸到树木上,一年四季长绿不凋,当地人采集茎杆药用。"

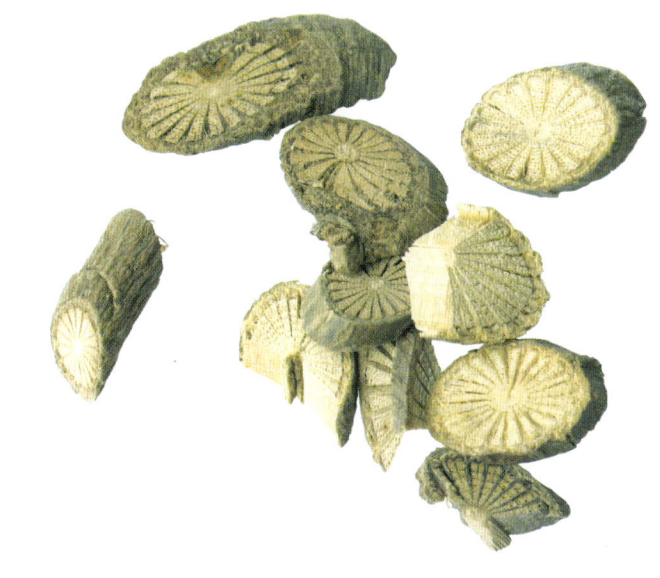

四季药膳养生

青风藤菝葜茶
青风藤15克,菝葜50克。上药加水500毫升,煎煮30分钟,取药汁置保温瓶中,再加水500毫升,煎煮30分钟,取药汁与第一煎药汁混匀,代茶饮。分数次饮完。每天1剂。▶功能祛风湿,止痹痛。适用于风湿痹者,气血受阻所致的关节疼痛,痛势较剧,如风湿性、类风湿性关节炎。

通络利湿汤
青风藤、薏苡仁、生地各30克,乳香、制没药各12克,制川乌15克,地龙、土鳖虫各20克,桃仁、蜈蚣各10克。水煎服,每天1剂。3个月为1个疗程。▶功能化瘀通络,利湿除痹。适用于类风湿性关节炎。

国医传世药方

祛风通络方
方选源流:《奇方本草》祛湿方。
中药组成:青风藤、天麻、川乌头、鸡血藤、狼毒、钻地风、海风藤、草乌、细辛、穿山甲、青黛各10克。
炮制方法:共为粗末,以65度白酒750毫升浸泡4昼夜,去渣,每次服用5毫升,每天3次。
功能主治:活血化瘀,通经络,祛风湿。适用于坐骨神经痛,关节肿胀,风湿痹痛。

祛湿通络方
方选源流:《奇方本草》祛湿方。
中药组成:青风藤、杜仲、牛膝、椿根皮、续断、海风藤、当归、虎骨、黄芪、熟地黄、白芍、桂枝各10克,白酒100毫升。
炮制方法:加水煎沸15分钟,滤出药液,再加水煎20分钟,去渣,两煎药液兑匀,分服,每天1剂。
功能主治:活血通络,祛风散寒。适用于痛风性关节炎。

黄瑞香　　拉丁学名：Daphne giraldii Nitsche

科属　瑞香科植物黄瑞香或凹叶瑞香或陕甘瑞香，其干燥茎皮以及根皮入药。

地理分布　1.黄瑞香　野生于山地疏林中。陕西、甘肃、青海、四川等地多有分布。主产于甘肃、陕西、青海、河南、宁夏、江西、山西等地。

2.陕甘瑞香　野生于山地林间。陕西、甘肃、云南、四川、西藏等地多有分布。主产于甘肃、陕西、青海、宁夏、湖北等地。

3.凹叶瑞香　高山地林间多有生长。分布于陕西、四川、甘肃、云南等地。

采收加工　秋季采挖，剥取茎皮和根皮，洗净，切段晒干。

用法用量　煎服，3～6克。

药理作用　镇静催眠，扩张冠状血管，增加冠脉流量，改善血液循环；抗炎；镇痛；降血脂等。

性味归经　辛、苦，温；有小毒。归肺、心经。

功能主治　止痛散瘀，祛风除湿。适用于风湿痹痛，四肢麻木，胃痛，头痛，跌打损伤等症状。

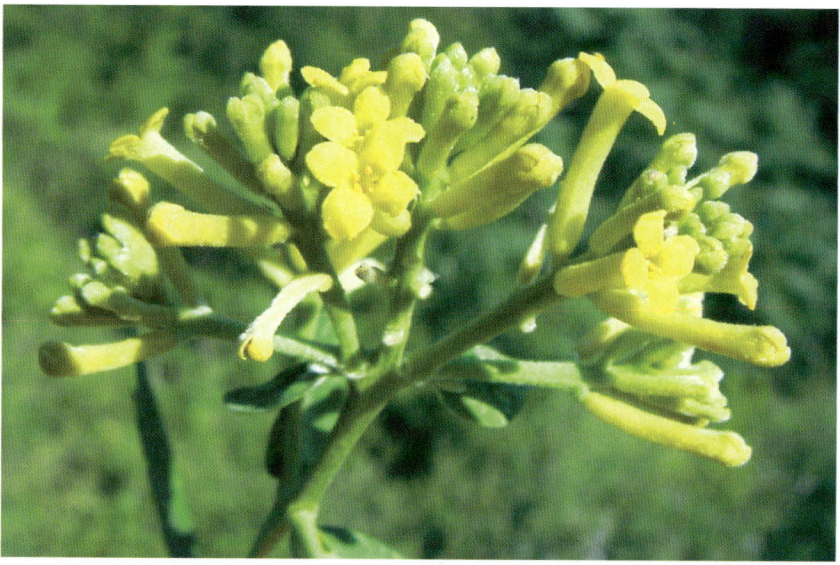

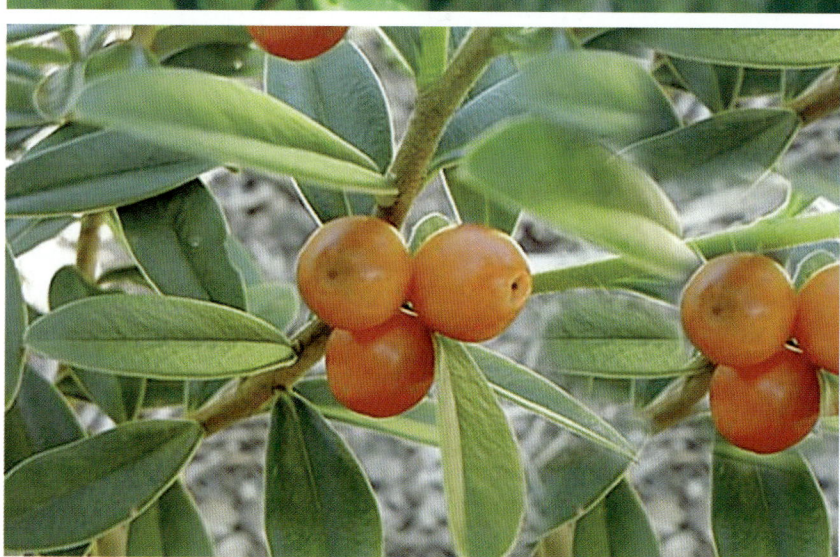

祖师麻

别名／祖司麻·走司马·定丝麻·大救架·黄杨皮·爬岩香·金腰带·冬夏青·矮陀陀

◎《陕西中草药》记载祖师麻：祛风除湿，温中散寒。治感冒，风湿疼痛，中风麻木，半身不遂，皮肤痒疹。

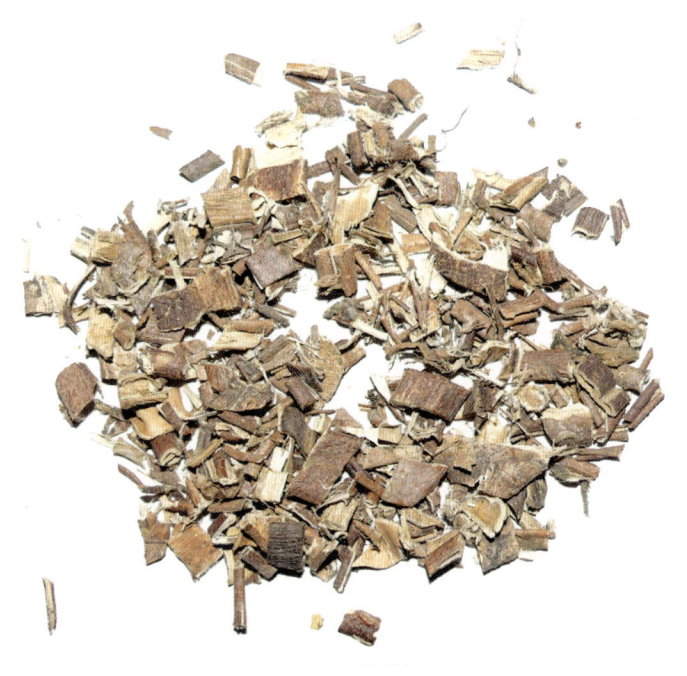

国医传世药方

祖师麻扁豆方
方选源流：《奇方本草》祛湿方。
中药组成：祖师麻5克，白扁豆30克，甘草10克。
炮制方法：以1000毫升水煎沸后，改用文火煎至豆烂熟。分多次温服并吃豆。
功能主治：止痛散淤，祛风除湿。适用于心胃疼痛。

除湿止痛方
方选源流：《奇方本草》祛湿方。
中药组成：祖师麻5克，防风12克，羌活、独活各15克，川芎6克。
炮制方法：以黄酒300毫升、水1000毫升共煎沸后改用文火煎至850毫升，分次饮用，每日1剂。
功能主治：止痛散淤，祛风除湿。适用于腰腿疼痛。

四季药膳养生

祖师麻苏木酒
祖师麻30克，苏木60克，浸于50度白酒500毫升中，7天后开始饮用。每晚服10~20毫升。▶适用于腰腿疼痛属淤血症者。跌打损伤者可以药酒涂搽患处并加按摩，内外合用。

祖师麻煮蛋
祖师麻9克，水煎10分钟后，将20个熟鸡蛋去皮放入药汤中再煎煮10分钟，鸡蛋仍浸在汤中冷藏。每天早晚各吃1个鸡蛋。▶适用于四肢麻木。

枫香树　　拉丁学名：Liquidambar formosana Hance

科属　金缕梅科植物枫香树，其干燥成熟果入药。枫香树属植物全世界约有5种，分布于欧亚大陆及美洲。中国有2种。入药用约有3种。

地理分布　山地常绿阔叶林中有野生。分布于秦岭及淮河以南各地。主产于浙江、江苏、安徽、湖北、湖南、福建、陕西等地。

采收加工　冬季果实成熟后采收，除去杂质，干燥。

用法用量　煎服，5~9克。
药理作用　抗肝损伤，抗炎。
性味归经　苦，平。归肝、肾经。
功能主治　利水通经，祛风活络。用于关节痹痛，麻木拘挛，乳少经闭，水肿胀满。

路路通

别名／枫香果·九空子·狼目·狼眼·枫树球·枫实·枫果

◎《本草纲目拾遗》及文献记载路路通：主治辟瘴却瘟，明目，除湿，舒筋络拘挛，周身痹痛，手脚及腰痛。

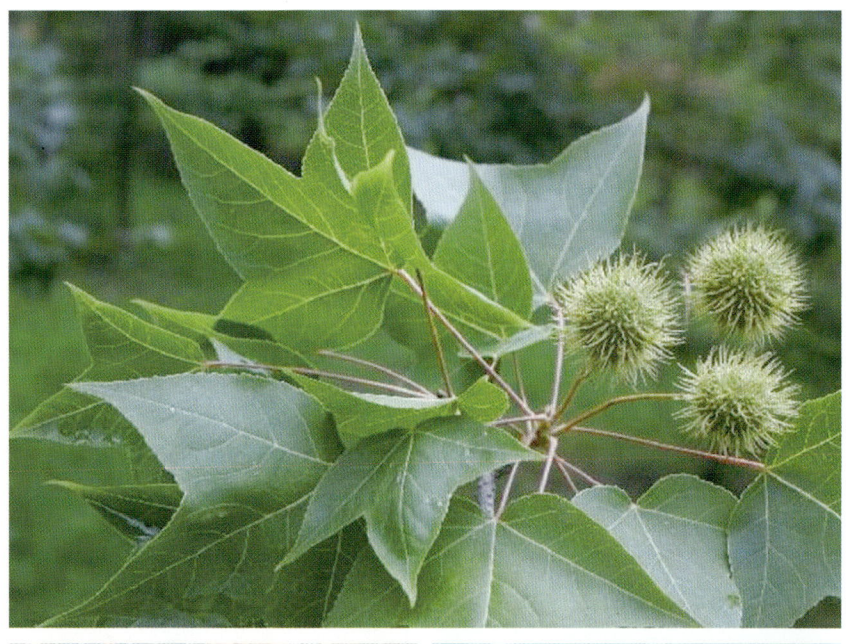

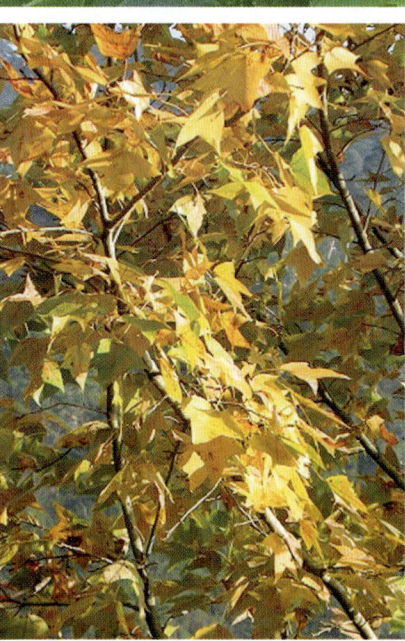

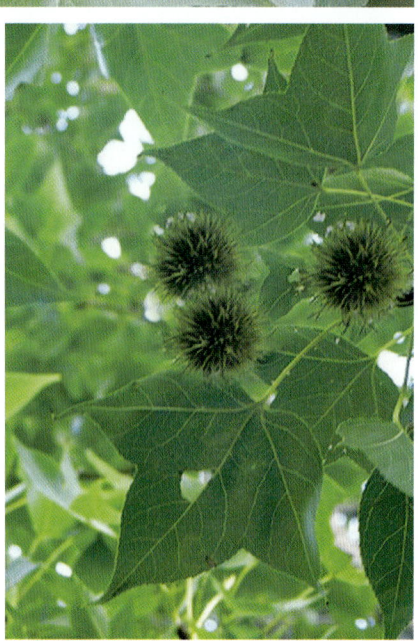

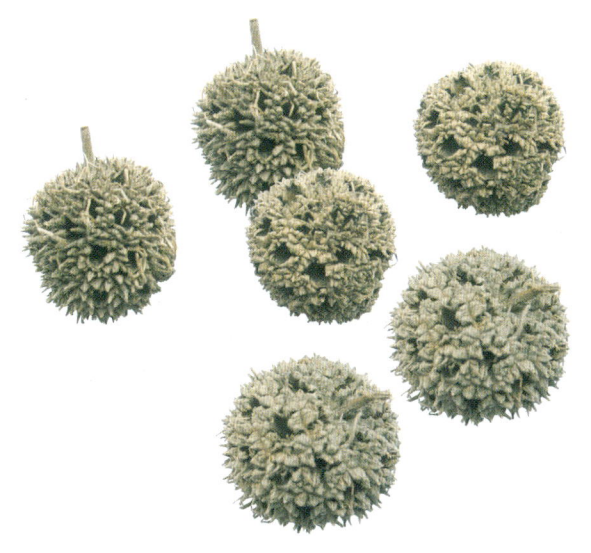

国医传世药方

活血通络方

方选源流：《奇方本草》通络方。

中药组成：路路通、薄荷、白芍、当归、白术、柴胡、生姜各15克，鹿角霜25克，丹参、茯苓各20克，甘草10克。

炮制方法：加水煎沸15分钟，滤出药液，再加水煎20分钟，去渣，两煎药液兑匀，分服，每天1剂。女性于月经后1周开始服药，月经期停药；男性可连续服药。每天1剂。

功能主治：利水通经，祛风活络。适用于乳腺增生，肿胀。

伴有乳腺纤维瘤的加夏枯草20克；并发乳癌的患者加山慈姑15克，半枝莲50克；男性加补骨脂、巴戟天各15克。

活血通络方

方选源流：《奇方本草》通络方。

中药组成：路路通、红花、桃仁、花蕊石、苏木、郁金、墨旱莲各8克，丹参30克，赤芍药、生地黄各15克，当归、茯苓、白术各12克，生蒲黄10克。

炮制方法：加水煎沸15分钟，滤出药液，再加水煎20分钟，去渣，两煎药液兑匀，分服，每天1剂。

功能主治：活血化瘀，利水通经，祛风活络。适用于内眼出血，初期玻璃体积血及玻璃体混浊。

四季药膳养生

白芷路通粳米粥

路路通20克，白芷10克。水煎取汁，入粳米100克同煮为粥。每天1剂，连服2周。▶功效疏风通窍，利水消肿。适用于痰湿阻窍型鼻窦炎。

除痹逐淤汤

路路通、桑枝、葛根各30克，刘寄奴、当归各15克，川芎、白芷、灵仙、姜黄各12克，红花、羌活、独活、胆星、白芥子各9克。水煎服，每天1剂。服6剂停药1天，12天为1疗程。▶功效祛风、散寒、除湿、化痰、通络。适用于证属风寒，湿痰痹阻之颈椎病，以及由此引起的肩臂痛及手指麻木。

温阳散寒汤

路路通、大黄、桂枝、细辛、橘核、当归各10克，制附片、干姜各45克，白芍、甘草各30克。水煎服，每天1剂，每天服2次。▶功效温阳散寒，行气散结。适用于痰湿壅聚型急性睾丸炎。

粉防己　　拉丁学名：Stephania tetrandra S.Moore

科属　防己科植物粉防己（汉防己），其干燥根入药。千金藤属植物全世界约有59种，分布于亚洲和非洲的热带、亚热带地区。中国约有38种。入药用约有32种。

地理分布　山坡、灌木林中和旷野草丛多有野生。分布于安徽、江西、浙江、台湾、福建、湖南、湖北、广西、广东等地。主产于浙江兰溪、衢县、武义、建德、金华，安徽安庆和徽州地区以及湖北、湖南、江西等地。

采收加工　秋季采挖，修去芦梢，洗净或刮去栓皮，切成长段，粗根剖为2～4瓣，晒干。

用法用量　煎服，4.5～9克。

药理作用　抗炎；肌松；镇痛；解热；降血压；抗心律失常；改善血液循环；抑制血小板聚集；阻断交感神经节传递；降血脂等。

性味归经　苦，寒。归膀胱、肺经。

功能主治　祛风止痛，利水消肿。用于水肿脚气，小便不利，风湿痹痛，湿疹疮毒，高血压。

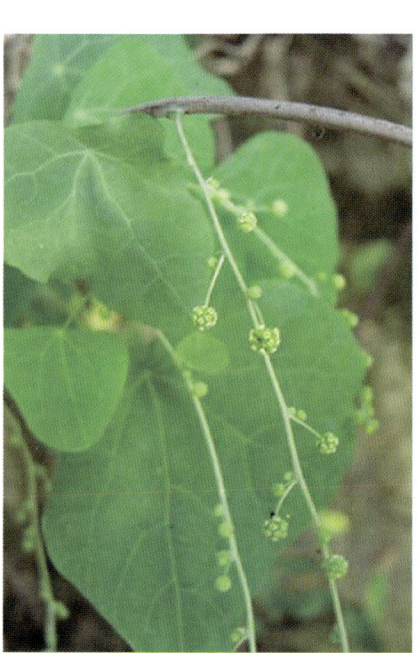
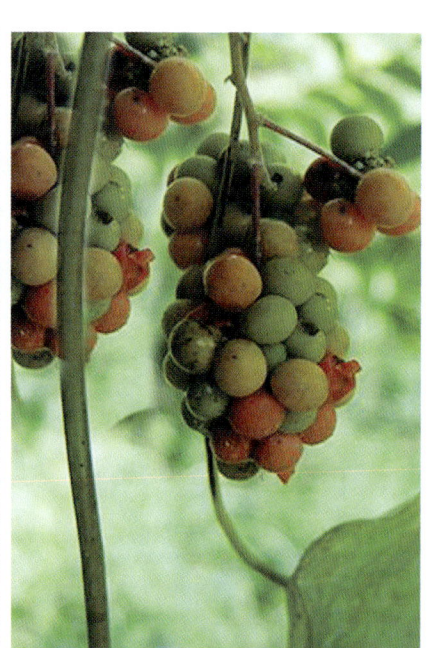
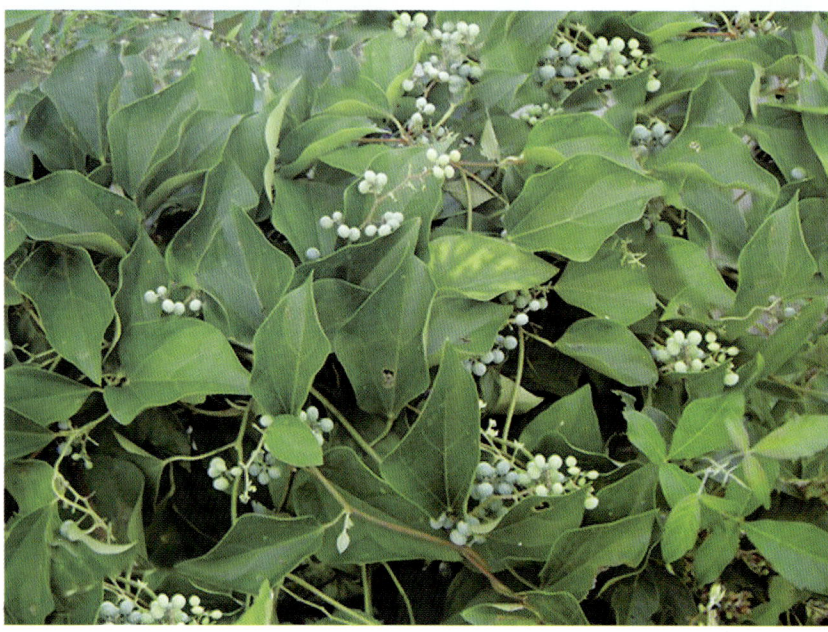

防己

别名／石蟾酥·长根金不换·粉防己·汉防己

◎《本草纲目》及文献记载防己：

主治风寒温疟，热气诸痫，除邪，利大小便。疗水肿风肿，去膀胱热，伤寒邪气，中风手脚挛急，通腠理，利九窍，止泄，散痈肿恶结，诸病疥癣虫疮。治中下湿热肿，泄脚气，行十二经。

本草纲目附方

皮肤水肿（水气在皮肤中，按之下陷，但不怕风）
防己、黄芪、桂枝各三两，茯苓六两，甘草三两，混合后，每次取一两，加水一升，煎取半升服下，一天服两次。（张仲景）

小便淋涩
木防己、防风、葵子各二两，捣碎加水五升，煮取二升半，分三次服。《千金方》

关节风湿微肿
防己一两、黄芪一两二钱半、白术七钱半、炙甘草半两，共锉为末。每取五钱，加生姜四片、枣一枚，水一碗半，煎取八成，温服。过一段时间再服一次。如腹疼加入芍药服用。（张仲景）

伤寒喘急
用防己、人参等分，研为碎末，用桑白煎汤每次服用二钱，不拘老小均可。

肺痿喘嗽
用汉防己末二钱，浆水一盏，煎至七分，慢慢呷下。《儒门事亲》

目睛暴痛
将防己在酒中浸泡三次，研成碎末，每次服用二钱，用温酒服下。《摘玄方》

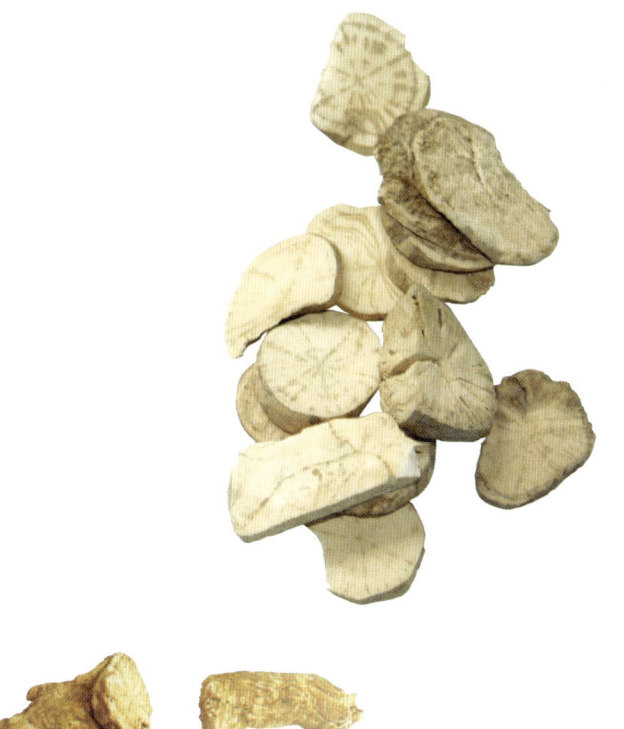

国医传世药方

防己黄芪祛湿汤

方选源流：《金匮要略》祛湿方。
中药组成：防己12克、黄芪15克、白术9克、甘草6克。
炮制方法：加生姜、大枣水煎服。
功能主治：益气祛风，利水消肿，健脾祛湿。适用于风水、风湿；恶风发汗，身重浮肿，小便不利，舌苔淡白，脉浮；风湿痹痛，肢体麻木，脉濡细。

四季药膳养生

肺痈煎

防己8克，桔梗、浙贝母(研磨)、知母、瓜蒌仁(炒研)、枳壳(炒)、甘草、生黄芪各9克，当归10克，薏苡仁12克。每天1剂，煎3次，代茶饮。▶适用于咳嗽吐脓痰，吐血伴发烧，脉象洪数。胸痛加五味子3克，大便燥者加大黄8克。

血栓性静脉炎调养方

防己、桃仁、川芎、丹参、陈皮、黄芩、连翘、红花、牛膝、泽泻、乳香、没药、浙贝母各10克，桑枝、鸡血藤、忍冬藤、益母草各30克，黄芪、茯苓各20克，甘草8克。每天1剂，煎3次，代茶饮。▶适用于两下肢深部血栓性静脉炎。

豨莶 拉丁学名：Siegesbeckia orientalis L.

科属　菊科植物豨莶、腺梗豨莶或毛梗豨莶，其干燥地上部分入药。豨莶属植物全世界约有4种，分布于南北半球热带、温带及亚热带地区。中国约有3种，均可入药。

地理分布　1.豨莶　野生于海拔100～2700米的山野、灌丛、荒草地及林下。分布于甘肃、陕西、江苏、安徽、江西、浙江、台湾、福建、湖南、广东、海南、四川、广西、贵州、云南等地。秦岭及长江以南各地为其主产区。

2.腺梗豨莶　生于海拔100～3400米的山坡、灌丛、草地、路旁或林中。分布于西南及吉林、河北、辽宁、陕西、山西、河南、甘肃、江苏、浙江、安徽、湖北、江西等地。全国大部分地区都有出产。

3.毛梗豨莶　海拔200～1000米的山坡、草地、路旁及灌丛中多有生长。分布于江苏、安徽、浙江、福建、江西、湖北、湖南、四川、广东、云南、贵州等地。主产于长江以南及西南各地。

采收加工　大暑时采割，除去杂质，切段晒干。生用或酒蒸后再晒干用。

用法用量　煎服，9～12克。

药理作用　抗炎；扩张血管，降血压；调节免疫功能；抗血栓形成；抗早孕；改善肠系膜微循环；抗单纯疱疹病毒等。

性味归经　辛、苦，寒。归肝、肾经。

功能主治　通经络，祛风湿，清热解毒。用于风湿痹痛，筋骨无力，四肢麻痹，腰膝酸软，风疹湿疮，半身不遂。

《豨莶草》

别名／粘强子·粘不扎·虾钳草·铜锤草·土伏虱·黄花草·猪冠麻叶·野芝麻·野向日葵

◎《本草纲目》记载豨莶草：

主治捣傅虎伤、狗咬、蜘蛛咬、蚕咬、蠼螋溺疮。治肝肾风气，四肢麻痹，骨痛膝弱，风湿诸疮。

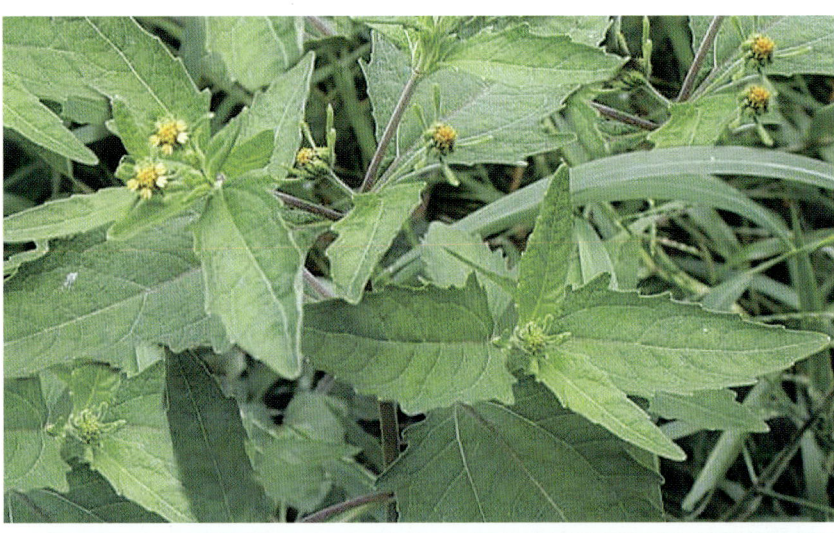

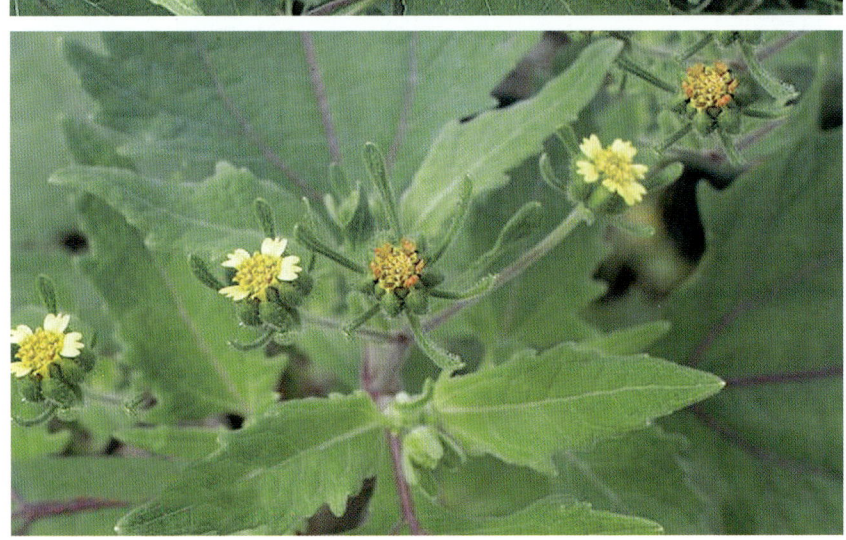

本草纲目附方

风寒泄泻
豨莶草研成末，用醋糊制成梧桐子大的丸，每次服三十丸，用白开水送下。《圣济总录》

发背丁疮
豨莶草、五叶草、小蓟、大蒜各等分，捣烂，加入热酒一碗，绞汁服用，出汗后见效。《乾坤生意》

疔疮肿毒
端午节采集豨莶草，晒干研细末。每次服用半两，热酒调下。出汗即愈。《集简方》

痈疽肿毒，一切恶疮
端午节采集的豨莶草一两，乳香一两，白矾烧半两，研细末。每次服二钱，热酒调下。毒较重者连服三服，出汗即减轻。《乾坤秘韫》

反胃吐食
豨莶草焙干研成细末，用蜂蜜做成梧桐子大的丸子，每次用开水送服五十丸。《百一选方》

▲**苏颂说：**
"四川人单独服豨莶的方法是：五月五日、六月六日、九月九日，采集它的叶子，去掉根、茎、花和果实，洗干净晒干。放入甑中，每一层都洒些酒和蜂蜜，然后蒸，蒸后再晒。象这样蒸晒九遍，气味就会很香。熬后捣细筛末，做成蜜丸服用。据说能益元气，治疗肝肾风气，四肢麻痹，骨间疼痛，腰膝无力，也能行大肠气。各州所述，都说这种药草性寒有小毒，与《唐本草》的说法一致。只是文州和高邮军说它性热没有毒，服用它可以起补益作用，安定五脏，生长头发，兼主治风湿疮，肌肉顽痹。尤其适用于妇女患沉寒痼冷者。应用时必须去掉粗茎，留下枝、叶、花和果实，蒸后晒干用。两种说法不一致，难道单用叶子性寒有毒，枝、花、果实一同使用就性热无毒吗？或是因产地不同才会药性有别吗？"

▲**李时珍说：**
"新鲜豨莶捣烂取汁服用会使人呕吐，所以说有小毒。蒸九次晒九次却能被人去痹，所以说它没有毒。生豨莶性寒，熟豨莶性温，说它性热却不对。"

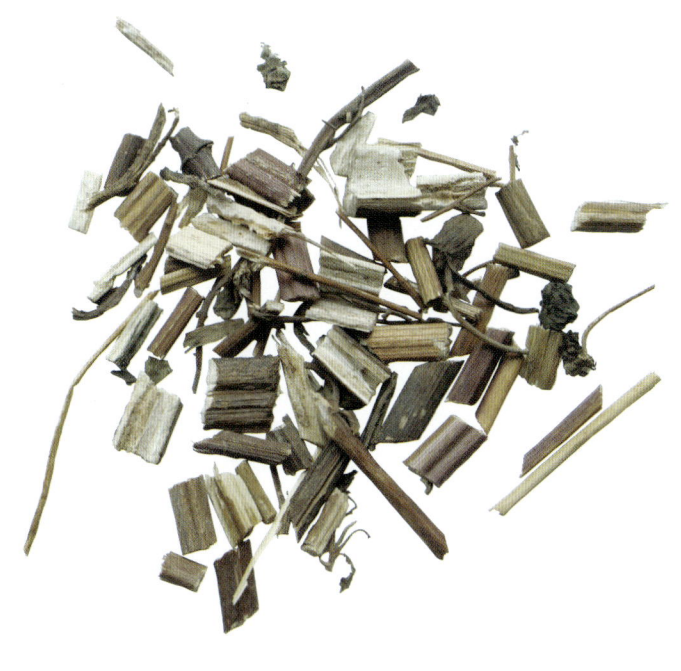

国医传世药方

解毒汤
方选源流：《奇方本草》解毒方
中药组成：豨莶草、麻黄、苍耳、菊花、紫花地丁、七叶一枝花、半枝莲各9克。
炮制方法：以上7药，用两份水，一份烧酒煎汤，去渣、热服，温覆出汗。
功能主治：清热解毒。适用于疔毒走黄，呕吐腹痛，火毒归心。

四季药膳养生

九制豨莶草药酒
　　豨莶草(九制)60克，防己90克，杜仲、伸筋草、当归、川牛膝、桑寄生、苍术、海风藤、陈皮、千年健、威灵仙、油松节、续断、熟地黄、防风、茜草、白术、秦艽、狗脊、木瓜各90克，地枫皮80克，玉竹130克，独活、乳香(醋制)、川芎、没药(醋制)各80克，麻黄20克，红花60克，肉桂60克，白酒适量。酒浸诸药7天后用。每服45毫升，每天2次温服。▶功能活血补肾，祛风除湿。适用于肝肾不足，骨痛膝软，腰酸腿痛，四肢麻痹，口眼歪斜，手足无力，语言謇涩等。

秦艽　　拉丁学名：Gentiana macrophylla Pall.

科属　龙胆科植物秦艽、麻花秦艽、粗茎秦艽或小秦艽，其干燥根入药。龙胆属植物全世界约390种，分布于欧洲、亚洲、澳洲、新西兰、北美洲及非洲北部。中国约有246种。供药用约有41种。

地理分布　1. 秦艽　海拔400～2400米的山区草地、溪旁两侧、路边坡地、灌丛中。分布于华北、东北、西北以及四川。主产于甘肃、陕西，内蒙古、东北、山西也有出产。

2. 麻花秦艽　海拔2000～5000米的高山、溪边和草地多有生长。分布于甘肃、宁夏、湖北、青海、四川、西藏。甘肃、青海、四川、湖北等地为其主产区。

3. 粗茎秦艽　分布于云南、四川、西藏等地。青海、甘肃、四川、云南等地为其主产区。

4. 小秦艽　海拔800～4500米的田埂、路旁、向阳山坡、河滩沙地及干旱草原等地多有生长。分布于华北、东北、西北以及四川等地。主产于河北、内蒙古、陕西等地。

采收加工　春、秋二季采挖，除去泥沙；秦艽以及麻花艽晒软，堆置"发汗"至表面呈红黄色或灰黄色的时候，摊开晒干，或不经"发汗"直接晒干；小秦艽趁鲜时搓去黑皮，晒干。

用法用量　煎服，3～9克。

药理作用　镇痛；抗炎；抗过敏性休克；抗组胺等。

性味归经　辛，苦，平。归胃、肝、胆经。

功能主治　止痹痛，祛风湿，清湿热，退虚热。用于风湿痹痛，骨节酸痛，筋脉拘挛，小儿疳积发热，骨蒸潮热。

秦艽

别名／大艽・左宁根・左扭・西大艽・西秦艽・萝卡艽・辫子艽・鸡腿艽・山大艽・曲双

◎《本草纲目》及文献记载秦艽：

主治寒热邪气，寒湿风痹，肢节痛，下水利小便。疗风无问久新，通身挛急。疗酒黄，黄疸，解酒毒，去头风。除阳明风湿，及手足不遂，口噤牙痛口疮，肠风泻血，养血荣筋。泄热益胆气。治胃热，虚劳发热。

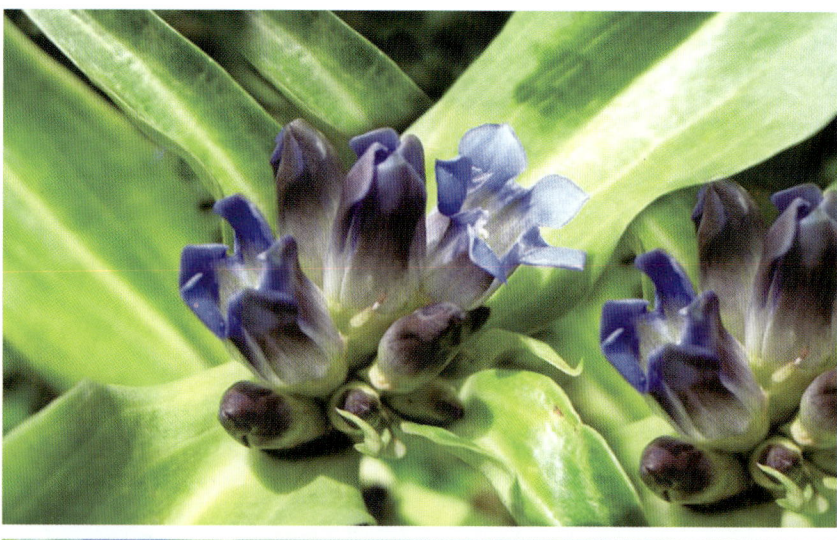

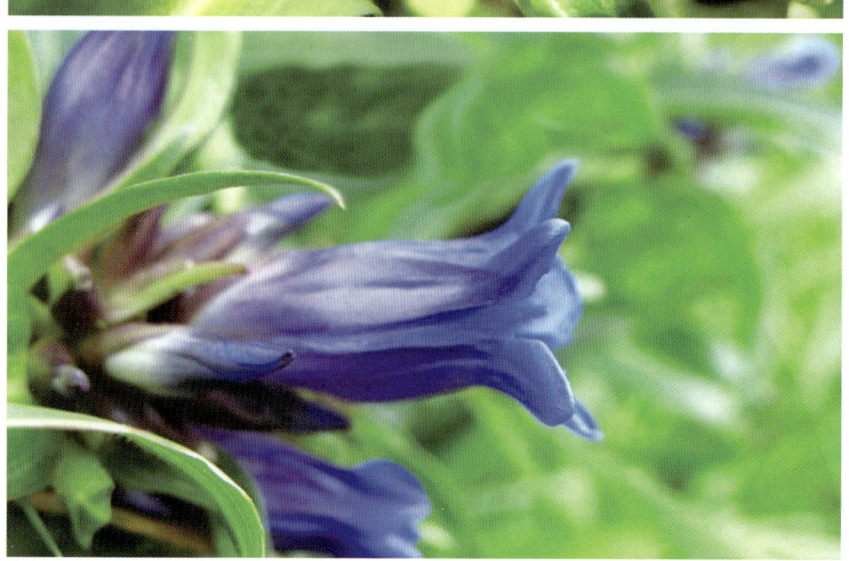

本草纲目附方

各种黄疸
1.用秦艽一两,切细后分成两剂药,每剂药用半升酒,浸过后绞干取汁,空腹饮酒,见下利就停药。《海上方》
2.秦艽三两,牛乳一升,煮成七合,分两次温服。《贞元广利方》

伤寒烦渴
秦艽一两,在一大碗牛乳中煎到六分,分两次服。《太平圣惠方》

疮口不合,一切皆治
秦艽研末敷上。《直指方》

胎动不安
用秦艽、炒鹿角胶、炙甘草各半两,共研末,每服三钱,用一大碗水、糯米五十粒煎服。另一方:取等份秦艽、炒阿胶、艾叶,依照上方煎服。《圣惠方》

暴泻引饮
用三两秦艽、半两炙甘草,每次服三钱,用水煎服。《圣惠方》

发背初起(怀疑是这种病的)
用秦艽、牛乳煎服,服药后有三五次泄利,就可痊愈。《海上集验方》

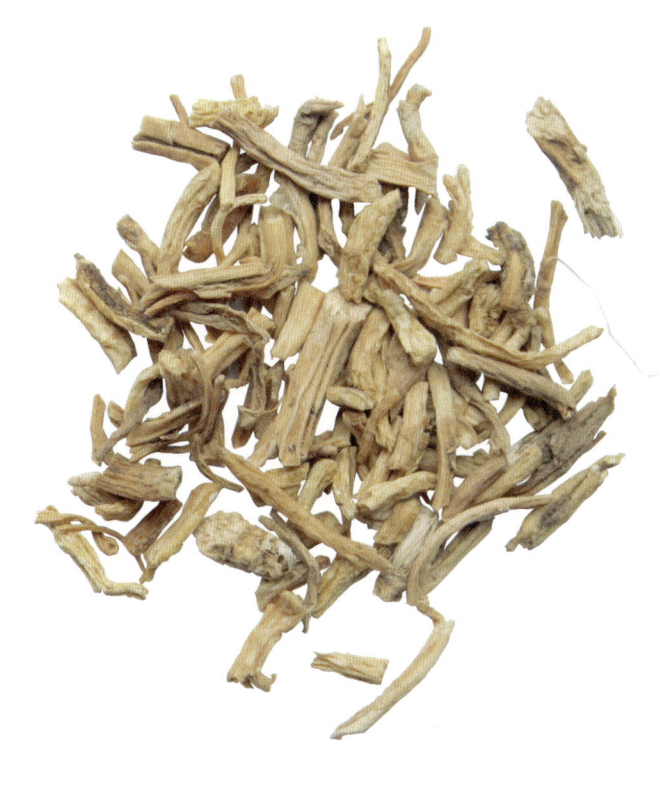

国医传世药方

秦艽散
方选源流:《千金方》疏风开窍方
中药组成:秦艽、桔梗、干姜、附子各2克,天门冬、天雄、人参、当归、白术、蜀椒各3.5克,乌头、细辛各2克,麻黄、甘草、白芷、前胡、山茱萸、防风、五味子各2克。
炮制方法:将上药切碎捣烂,研为细末,每服1克,用酒送服,每天三次。如年老体弱,可酌情增减。
功能主治:止痹痛,祛风湿,清湿热,退虚热。风毒长期不能解除,症状为突然昏厥、不省人事、全身疼痛、瘫痪不遂、四肢麻木、筋脉拘挛、时寒时热、头晕目眩、口面歪斜等。

四季药膳养生

秦艽桂苓五加酒

秦艽、川芎、牛膝、肉桂、防风、独活、茯苓各30克,杜仲、丹参各60克,石斛、制附子、炮姜、麦冬(去心)、地骨皮各35克,薏苡仁30克,五加皮60克,大麻仁(炒)15克,酒2000毫升。上药碎细,酒浸净瓶中,春秋7天,夏季3天,冬季10天,去渣备用。每天空腹温饮2杯,每天3次。▶适用于腰膝虚冷,久坐湿地,风湿痹痛等症。

秦艽丹参酒

秦艽、川芎、牛膝、独活、地骨皮、杜仲、防风、丹参、赤茯苓、薏苡仁、大麻仁各30克,肉桂25克,石斛、干姜各20克,五加皮50克,制附子24克,麦冬25克,酒1500毫升。上药碎细,用白布袋,酒浸净瓶中,春夏5天,秋冬6天开封。每天空腹温饮15毫升,治愈为止。▶适用于小腹满,疼痛大便不通,小便艰涩不利,鼻流清涕等症。

刺桐

拉丁学名：Erythrna variegata L.var.orientalis (L.) Merr.

科属 豆科植物刺桐或乔木刺桐，其树皮入药。

地理分布 1.刺桐 野生或栽培为行道树。分布于浙江、福建、湖北、湖南、台湾、四川、贵州、广东、广西、云南等地。
2.乔木刺桐 山沟及草坡上多有野生。分布于四川、云南、贵州等地。

采收加工 夏秋季剥取树皮，刮去灰垢，晒干。

用法用量 煎服，5～15克。

药理作用 镇静，镇痛，箭毒样作用，抗菌等。

性味归经 辛、苦、甘，凉。归肝经。

功能主治 通络止痛，祛风湿，杀虫止痒。用于风湿痹痛，腰膝酸痛，四肢拘挛；湿疹，疥癣。

海桐皮

别名／钉桐皮·鼓桐皮·丁皮·刺桐皮·刺通·接骨药

◎《本草纲目》及文献记载海桐皮：

主治霍乱中恶，赤白久痢，牙齿虫痛，并煮服及含之。水浸洗目，除肤赤。主腰脚不遂，血脉顽痹，腿膝疼痛，赤白泻痢。去风杀虫。煎汤，洗赤目。

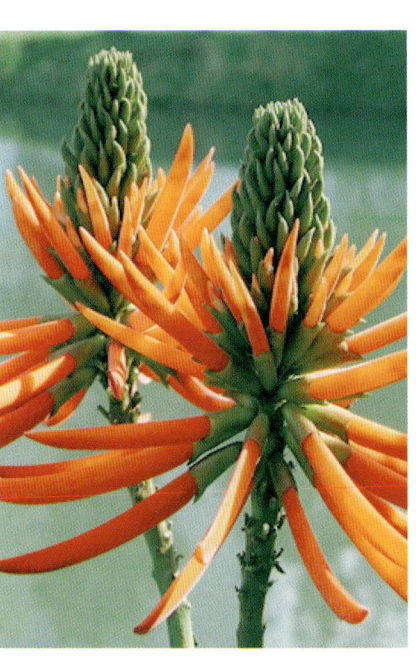
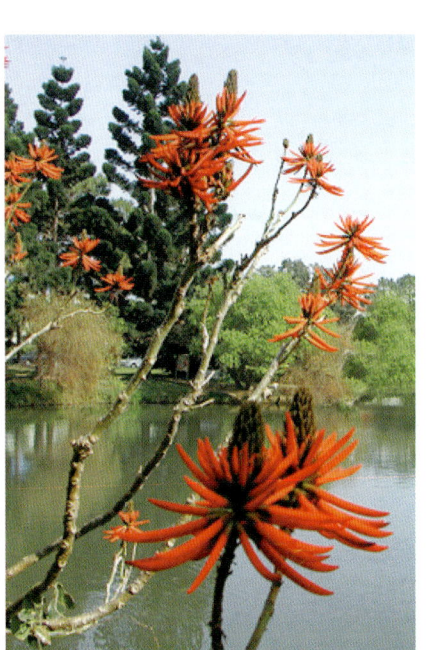
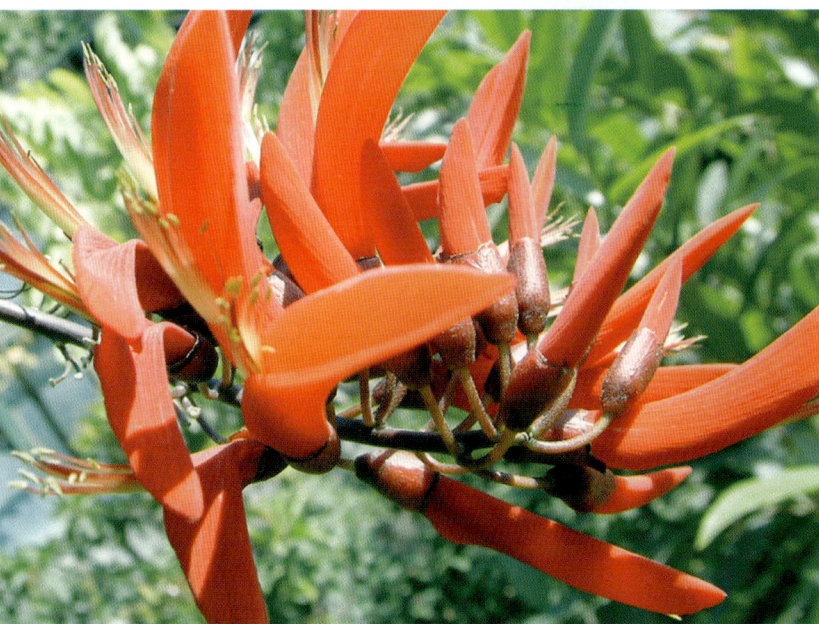

本草纲目附方

风癣
海桐皮、蛇床子等分，研为末，调猪油涂搽患处。（艾元英《如宜方》）

风虫牙痛
用海桐皮煎水漱口。《太平圣惠方》

中恶霍乱
海桐皮煮汁，口服。《圣济总录》

▲苏颂说：
"古方中我用海桐木皮酒浸治风蹶。南唐筠州刺史王绍颜撰《续传信方》说：几年前我在姑孰，得了腰膝痛，疼痛得难以忍受。医生认为是肾脏风毒攻刺，用了许多药物都无效。因为看刘禹锡的《传信方》中记载有这个验方，照其方服用了一剂，病情便减了五分。该方为：海桐皮二两，牛膝、川芎、羌活、地骨皮、五加皮各一两，甘草五钱，薏苡仁二两，生地黄十两，一起洗净、焙干、研细，用布包好，二斗无灰酒浸泡（冬季浸二周，夏季浸一周）。每日早、午、晚空腹各饮一碗。此方不得随意增减各药用量，忌毒食。"

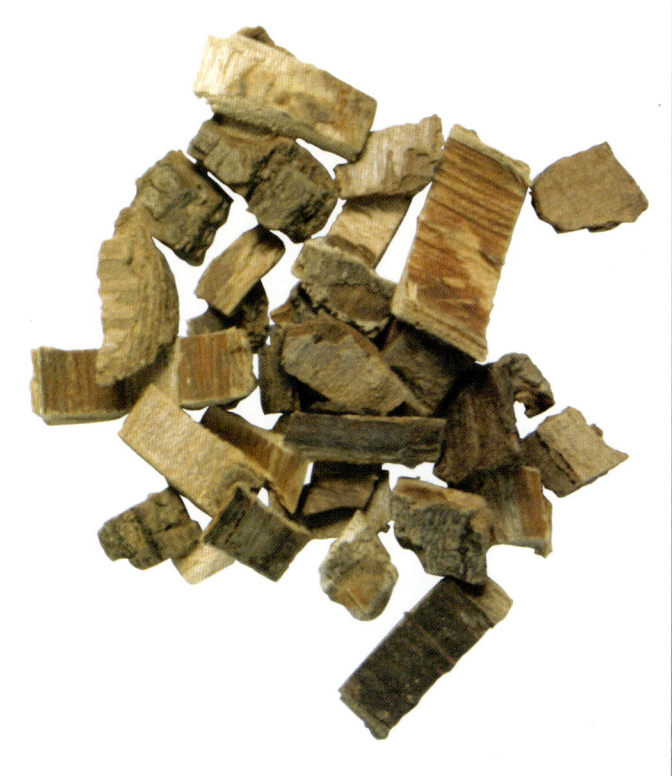

国医传世药方

祛风通络方

方选源流：《奇方本草》通络方。

中药组成：海桐皮、防风、防己、当归、连翘、甘草、秦艽各12克，薏苡仁22克，滑石、苦参、忍冬藤各15克，半夏、黄芩各8克。

炮制方法：加水煎沸15分钟，滤出药液，再加水煎20分钟，去渣，两煎药液兑匀，分服，每天1剂。

功能主治：通络止痛，祛风除湿。适用于类风湿性关节炎，湿偏盛者。

四季药膳养生

海桐通络酒

海桐皮、五加皮、牛膝、防风、独活、杜仲、枳壳各80克，生地黄100克，白术40克，薏苡仁40克。上锉碎，用生绢袋2个，两份盛药，65度二锅头白酒150升。亦分两瓷器内浸，春夏6天，秋冬12天。每服1小杯，每天3次。▶适用于湿痹，筋脉挛，手足瘘，肢节疼痛，行走无力。

海桐皮浸酒

海桐皮、侧子(炮裂去皮脐)、独活、五加皮、杜仲(炙微黄)各120克，生地黄、牛膝(去苗)各300克，薏苡仁240克。上细锉和匀，生绢袋盛，用38度清酒30升浸，春夏7天，秋冬14天。每天1小杯，分次饮，常令有酒气。▶适用于风痰。

络石 拉丁学名：Trachelospermum jasminoides(Lindl.) Lem.

科属　夹竹桃科植物络石，其干燥带叶藤茎入药。络石属植物全世界约有29种，主要分布于亚洲热带、亚热带地区。中国约有9种，入药用约有6种。

地理分布　野生于溪边、山野、林缘、路旁及杂木林中，常缠绕于树上或攀援于岩石、墙壁上。分布于华东、西南、中南以及河北、台湾、陕西等地。主产于安徽、江苏、江西、福建、山东、湖北等地。

采收加工　秋末剪取藤茎，截成25～30厘米长，扎成小把，晒干。

用法用量　煎服，6～12克。

药理作用　抗痛风，抗菌等。

性味归经　苦，微寒。归心、肝、肾经。

功能主治　凉血消肿，祛风通络。用于风湿热痹，筋脉拘挛，喉痹，腰膝酸痛，跌扑损伤，痈肿。

络石藤

别名／红对叶肾·对叶路·石南藤·过墙风·石邦藤·骑墙虎·风藤·折骨草·文脚风·见水生·软筋藤

◎《本草纲目》及文献记载络石藤：

主治风热死肌痈伤，口干舌焦，痈肿不消，喉舌肿闭，水浆不下。大惊入腹，除邪气，养肾，主腰髋痛，坚筋骨，利关节。久服轻身明目，润泽好颜色，不老延年。通神。主一切风，变白宜老。蝮蛇疮毒，心闷，服汁并洗之。刀斧伤疮，傅之立瘥。

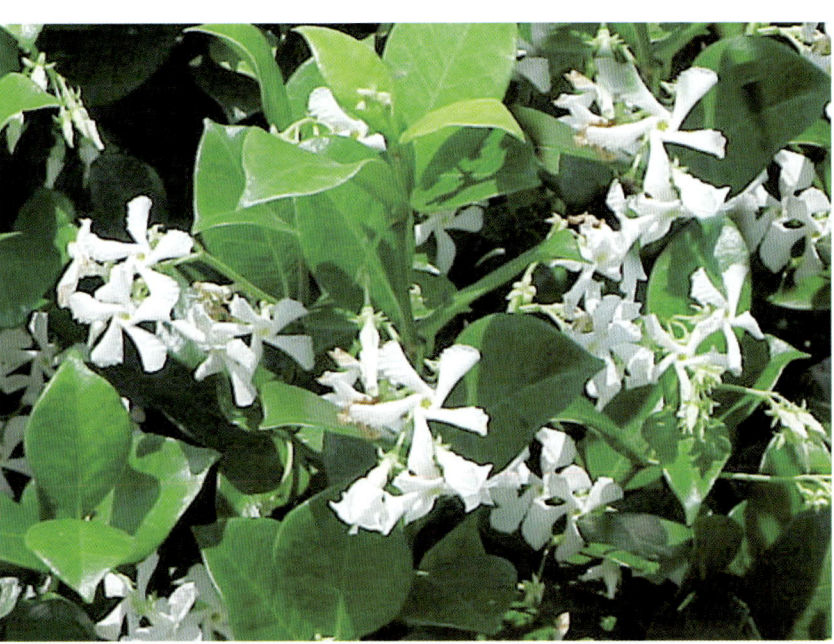

本草纲目附方

痈疽热痛
灵宝散：用鬼系腰，生长在竹篱间或阴湿的石岸间的，缠绕石头而生的药效良好，绕缠树木而生的无用。它的蔓藤柔软细瘦，两叶相对而生，形状长成三角。取络石茎叶一两，洗净晒干；皂荚刺一两，在新瓦上炒黄；甘草节半两，大栝楼一个（取仁，炒香），乳香、没药各三钱。各药混合后，每次取二钱，加水一碗、酒半碗，慢火煎取一碗，温服。《外科精要》

喉痹肿塞，喘息不通
络石草一两，加水一升，煎取一大碗，细细饮下，一会儿就会通畅。《外台秘要》

▲李时珍说：
"络石的性质能耐长久，气味平和。《神农本草经》将它列为上品，李当之称它为药中之君。它的功效是主治筋骨关节风热痈肿，变白发为黑，使人延年长寿。对于它的这些功效医家很少有知道而且运用的。难道是因为它近贱而往往被人忽略吗？服用此药应当在酒中浸泡。《仁存堂方》中说：小便白而混浊，根源在于心肾不交，或由酒色引起，以至日趋严重，这叫作上淫。因为有虚热而肾气不足，所以土邪干水。服用博金散：络石、人参、茯苓各二两，煅龙骨一两，共研为末。每次服二钱，空腹以米汤送服，日服两次。"

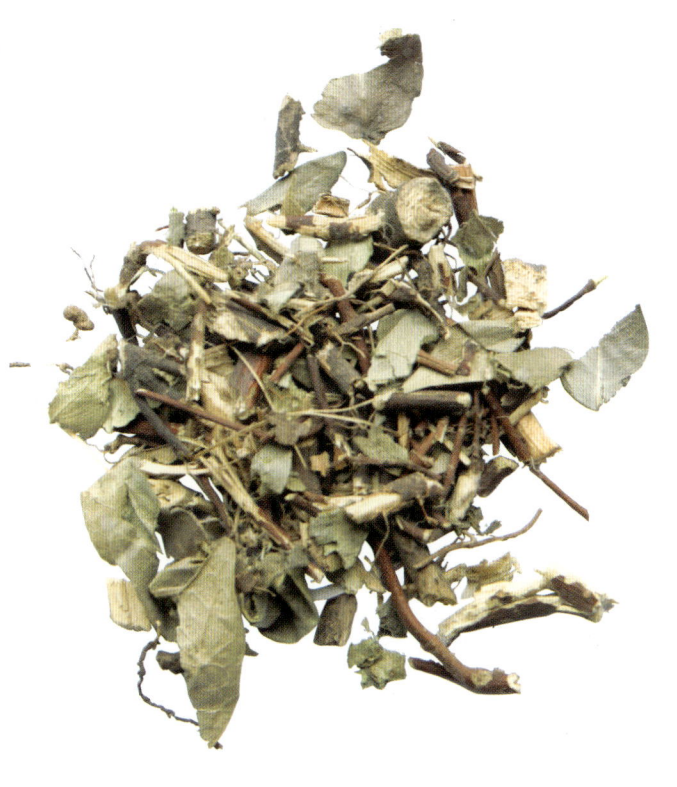

国医传世药方

阿胶钩藤汤
方选源流：《通俗伤寒论》治风方。
中药组成：络石藤、生白芍各9克，阿胶（烊冲）、钩藤各6克，石决明15克，大生地、生牡蛎、茯神木各12克，炙甘草2克、鸡子黄2个。
炮制方法：水煎服。
功能主治：滋阴养血，柔肝息风。适用于邪热久羁，热伤阴血，筋脉拘急，肢体抽搐，头晕目眩，舌绛苔少，脉细数者。

四季药膳养生

络石藤黄酒
络石藤、骨碎补各60克，当归身、大生地、狗脊、苡仁各30克，川萆薢、仙茅、黄芪、白术、枸杞、玉竹、白芍、木瓜、山萸肉、牛膝、红花、川续断、杜仲各15克，绍兴黄酒6升。上药碎，绢袋装，浸酒内封固，隔水加热半小时，静置数日饮用。每天饮2小杯，不可过服，所余药渣还可依法再浸1次。▶功能益血脉，补肝肾，祛风湿。适用于肝肾不足，脾虚血弱，夹有风湿的疼痛，体倦身重，腰膝酸软等症。

穿龙薯蓣　　拉丁学名：Dioscorea nipponica Mak.

科属　薯蓣科植物穿龙薯蓣，其干燥根茎入药。

地理分布　海拔300～2000米的林边、山坡、河谷两侧及灌木丛中多有野生，山脊路旁、沟边也有。分布于华北、东北及新疆、河南、山东、湖北、江苏、浙江、安徽、四川、江西等地。

采收加工　秋春两季采挖，去掉外皮及须根，切段，晒干或烘干。

用法用量　煎服，10～15克。

药理作用　平喘，镇咳，祛痰；降血脂；改善血液循环；调节免疫功能等。

性味归经　苦，微寒。归肝、肺经。

功能主治　祛风湿，清肺化痰，活血通络。用于风湿痹痛，肢体麻木，腰腿疼痛；胸痹，跌打损伤，痈肿疮毒；痰热咳喘。

穿山龙

别名／穿龙骨·穿地龙·山常山·穿山骨·火藤根·黄姜·土山薯·竹根薯·串山龙·过山龙

◎《东北药用植物志》记载穿山龙：主治舒筋活血，治腰腿疼痛，筋骨麻木。

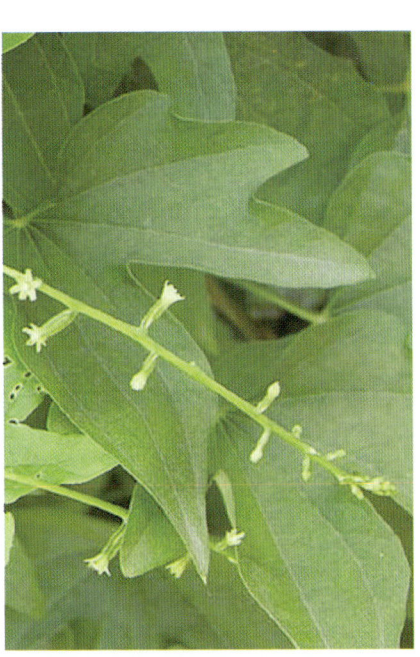
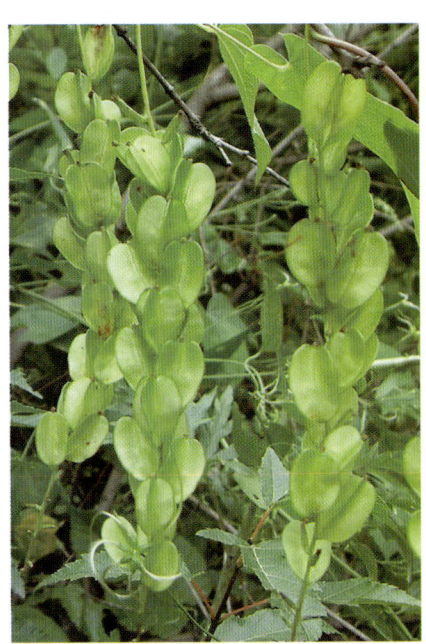
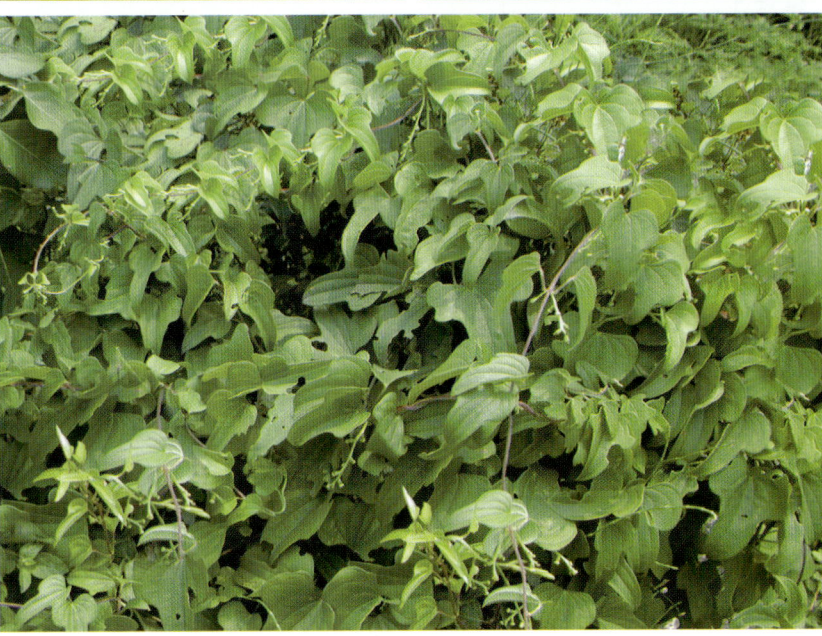

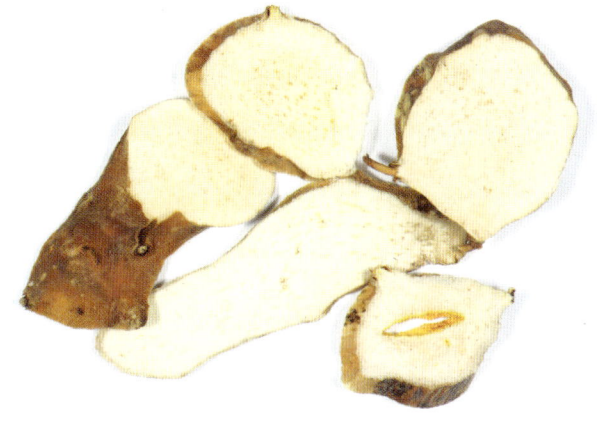

国医传世药方

通络止痛方

方选源流：《奇方本草》通络方。

中药组成：穿山龙20克，防风、黑豆、牛膝、葛根、五加皮、甘草各15克，附子10克，全蝎3条。

炮制方法：加水煎沸15分钟，滤出药液，再加水煎20分钟，去渣，两煎药液调兑均匀，分服，每天1剂。

功能主治：祛风除湿，活血通络。适用于肩周炎，肩痛牵引背痛。

穿山龙祛风方

方选源流：《奇方本草》通络方。

中药组成：穿山龙15克，当归、威灵仙各8克，独活、羌活、川芎、防风各5克。

炮制方法：加水煎沸15分钟，滤出药液，再加水煎20分钟，去渣，两煎药液调兑均匀，分服，每天1剂。

功能主治：祛风除湿，活血通络，清肺化痰。适用于产后感受风寒，体虚畏寒，周身疼痛。

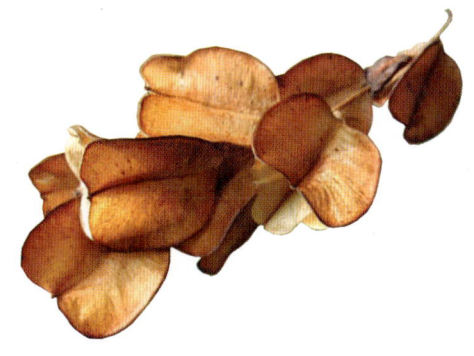

四季药膳养生

穿山龙药酒

穿山龙200克，用白纱布袋盛之，置净器中，加50度粮食酒1000毫升浸泡，密封，15天后开启，过滤，8小时后再过滤一次，装瓶备用。每天2次，每次服30毫升。▶功能舒筋、活血、止痛。适用于跌打损伤、扭腰岔气、风湿痹痛等症。

风湿骨痛药酒

穿山龙、威灵仙、槲寄生、防己、独活、茜草、羌活各500克，制马钱子、麻黄、白糖各100克。上药共泡65度白酒2.5升内，泡1周。每次温服15毫升，每天3次。▶功能散风，祛湿。适用于腰腿疼痛，肢体麻木，手足拘挛，关节疼痛等症。孕妇忌服。

丝瓜　　拉丁学名：Luffa cylindrica(L.)Roem.

科属　葫芦科植物丝瓜，其干燥成熟果实的维管束入药。丝瓜属植物全世界约有8种，分布于热带和亚热带地区。中国有2种，均可入药。

地理分布　全国各地均栽培。主产于江苏、浙江。

采收加工　夏秋季果实成熟，内部干枯时采摘，搓去外皮以及果肉；或用水浸泡至果皮和果肉腐烂，取出洗净，除去种子，晒干。

用法用量　煎服，4.5~9克。

药理作用　镇痛，镇静，抗炎等。

性味归经　甘，平。归肺、胃、肝经。

功能主治　活血，祛风，通络。用于胸胁胀痛，四肢痹痛拘挛，乳汁不通。

丝瓜络

别名／瓜络·絮瓜瓤·天罗线·丝瓜筋·丝瓜瓤·千层楼·丝瓜布

◎《药性考》及文献记载丝瓜络：主治痘疮，疏风行痰，下乳，消痈肿毒，解毒杀虫，便血痔漏。

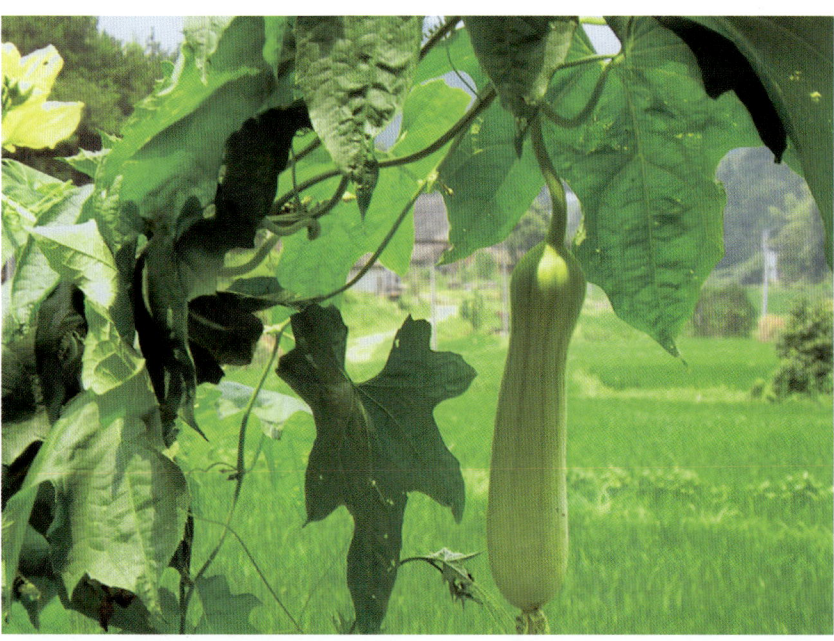

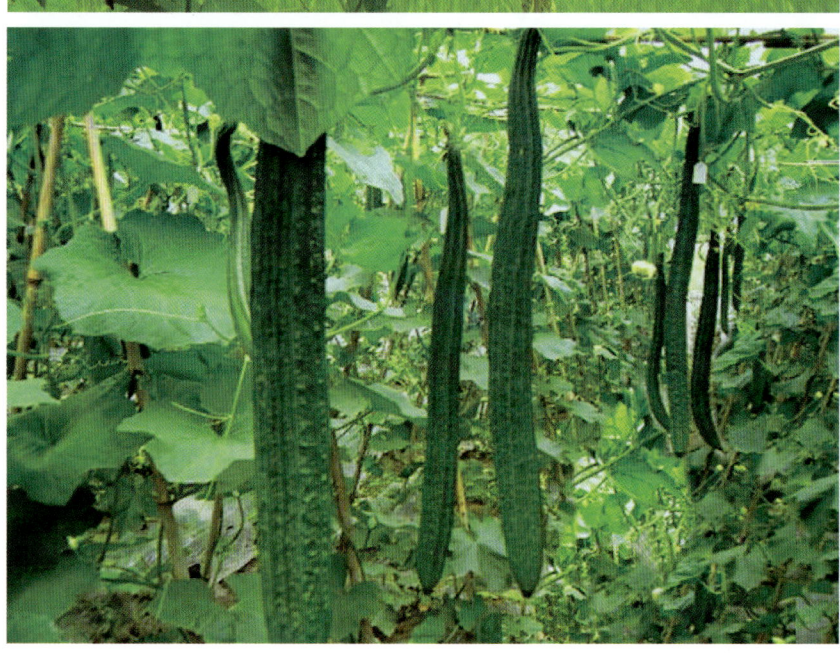

本草纲目附方

痘疮不快
痘疮开始出或没出时，用这个方子能使多变少，少变稀。取老丝瓜靠近瓜蒂三寸长的那段连皮烧到不破坏药性的程度，研成细末，用砂糖水调匀服下。《直指方》

痛疽不敛，疮口太深时
用丝瓜捣汁频频地抹疮口。《直指方》

痔漏脱肛
将丝瓜烧成灰后，与多年的石灰以及雄黄各五钱一同研成细末，同猪胆、鸡蛋清以及香油一起调匀，贴在患处，等脱肛收回去便停止用药。《陈氏集效方》

乳汁不通
丝瓜连子烧到不破坏药性，研为末，用酒送服一二钱，盖厚被发汗即通。《简便单方》

腰痛
将丝瓜子炒焦，捣烂，泡酒热服。将药渣炒热敷痛处。《熊氏补遗》

化痰止咳
丝瓜烧存性，研为末，加枣肉做成丸，如弹子大。每次服一丸，温酒送下。《摄生众妙方》

小肠气痛，绕脐冲心
取连蒂老丝瓜烧存性，研为末。每次服三钱，热酒调下。病重者不超过两三服即消。

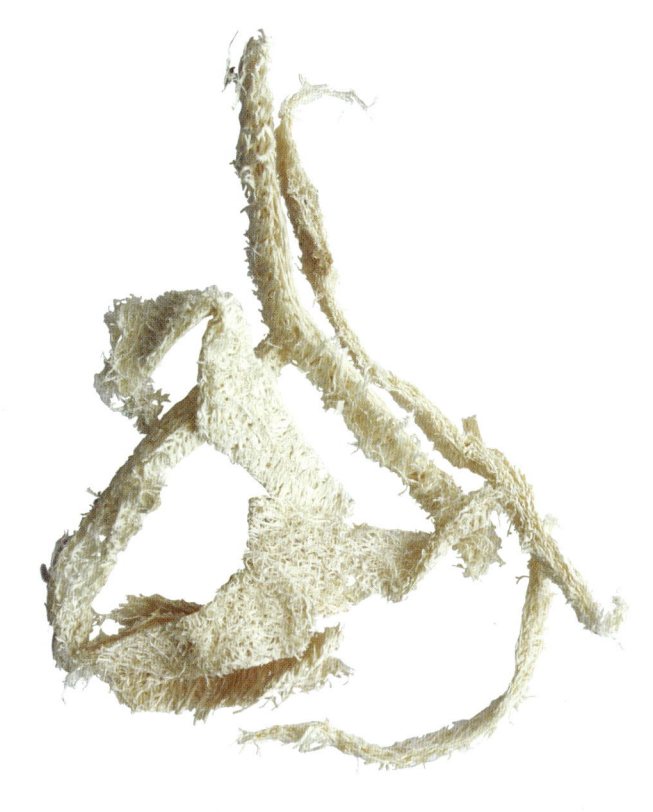

国医传世药方

通乳散结理气汤
方选源流：《中医妇科治疗学》理气方。
中药组成：丝瓜络9克、橘络6克、青皮9克、郁金9克、刺蒺藜12克、蒲公英15克、通草6克、全瓜蒌1个、橘叶3张。
炮制方法：水煎服。
功能主治：疏肝清热，通络散结。适用于肝郁气滞，乳汁不通，乳房红肿，硬满胀痛，恶寒发热，舌苔淡白，脉弦数者。

四季药膳养生

丝瓜番茄豆腐羹
丝瓜150克，番茄100克，嫩豆腐400克，调料适量。丝瓜去皮，切成斜块，植物油烧熟后，下姜丝爆香，放入丝瓜块煸炒透。加少量水，推入豆腐，连用勺划散，加白糖、精盐调味煮沸，下番茄片再煮2分钟，加味精，点上香油食用。▶功能清热解毒。适用于咳嗽咽痛等症。

丝瓜藤煲瘦猪肉
丝瓜藤(近根部者佳)2米，瘦猪肉60克。丝瓜藤洗净，猪肉切块，一齐放锅内煮汤，至肉熟，加盐调味。饮汤食肉，每天1次。5次为1个疗程。▶功能通窍活血，清热解毒。适用于慢性鼻炎急性发作，以及萎缩性鼻炎，流脓鼻涕，脑重头痛等症。

丝瓜莲子散
丝瓜、莲子各适量。两味烘干后研磨成末为散。每服36克，米酒送服，覆被取汗。▶功能通经下乳。适用于乳房胀痛，产后乳汁不通等症。

细柱五加 拉丁学名：Acanthopanax gracilistylus W.W.Smith

科属 五加科植物细柱五加，其干燥根皮入药。五加属植物全世界约有34种，分布于亚洲。中国约有25种，入药用约有21种。

地理分布 海拔200～1600米的山坡路旁、灌木丛林和村落中多有野生。分布于西南、中南及陕西、山西、安徽、江苏、江西、浙江、福建等地。主产于湖北、安徽、河南等地。

采收加工 夏秋季采收，挖取根部，先除掉须根，然后刮皮，抽去木心，晒干或炕干后使用。

用法用量 煎服，4.5～9克。

药理作用 抗应激；镇痛；抗炎；性激素样作用；增强免疫功能；抗肝损伤等。

性味归经 辛、苦，温。归肝、肾经。

功能主治 补肝肾，祛风湿，强筋骨，利水。用于风湿痹痛，小儿行迟，筋骨痿软，脚气肿痛，水肿。

五加皮

别名／南五加皮·五谷皮·红五加皮

◎《本草纲目》及文献记载五加皮：

治风湿痿痹，壮筋骨。男子阴痿，囊下湿，小便余沥，女人阴痒及腰脊痛，两脚疼痹风弱，五缓虚羸，补中益精，坚筋骨，强志意。久服，轻身耐老。明目下气，治中风骨节挛急，补五劳七伤。

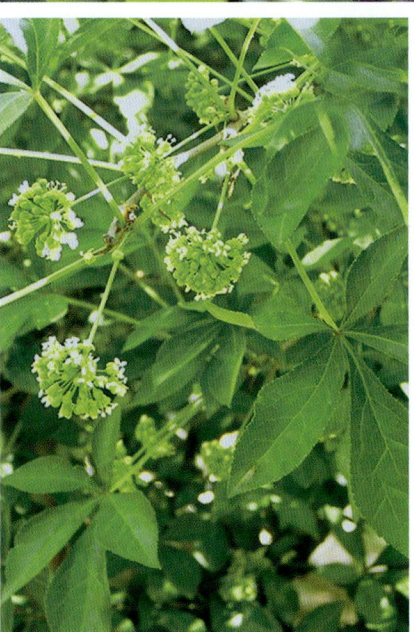
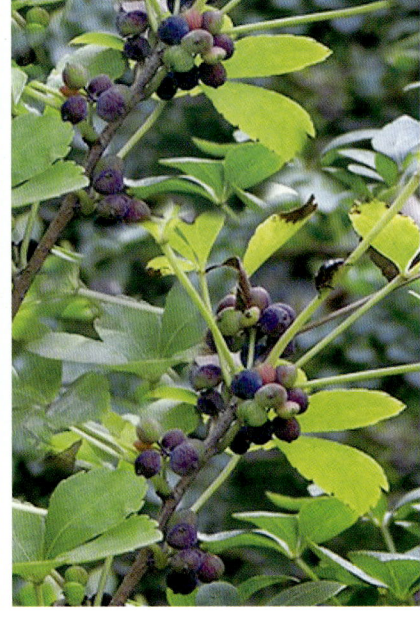

本草纲目附方

风湿痿痹
五加皮、地榆（刮去粗皮）各一斤，装袋内，放入好酒二斗中，以坛封固，置于大锅内用文武火交替煮，煮时在坛上放米一合，米熟即把坛取出。等火毒出过，取药渣晒干，做成丸，每日清晨服五十丸，药酒送下，临睡前再服一次。此方能去风湿、壮筋骨、顺气化痰、添精补髓，功难尽述。《试验方》

小儿行迟（3岁小儿还不会走路）
取五加皮五钱，牛膝、木瓜各二钱半，共研为末。每次服五分，米汤加几滴酒调服。《全幼心鉴》

虚劳不足
五加皮、枸杞根白皮各一斗，水一石五斗，煮汁七斗，分取四斗，浸曲一斗，用另外三斗拌米饭，按通常酿酒的方法酿之，待酒熟后任意饮用。《千金方》

火灶丹毒，病痛从两脚而起，赤如火烧
五加皮，叶烧灰五两，取煅铁家淬火槽中的水和制，外涂患处。《杨氏产乳方》

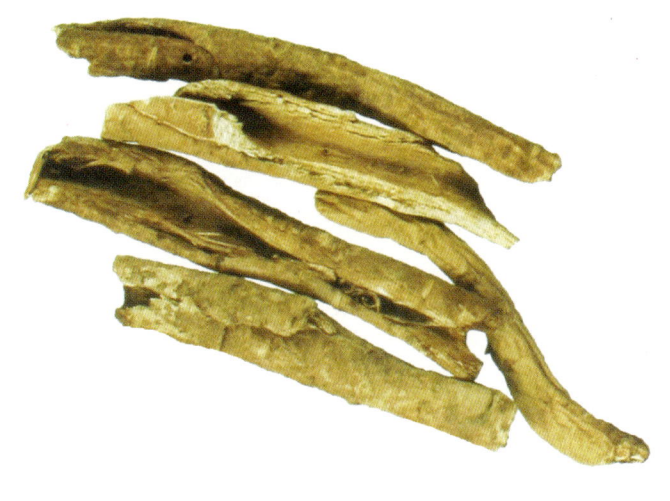

国医传世药方

强筋骨方
方选源流：《奇方本草》强筋骨方。
中药组成：五加皮15克，活公鸡1只，地龙、血竭、龙骨、续断、红花、桃仁各10克，骨碎补、地鳖虫各12克，乳香、没药、三七各6克。
炮制方法：取无虫蛀无纵裂的杉树内表皮一块。上药（除公鸡外）放入锅内焙干，近焦但不糊为宜，碾碎备用。将活公鸡去毛骨以及内脏放入捣白内捣成肉泥，再加入碾碎的药物一齐捣匀。将药均匀地敷于伤处，用杉树皮固定，骨折者酌使用夹板，24小时后去除敷药，再重施固定。
功能主治：祛风湿，强筋骨。适用于软组织损伤，闭合性骨折。

四季药膳养生

五加皮粥
五加皮粉3克，粳米30克。将粳米煮成稀粥，粥成后调入五加皮粉（或再加白糖适量调味）。每天分2次服用。▶功能补肝肾，强筋骨，健体魄。适用于小儿行迟症。

五加当归酒
当归、栀子、玫瑰、白蔻、五加皮各8克，黄柏、佛手、白芷、甘草、知母、木瓜、菊花、陈皮、官桂、丁香各4克，玉竹150克，木香3克，酒酿2000克，蜜、白糖各300克。烧酒1坛，加酒酿密封浸泡10天，每日饮两小盅。▶适用于慢性风湿，筋骨无力，肝胃不和，两胁胀痛，小便不利等症。

五加羚羊独活酒
五加皮、羚羊角120克，薏苡仁200克，生干地黄200克，防风120克（去芦），独活130克，牛蒡根300克（去皮），桂心40克，牛膝200克（去苗），黑豆300克（炒熟），海桐皮40克，大麻仁20克。上锉，用生绢袋盛，用酒30升，浸6天。每日饮两小盅。▶适用于烦热疼痛，筋脉拘急，行履不得。

金毛狗脊   拉丁学名：Cibotium barometz (L.) J.Sm.

科属　蚌壳蕨科植物金毛狗脊，其干燥根茎入药。

地理分布　野生于林下阴湿处酸性土壤及山脚沟边。分布于西南、华南以及浙江、福建、江西、四川、台湾、湖南。主产区为福建、四川。

采收加工　秋冬两季采挖，除去泥沙后，干燥；或去除硬根、叶柄以及金黄色茸毛，切成厚片，干燥，称为"生狗脊片"；水煮或蒸后，晒至六七成干，切厚片，干燥，称为"熟狗脊片"。

用法用量　煎服，6～12克。

药理作用　增加心肌对 ^{86}Rb 的摄取率；其茸毛有止血作用。

性味归经　苦、甘，温。归肝、肾经。

功能主治　祛风湿，补肝肾，强腰膝。用于腰膝酸软，下肢无力，风湿痹痛。

狗脊

别名／金毛狗脊·金狗脊·金丝毛·金毛狮子·黄狗头·老猴毛

◎《本草纲目》及文献记载狗脊：

主治腰背强，关机缓急，周痹寒湿膝痛，颇利老人。疗失溺不节，男子脚弱腰痛，风邪淋露，少气目暗，坚脊利俯仰，女子伤中关节重。男子女人毒风软脚，肾气虚弱，续筋骨，补益男子。强肝肾，健骨，治风虚。

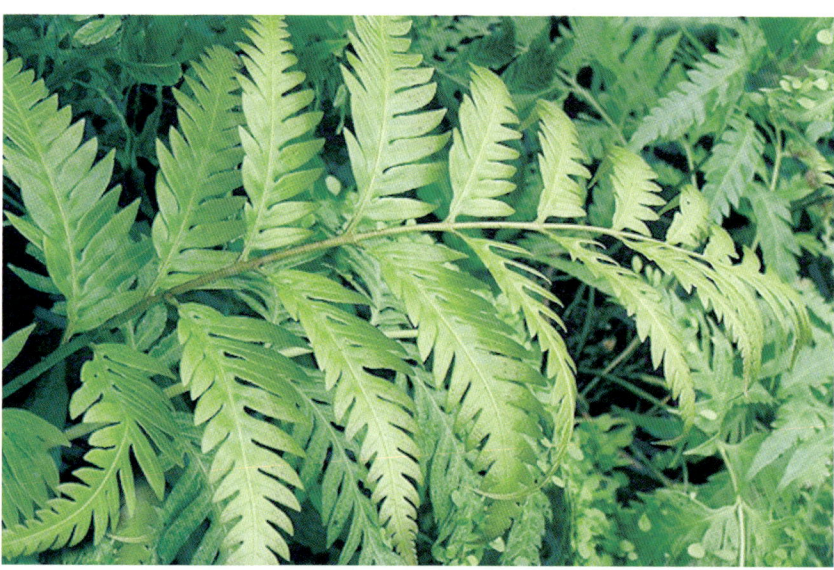

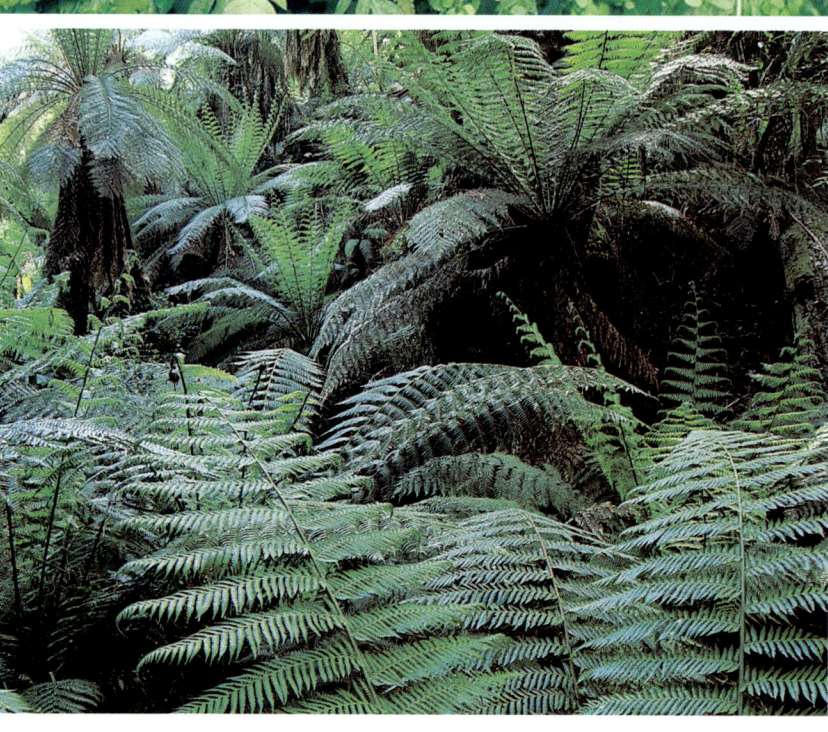

本草纲目附方

固精强骨

用金毛狗脊、远志肉、白茯神、当归身等分为末，加熟蜜做成丸，如梧子大。每次服五十丸，温酒送下。《集简方》

妇女白带

金毛狗脊（去毛）、白蔹各一两、鹿茸（酒蒸后稍焙）二两，共研为末，用艾煎醋汁打糯米糊做成丸，如梧子大。每次服五十丸，空腹以温酒送下。《济生方》

病后脚肿

除节食以养胃气之外，再用狗脊煎汤浸洗患处。（吴绶《蕴要》）

男子诸风

四宝丹：取金毛狗脊，用盐泥密封，煅红去掉毛；苏木、萆薢、生川乌头各等份，一同研细末，用米醋和匀，做成梧桐子大的药丸。每次用二十丸，用温酒、盐汤送下。《普济方》

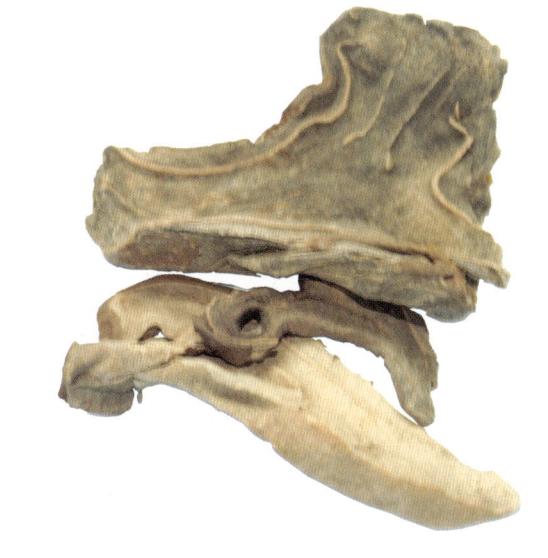

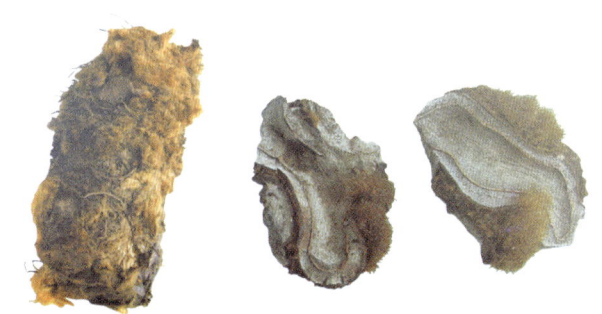

国医传世药方

舒筋活血丸

方选源流：《中药本草》活血方。

中药组成：制狗脊15克、五加皮20克、鸡血藤15克、自然铜15克、桑寄生15克、泽兰10克、红花5克、伸筋草10克、络石藤10克、制香附10克。

炮制方法：上药蜜制成丸，每服2丸，日服3次，开水送服。

功能主治：舒筋通络，活血化瘀。适用于筋骨酸痛，肢体拘挛，腰酸背痛，跌打损伤等。

舒筋活血丸

方选源流：《奇方本草》祛湿强筋方。

中药组成：金毛狗脊、当归、赤芍、骨碎补、熟地黄各10克，云木香、川乌头、没药、甘草各5克。

炮制方法：水煎服。每天1剂。

功能主治：祛风湿，补肝肾，强腰膝。适用于腰肌劳损，腰肌疼痛。

四季药膳养生

狗脊金樱子炖狗肉

狗脊、金樱子各15克，狗肉250克。狗肉洗净切块，狗脊切片，与金樱子一齐炖，加调味品。待肉熟后，吃肉饮汤。▶功能补肾气，止遗泄。适用于肾气虚，遗精尿频。

狗脊枸杞炖狗肉

狗脊、枸杞子、金樱子各16克，狗肉500克。狗肉洗净切块。剩下的药装入纱布袋内，扎口，和狗肉同炖熟。去药袋，饮汤食肉。▶功能强筋壮骨，温阳补肾。适用于肾虚遗精，腰膝酸软，尿频等。

桑寄生

拉丁学名：Taxillus chinensis (DC.) Danser

科属 桑寄生科植物桑寄生，其干燥带叶茎枝入药。钝果寄生属植物全世界约有25种，分布于亚洲东南部、南部。中国约有13种，入药用约9种。

地理分布 海拔20~400米的平原及低山常绿阔叶林中多有野生，桑树、李树、桃树、龙眼、荔枝、杨桃、油桐、油茶、榕树、橡胶树、马尾松、木棉及水松等多种植物上均有寄生。分布于广东、福建、广西等地。主产于广东、广西、福建等地。

采收加工 冬季至第二年春季采割，先除去粗茎，然后切段，干燥，或者蒸后干燥。

用法用量 煎服，9~15克。

药理作用 增加冠脉流量，扩张冠状动脉，降血压；利尿；抗病原微生物等。

性味归经 苦、甘，平。归肝、肾经。

功能主治 强筋骨，补肝肾，祛风湿，安胎。用于风湿痹痛，筋骨无力，腰膝酸软，崩漏经多，妊娠漏血，胎动不安，高血压。

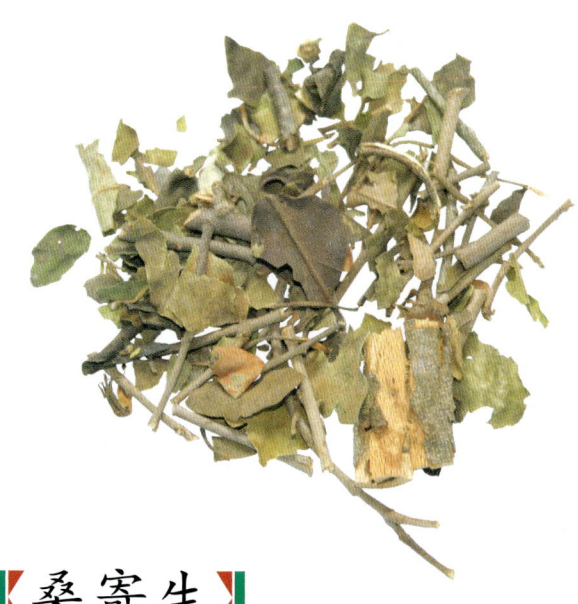

【桑寄生】

别名／桑上寄生·寄生树·寄生草·茑木

◎《本草纲目》及文献记载桑寄生：

主治腰痛，小儿背强，痈肿，充肌肤，坚发齿，长须眉，安胎。

本草纲目附方

膈气
生桑寄生捣汁一盏，服之。《集简方》

胎动不安，腹痛
桑寄生一两半，阿胶（炒）半两，艾叶半两，水一盏半，煎一盏，去渣温服。或去艾叶。《太平圣惠方》

毒痢脓血（六脉微小，并无寒热）
桑寄生二两，防风、大芎二钱半，炙甘草三铢，为末。每服二钱，水一盏，煎八分，和渣服。（杨子建《护命方》）

下血后虚，下血止后，元气虚乏，腰膝无力
桑寄生为末，每次服一钱，开水冲服。《护命方》

国医传世药方

寿胎方

方选源流：《医学衷中参西录》补益方。

中药组成：桑寄生60克、菟丝子120克、川断60克、阿胶60克。

炮制方法：前三味研末，另用开水烊化阿胶，和末为丸，每丸重0.3克；每服20丸，日服2次，开水送下。亦可用饮片作汤剂水煎服，用量按原方比例酌定。

功能主治：补肾固胎。适用于妊妇胎元不固，胎动不安，腰酸腹坠，下血见红；屡有滑胎，胎音微弱。

四季药膳养生

桑寄生煲鸡蛋

桑寄生30克，鸡蛋2个。桑寄生、鸡蛋加水一齐煮。蛋熟后去壳取蛋再煮片刻，吃蛋饮汤。
▶功效强壮筋骨，补益肝肾，安胎催乳，养血祛风。适用于腰膝神经痛，血虚风湿，脚酸背痛和四肢麻木等症。

石楠 拉丁学名：Photinia serrulata Lindl.

科属 蔷薇科植物石楠，其干燥叶入药。
地理分布 海拔1000～2500米的杂木林中多有野生。分布于甘肃、陕西、安徽、江苏、江西、浙江、福建、河南、台湾、湖北、湖南、广西、广东、贵州、四川、云南等地。主产于江苏。
采收加工 全年都可采收，但以夏秋两季采收者为佳，采后晒干使用。
用法用量 煎服，10～15克。
药理作用 抗菌；抗炎；镇痛；镇静；降温等。
性味归经 辛、苦，平；有小毒。归肝、肾经。
功能主治 通经络，祛风湿，益肾气。用于风湿痹症，腰酸脚弱；风疹瘙痒，头风头痛。

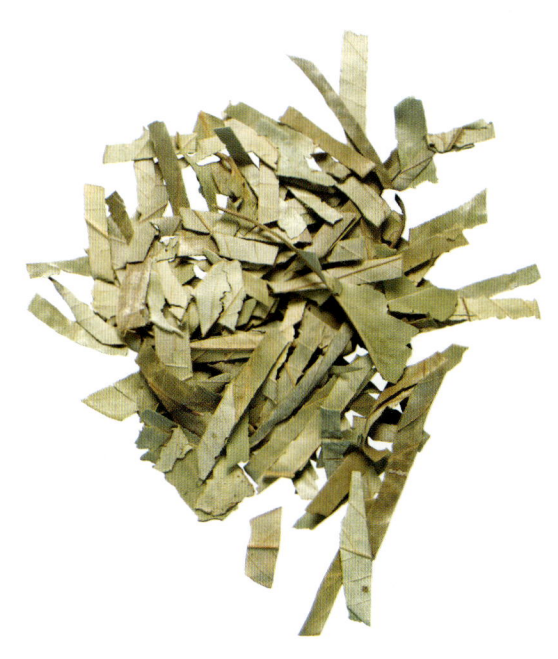

石楠叶

别名／风药·枇茶

◎《本草纲目》及文献记载石楠叶：
浸酒饮，治头风。治风痹肾弱要药。

本草纲目附方

鼠瘘不合
石南、生地黄、茯苓、黄连、雌黄等分，研为散。外敷患处，每日两次。《肘后方》

小儿通睛（小儿误跌，或打着头脑受惊，肝系受风，致瞳人不正，观东则见西，观西则见东）
石南一两，藜芦三分，瓜丁五至七个，研为末。每次取少量吹入鼻中，一日三次。内服牛黄平肝药。《普济方》

乳石发动，烦热
石南叶为末。新汲水送服一钱。《太平圣惠方》

国医传世药方

强骨通络汤
方选源流：《奇方本草》祛湿方。
中药组成：石楠藤、当归、附子(先煎)各15克，乌蛇30克，桂枝、白芍、地龙、熟地黄、生地黄、甘草各8克，全蝎、川芎、细辛、红花、元胡各5克。
炮制方法：水煎服，每天1剂。
功能主治：强筋骨，通经络，祛风湿。适用于类风湿性关节炎。

四季药膳养生

石楠芽茶
嫩石楠芽200克。蒸熟，火焙，炒到叶干香透。每次2克，开水冲泡，代茶多饮。▶适用于因风湿引起的腰背酸痛，关节疼痛，神经性偏头痛以及肾阳虚衰，阳痿滑精，女子腰冷不孕，月经不调等症。

祛风湿药·祛风湿强筋骨药

千年健

拉丁学名：Homalomena occulta(Lour.)Schott

科属 天南星科植物千年健，其干燥根茎入药。千年健属植物全世界约有140种，分布于热带亚洲和美洲。中国约有3种，均可入药。

地理分布 林中水沟附近的阴湿地多有野生。分布于广西、云南。主产于云南。千年健也为中国瑶族民间草药，用于治疗跌打损伤、骨折、外伤出血、四肢麻木、筋脉拘挛、风湿腰腿痛、类风湿关节炎、胃痛、肠胃炎和痧症等病症。

采收加工 秋冬季采收，割下根茎，削去茎尖、须根，洗净泥土后，晒干。

用法用量 煎服，4.5～9克。

药理作用 抗组胺；抗炎；镇痛；抗病毒，抗菌等。

性味归经 苦、辛，温。归肝、肾经。

功能主治 健筋骨，祛风湿。用于腰膝冷痛，风寒湿痹，下肢拘挛麻木。

千年健

别名／一包针·千年见

◎《本草纲目拾遗》记载千年健：

主治壮筋骨，止胃痛，酒磨服。

国医传世药方

筋骨酒

方选源流：《奇方本草》祛湿强筋方。

中药组成：千年健、当归、木瓜、钻地风、没药、地龙、菟丝子、杜仲、甘草各18克，麻黄30克，牛膝、桂枝、淫羊藿各22克，附子、肉桂各12克，制马钱子5克。

炮制方法：一齐制成粗末，白酒2升，浸泡3天，去渣，每次服5毫升，每天3次。

功能主治：健筋骨，祛风湿。适用于风湿性腰腿痛。

四季药膳养生

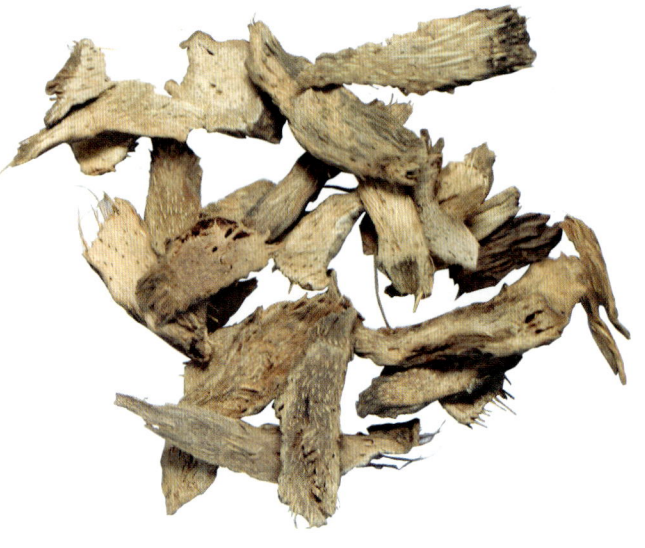

海马千年健酒

千年健、海马、地龙、当归、川芎、参三七、紫草、骨碎补、伸筋草、海风藤各10克，鸡血藤30克，五加皮、生姜各90克，制川草乌各8克。上药用65度白酒2500毫升浸泡一星期。每次服15毫升，每天服2次。▶功能疏风散寒，行气化湿，通经活络止痛。适用于坐骨神经痛。

鹿蹄草   拉丁学名：Pyrola calliantha H.Andres

科属　鹿蹄草科植物鹿蹄草，其干燥全草入药。鹿蹄草属植物全世界约有30种，分布于北半球的温带和寒温带地区，中国约有27种。供药用约17种。

地理分布　1.普通鹿蹄草　海拔600～3000米的山地阔叶林及灌木丛下多有野生。分布于陕西、甘肃、安徽、江西、福建、台湾、河南、湖北、湖南、广东、广西、贵州、四川、云南、西藏。
2.鹿蹄草　海拔300～4100米山地针叶林、阔叶林及针阔叶混交林下多有野生。分布于华东、西南及河北、陕西、山西、青海、甘肃、河南、湖北、西藏、湖南等地。

采收加工　全年都可采挖，除去杂质，晒至叶片较软的时候，堆置至叶片变紫褐色，晒干。

用法用量　煎服，9～15克。

药理作用　增强心肌收缩力；抗炎；抗菌；扩张血管，降血压；抗肿瘤等。

性味归经　甘，苦，温。归肝、肾经。

功能主治　强筋骨，祛风湿，止血。用于风湿痹痛，腰膝无力，喘咳劳嗽，月经过多。

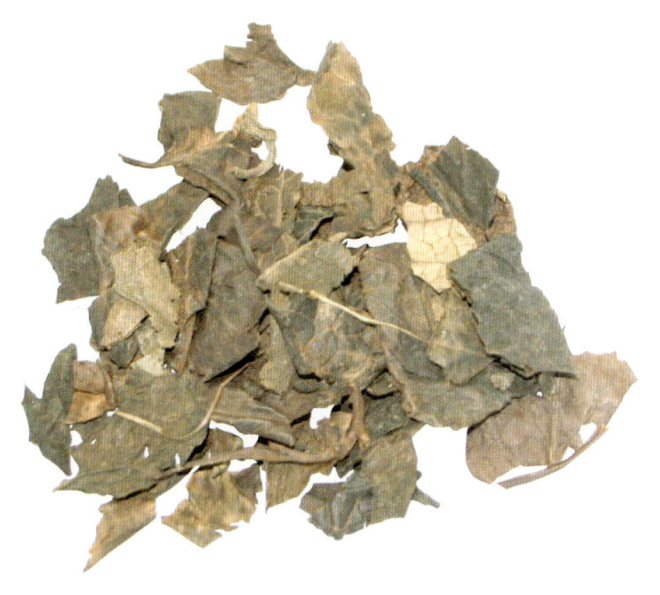

鹿衔草

别名／纸背金牛草·大肺筋草·鹿寿茶·鹿安茶·鹿含草

◎《本草纲目》及文献记载鹿衔草：

煎水，洗瘭疽甲疽恶疮。治风病自汗要药。

国医传世药方

强身健骨汤

方选源流：《奇方本草》祛湿方。

中药组成：鹿衔草、骨碎补、皂角刺、菟丝子、穿山甲珠各15克，鸡血藤、牛膝、海风藤各30克，威灵仙20克，补骨脂10克。

炮制方法：水煎服，每天1剂。

功能主治：强筋骨，祛风湿。适用于骨质增生，关节疼痛，僵硬，晨起加重，活动后减轻症。关节冷感加桂枝、川乌头各10克；关节肿胀加薏苡仁、防己、萆薢各10克。

四季药膳养生

鹿衔草炖猪肺

鹿衔草30克，猪肺1具。猪肺洗净，加水适量，大火煮沸，去泡沫，放入鹿衔草，炖至猪肺熟透，喝汤。▶功能止咳、补肺、止血。适用于肺痨咳嗽、咳血等症。

鹿含草酒

鹿含草120克，黄酒1升。鹿含草洗净，晾去水分，浸酒24小时，时而摇动，每次饮用2小盅。▶功能除湿补肾，益气提神。适用于肾虚腰痛，风湿痹痛，神疲乏力等症。

水母雪莲花   拉丁学名：Saussurea medusa Maxim.

科属　菊科植物水母雪莲花、绵头雪莲花等，其带花全株入药。

地理分布　1.水母雪莲花　海拔4100～4800米的高山砾石山坡和流石滩上多有野生。分布于青海、甘肃、云南、四川、西藏等地。

2.绵头雪莲花　石隙中及高山石滩多有野生。分布于云南、四川、西藏等地。

采收加工　每年6～7月间，开花时拔取全株，除去泥沙后，晾干。

用法用量　煎服，6～12克。

药理作用　终止妊娠；抗炎；镇痛；兴奋子宫平滑肌；增强心肌收缩力等。

性味归经　甘、微苦，温。归肝、肾经。

功能主治　强筋骨，祛风湿，补肾阳，调经止血。用于风湿痹症，腰膝疼痛，软弱无力；肾虚阳痿；月经不调，崩漏带下，经闭痛经。

雪莲花

别名／雪莲・大拇花・大木花

◎《本草纲目拾遗》及文献记载雪莲花：主治能补阴益阳，治一切寒症。又，阿海曙云……治痘不起发及闷瘄闷痘，用一瓣入煎药中，立效。

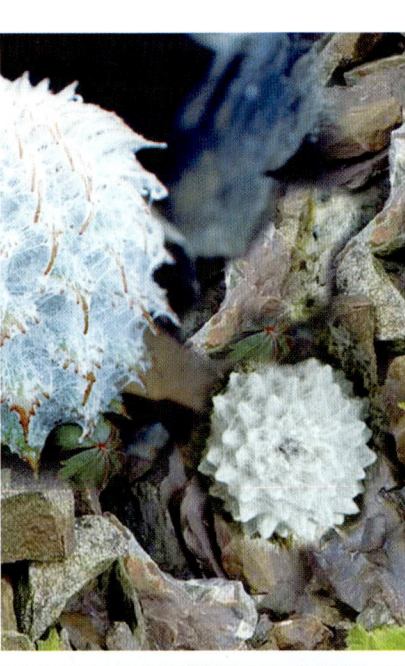
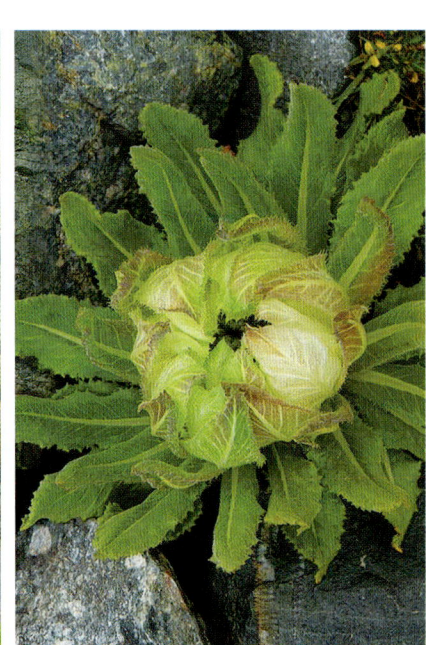
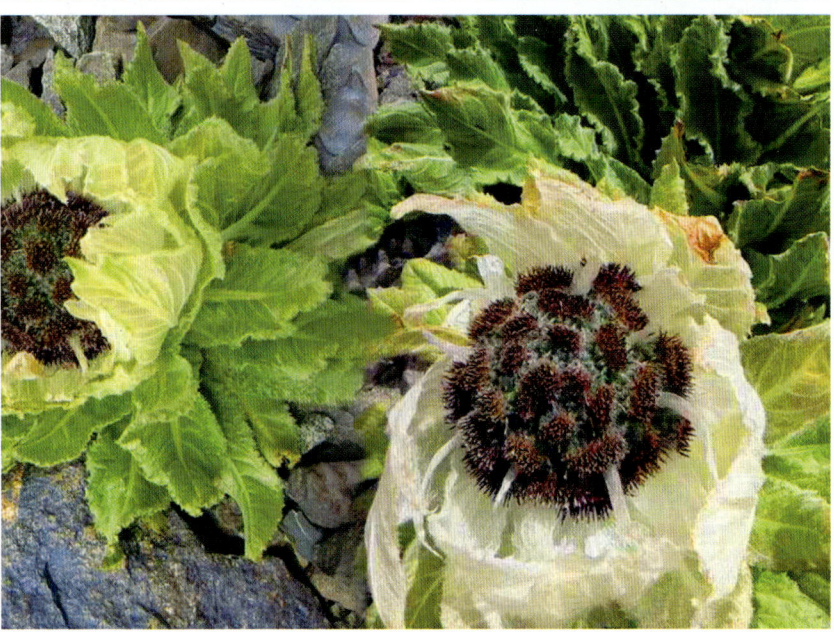

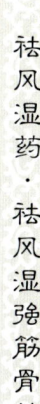

国医传世药方

强筋补肾方

方选源流：《奇方本草》强筋骨方。

中药组成：雪莲花3克，党参15克，峨参2克，薏苡仁100克。

炮制方法：加水煎沸15分钟，滤出药液，再加水煎沸20分钟，两煎药液兑匀，分服，每天1剂。并且可以嚼服药渣。

功能主治：强筋骨，祛风湿，补肾阳。适用于脾肾阳虚、水肿肢冷、腰膝酸软、阳痿早泄、倦怠乏力、风湿痹痛等症。

强筋补肾方

方选源流：《奇方本草》强筋骨方。

中药组成：雪莲花30克，白酒500克。

炮制方法：前者洗净，浸于白酒内，7天后服用。每天2次，每次饮用10毫升。

功能主治：强筋骨，祛风湿，补肾阳。适用于阳痿、肾阳不足、腰膝软弱、寒湿痹痛等病症。

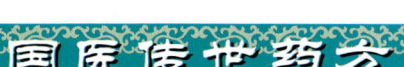

雪莲炖鸡

雪莲花30克，鸡1只，加水一起炖熟。吃肉喝汤。▶功能调经补血，补肾壮阳。适用于男子阳痿；女子小腹冷痛，崩漏，月经不调等症。

雪莲党参炖鸡

雪莲花30克，鸡1只，黄芪、当归、党参各10克，各味药装入纱布袋内，扎口，鸡洗净，与药同炖。饮汤食肉。每天2次。▶功能益气调经，补肾壮阳。适用于气血不足，体虚崩漏，月经不调等症。

雪莲党参鸡汤

雪莲花、党参各16克，薏苡仁500克，峨参8克，鸡1500克，调料适量。将药（薏苡仁除外）装入纱布袋，扎口。鸡洗净，和药袋一起放入锅内，加水、姜、葱，用旺火烧沸，再用小火炖2小时，把鸡捞出，切成小方块，装入碗中。薏苡仁煮熟，放入鸡肉碗内，调味拌匀。随量食用，每天2次。▶功能壮阳调经。适用于月经不调，腰膝软弱，风湿性关节炎等症。

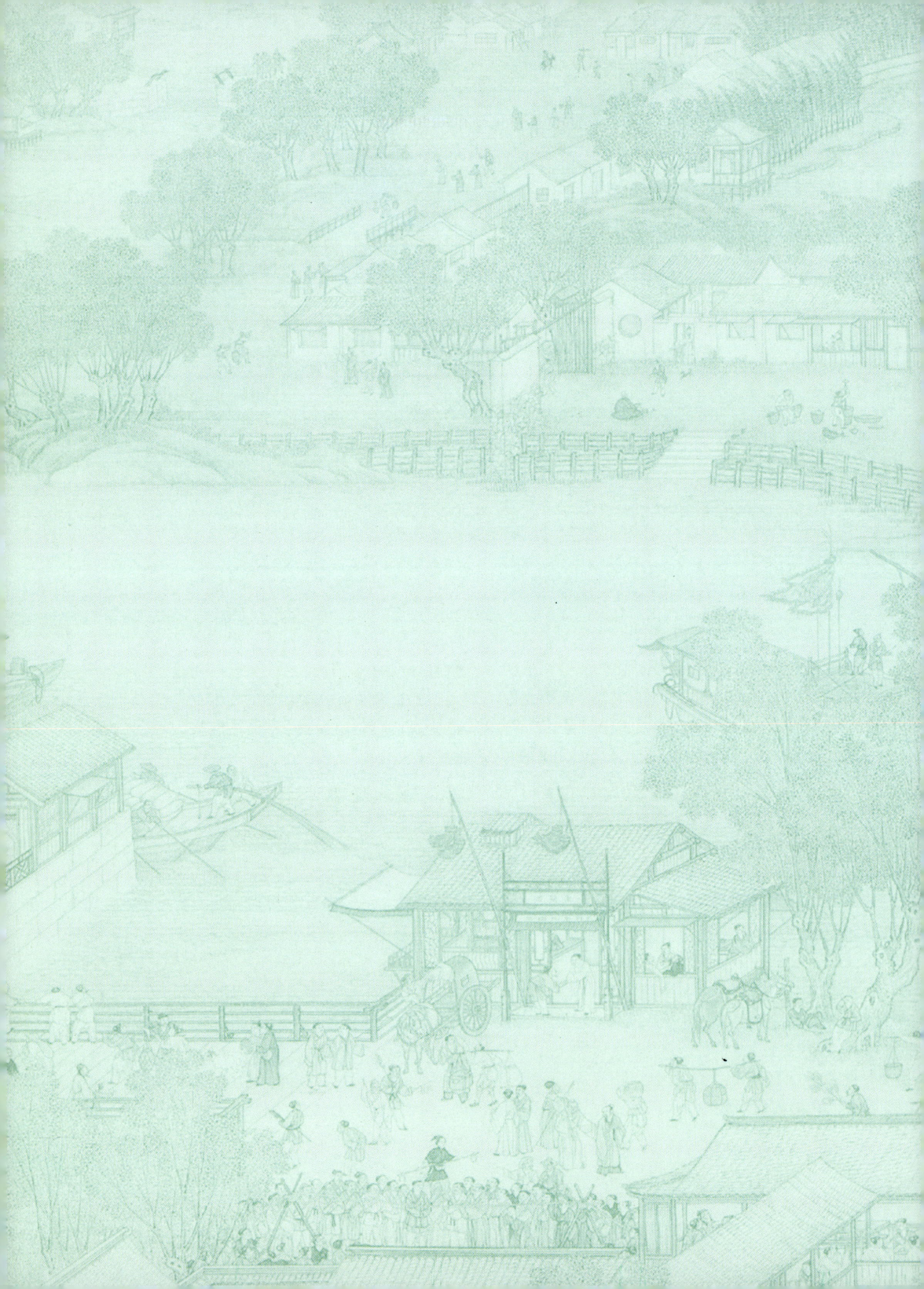

化湿药

【概念】

在中医药理论中,凡气味芳香,性偏温燥,以芳化湿邪、醒悦脾胃为主要作用的药物,称为化湿药,又称为"芳香化湿药"。

【功效】

化湿药辛香温燥,主入胃、脾经,能促进脾胃运化,消除湿浊,古人称它为"醒脾","醒脾化湿"。同时,其辛能行气,香能通气,行中焦之气,以解除因湿浊引起的脾胃气滞。此外,部分药还兼具有解暑、开窍、辟秽、截疟等作用。

芳香化湿药中医常用的有南苍术、北苍术、石菖蒲、阳春砂、绿壳砂仁、草果仁、广藿香、佩兰等。

【药理作用】

中医科学研究成果表明,化湿药主要具有兴奋肠管蠕动,促进胃液分泌,使胃肠推进运动加快,以及抗菌、抗病毒的作用。

【适用范围】

化湿药主要适用于湿困脾胃,身体倦怠,脘腹胀闷,运化失常所导致的脘腹痞满、恶心、口甘、大便溏薄、舌苔白腻、食少体倦等症。此外,因为它具有芳香解暑的功效,湿温、暑湿等证也可选用。对现代临床所谓的胃肠神经官能症、急慢性胃肠炎、肠伤寒、胃肠型感冒等有一定的治疗作用。

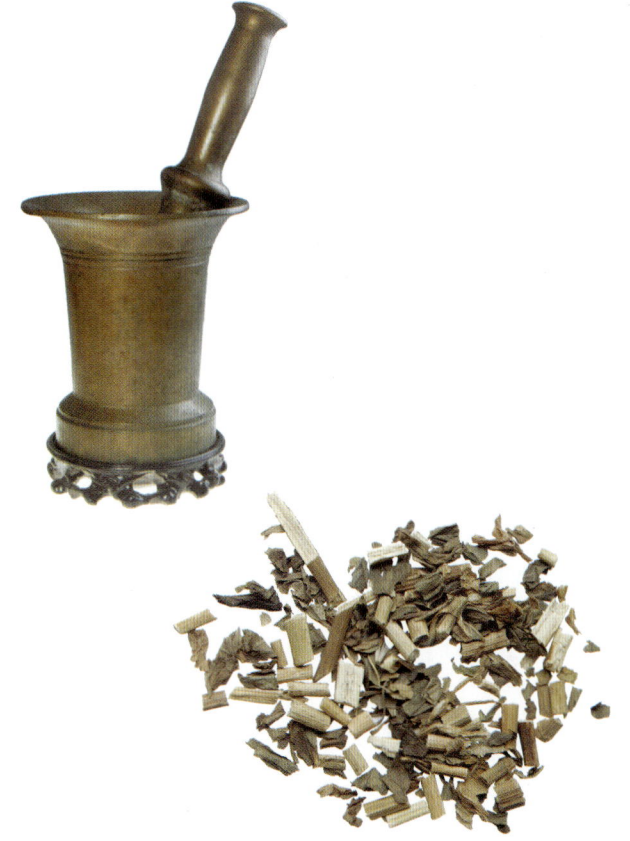

茅苍术　　拉丁学名：Atractylodes lancea(Thunb.)DC.

科属　菊科植物茅苍术或北苍术，其干燥根茎入药。苍术属植物全世界约有7种，分布于亚洲东部。中国约有5种。入药用约有5种。

地理分布　1.茅苍术　野生于草丛、山坡灌木丛中。河南、江苏、山东、浙江、安徽、湖北、江西、四川等地多有分布，主产于湖北、江苏、河南等地。

2.北苍术　野生于林下及较干燥处、低山阴坡灌木丛。分布于华北、东北以及河南、山东、陕西、宁夏、甘肃、山西等地。山西、河北、陕西等地为主产区。

采收加工　春秋可采挖，以8～9月采收质量为好。除去残茎、须根以及泥土等杂质，洗净，干燥。

用法用量　煎服，3～9克。

药理作用　抗实验性胃炎及胃溃疡；对胃肠运动有双向调节作用；降血糖；提高耐缺氧能力；抗肝损伤；对烟碱受体有阻断作用等。

性味归经　辛、苦，温。归脾、胃、肝经。

功能主治　祛风散寒，燥湿健脾，明目。用于脘腹胀满，泄泻，脚气肿痛，水肿，风湿痹痛，痿症，风寒感冒，夜盲。

苍术

别名／赤术·马蓟·青术·仙术·茅术·南术·仙姜·山芥

◎《本草纲目》及文献记载苍术：

主治风寒湿痹，死肌痉疸。作煎饵久服，轻身延年不饥。主头痛，消痰水，逐皮间风水结肿，除心下急满及霍乱吐下不止，暖胃消谷嗜食。治筋骨软弱，痃癖气块，妇人冷气癥瘕，山岚瘴气温疾。除湿发汗，健胃安脾，治痿要药。散风益气，总解诸郁。治湿痰留饮，或挟瘀血成窠囊，及脾湿下流，浊沥带下，滑泻肠风。

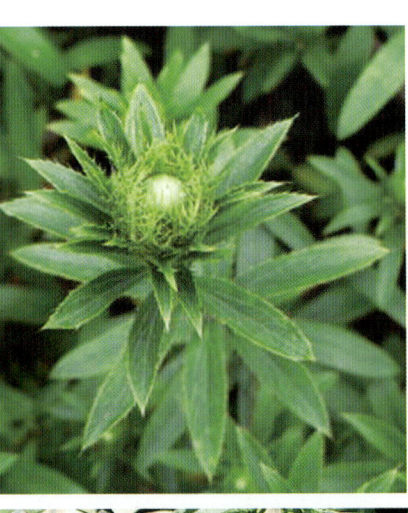
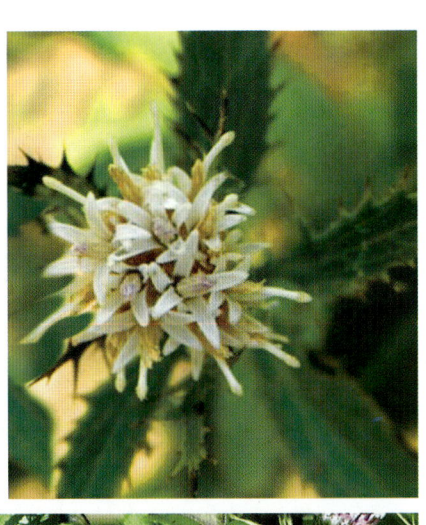
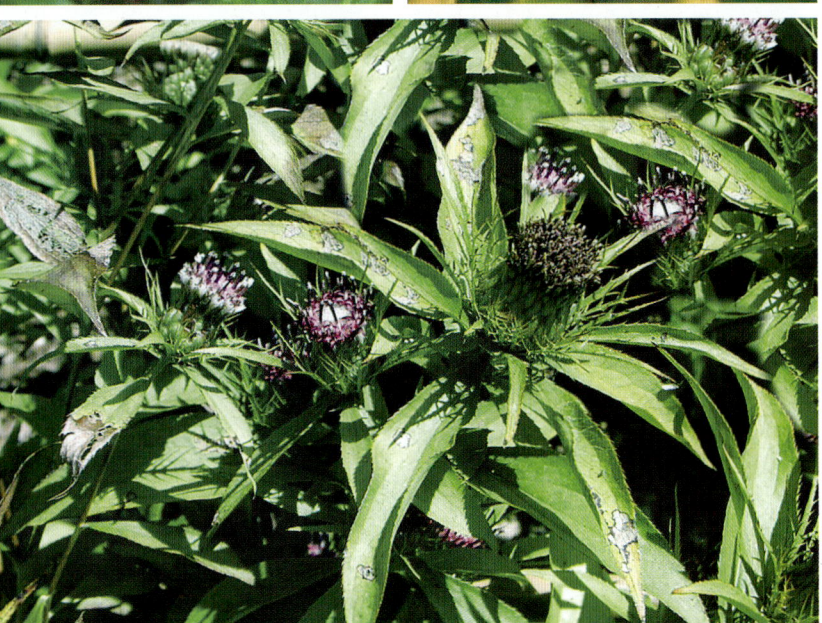

本草纲目附方

面黄食少
苍术一斤、熟地黄半斤、干姜（炮）五钱至一两（夏天五钱，冬天一两），共研细，加水调糊成丸，如梧子大。每次服五十丸。温水送下。《济生拔萃方》

脐虫怪病（腹硬如铁，脐中流水，痒不可忍）
用苍术煎成浓汤洗浴。另以苍术末加麝香少许，水调服。（夏子益《奇疾方》）

脾湿水泻（困弱无力，水谷不化，腹痛甚剧）
苍术二两、白芍药一两、黄芩半两、淡桂二钱混合，每取一两煎服。如脉弦、头微痛，则减去芍药，加防己二两。《保命集》

肠风下血
苍术不限量，放入浓皂角汁中浸一夜，煮干，焙后研成细末，用面糊做成梧桐子大的药丸，每次服五十丸，空腹用米汤送下，每天三次。《妇人良方》

灵芝丸（主治脾肾气虚，添补精髓，通利耳目）
一斤苍术，浸入淘米水中，春、夏五日，秋、冬七日，每天换水一次，用竹刀刮去粗皮，切片晒干，放入石臼中捣成细末，同枣肉一起蒸，和匀，做成梧桐子大的丸，每次服三、五十丸，空腹用枣汤送下。《奇效良方》

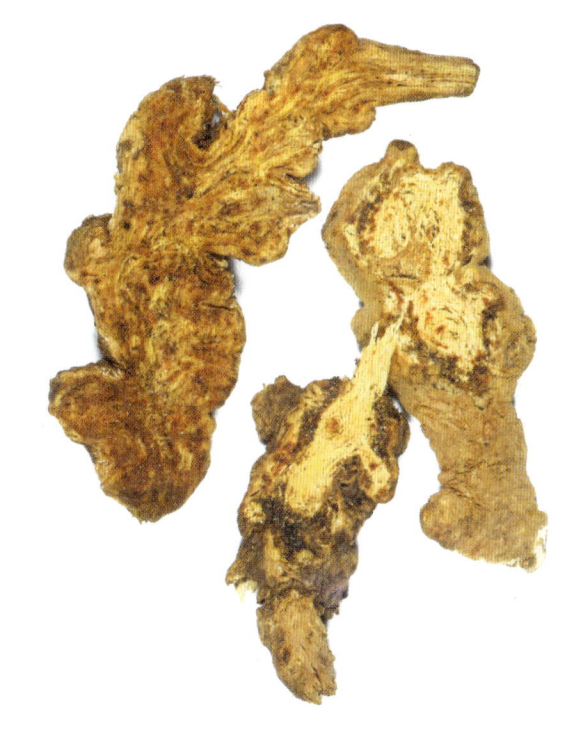

国医传世药方

神术化湿散
方选源流：《太平惠民和剂局方》解表方。
中药组成：苍术15克、藁本9克、白芷9克、细辛6克、羌活9克、川芎9克、炙甘草9克。
炮制方法：上药共研细末。每服9克，加生姜6克，葱白6克，水煎服。亦可改用饮片水煎服。
功能主治：祛寒燥湿，发汗解表。适用于外感风寒湿邪，身体酸痛，头痛发热，风湿痹痛；伤风感冒，鼻塞咳嗽，头昏目眩。

四季药膳养生

苍术粳米粥
苍术30克，粳米60克。苍术水煎取汁，粳米淘净煮粥，到八成熟时，放入苍术汁，一同煮熟，温服。每天3次，每次一小碗，可连续服1周。▶功能健脾燥湿。适用于脾湿经闭，神疲倦怠，伴胸胀满闷，或呕恶痰多、白带增多等症。

苍术豉酒
苍术60克，清酒1000毫升，豉500克。豉浸酒中，3昼夜后，苍术捣碎加入，4天后开取饮用。每天1杯。▶适用于麻木无力，风毒脚弱，腿脚肿胀，呕吐不食，头痛，腹痛下痢，发热。

苍术牛肝汤
苍术20克，牛肝150克。用水煎服。▶功能养肝明目。适用于维生素A缺乏所引起的夜盲症。

凹叶厚朴 拉丁学名：Magnolia officinalis Rehd.et Wils.var.biloba Rehd.et Wils.

科属 木兰科植物厚朴或凹叶厚朴，其干燥树皮、枝皮及根皮入药。木兰属植物全世界约有89种，分布于印度东北部、日本、马来群岛、北美东南部、北美洲中部、亚洲东南部。中国约有30种。入药用约23种。

地理分布 1.厚朴 野生于温凉湿润气候和排水良好的酸性土壤。甘肃、陕西、江西、浙江、湖北、湖南、贵州、四川等地均有分布，现在有些地区已多栽培。主产于四川石柱、万源、灌县，湖北宜昌、恩施、利川，安徽，浙江龙泉等地。

2.凹叶厚朴 野生于山坡山麓以及路旁溪边的杂木林中。分布于浙江、安徽、福建、江西、湖南。主产于福建、浙江。

采收加工 每年4~6月剥取根皮及枝皮，直接阴干，干皮放于沸水中微煮后，堆放在阴湿处，"发汗"到内表面变紫褐色或棕褐色时蒸软，取出，卷成筒状，干燥后使用。

用法用量 煎服，3~9克。

药理作用 低浓度兴奋胃肠平滑肌，高浓度抑制胃肠平滑肌；抑制中枢神经；抗溃疡；抗病原微生物；降血压；抗肿瘤等。

性味归经 苦、辛，温。归脾、胃、肺、大肠经。

功能主治 下气除满，燥湿消痰。用于湿滞伤中，脘痞吐泻，食积气滞，痰饮喘咳，腹胀便秘。

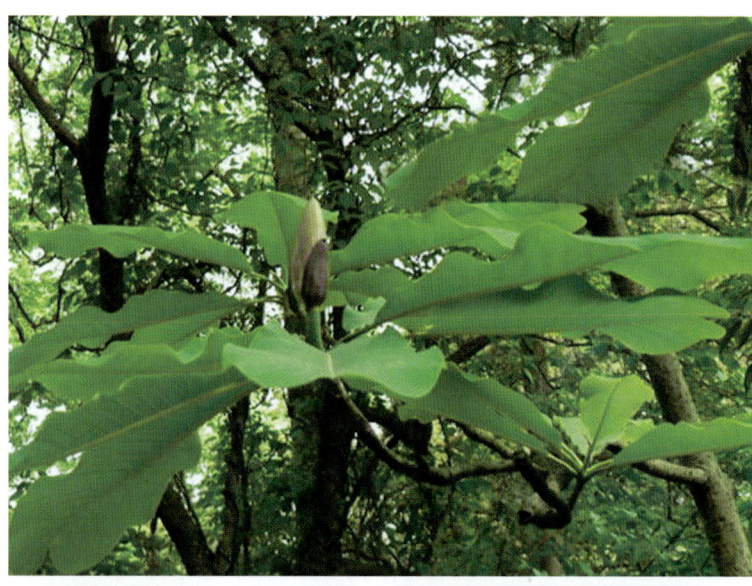

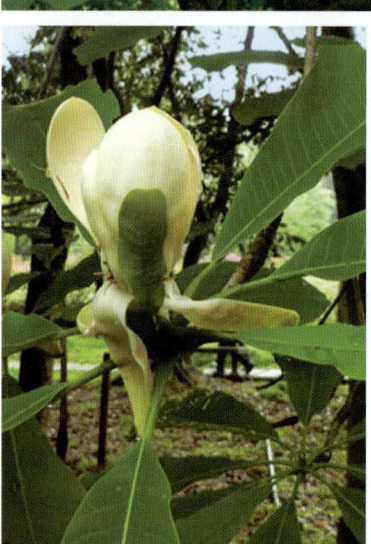

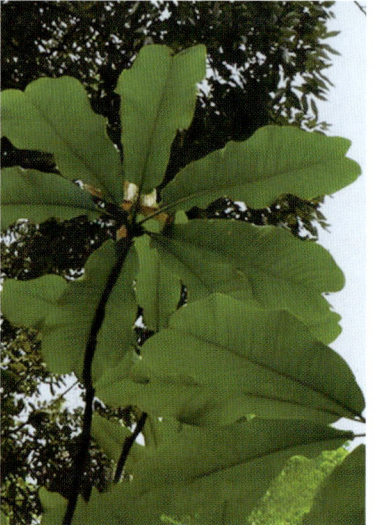

厚朴

别名／厚皮·重皮·赤朴·烈朴·川朴·紫油厚朴

◎《本草纲目》及文献记载厚朴：

主治中风伤寒，头痛寒热惊悸，气血痹，死肌，去三虫。温中益气，消痰下气，疗霍乱及腹痛胀满，胃中冷逆及胸中呕不止，泄痢淋露，除惊，去留热心烦满，厚肠胃。健脾，治反胃，霍乱转筋，冷热气，泻膀胱及五脏一切气，妇人产前产后腹脏不安，杀肠中虫，明耳目，调关节。治积年冷气，腹内雷鸣虚吼，宿食不消，去结水，破宿血，化水谷，止吐酸水，大温胃气，治冷痛，主病人虚而尿白。主肺气胀满，膨而喘咳。

本草纲目附方

腹痛胀满
厚朴三物汤：厚朴(制)半斤，甘草、大黄各三两，枣十枚，大枳实五枚，桂枝二两，生姜五两，加水一斗，煎取四升，温服八合。一天服三次，呕吐者再加半夏五合。《金匮要略》

气胀心闷，饮食不下，久患不愈
厚朴以姜汁炙焦后研为末。每次服二匙，陈米汤调下，一天服三次。《斗门方》

壅痰呕逆，饮食不下
厚朴一两，用姜汁炙黄，研为末，每次服二匙，米汤调下。《太平圣惠方》

下痢水谷，长期不愈的
厚朴三两，黄连三两，水三升，煎一升，空腹少量服用。《梅师方》

小儿吐泻，胃虚及有痰惊
梓朴散：用梓州厚朴一两，半夏（汤泡七次，姜汁浸半天，晒干）一钱，用淘米水三升同浸一百刻，水尽为度。如果水未尽，稍微加点火熬干。去掉厚朴，只研半夏为末。每次服用半钱或一字，薄荷汤调和饮下。（钱乙《小儿药证直诀》）

大肠干结
厚朴生研，猪肚子（煮）捣烂调和，做成梧桐子大的药丸，每次用生姜水送下三十丸。《十便良方》

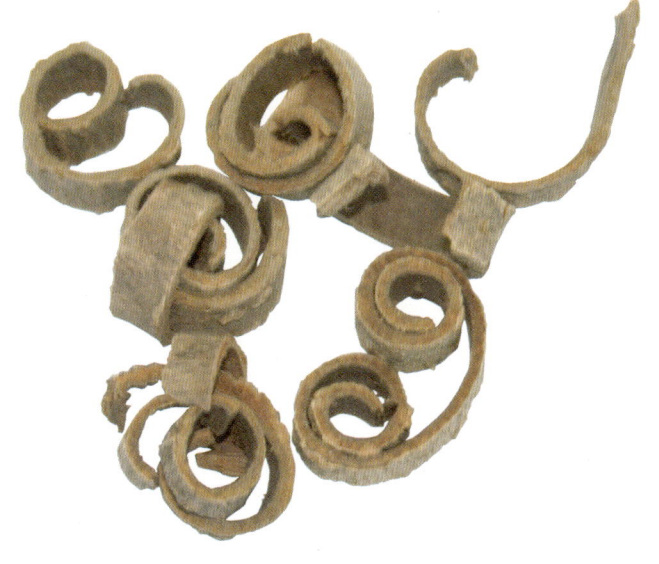

国医传世药方

半夏厚朴理气汤
方选源流：《金匮要略》理气方。
中药组成：厚朴9克、半夏12克、茯苓12克、苏叶6克、生姜9克。
炮制方法：水煎服。
功能主治：行气散结，降逆化痰。适用于梅核气，咽中如有物阻，咳吐不出，恶心干呕，胸胁满闷，苔白腻，脉弦滑。

四季药膳养生

厚朴和胃茶
厚朴（去皮，切片）、生姜（连皮，切片）各1000克，放入4000毫升水中一起煎煮干后去姜，焙干厚朴，再以干姜120克、甘草60克，连同厚朴在4000毫升水中煮干，去甘草，焙姜、朴并研为末；再加枣肉、生姜同煮熟，去姜，把枣肉、药末捣匀做成丸，如梧子大。每次服五十丸，米汤送下。方中再加熟附子亦可。▶适用于脾胃虚损。

厚朴止咳花茶
厚朴花10克。焙干，沸水冲泡。代茶多饮。▶功能平喘，下气，止咳。适用于梅核气。

厚朴和胃茶
厚朴花、羚羊角粉、竹茹各3克，鲜青果10个。将青果去尖，研磨成碎末，一齐制成粗末，水煎。代茶饮，每日1剂。▶适用于老年气虚，痰黄黏稠，咯吐不爽，咽红疼痛，口干欲饮，胃纳不香等。

广藿香　拉丁学名：Pogostemon cablin(Blanco) Benth.

科属　唇形科植物广藿香，其干燥地上部分入药。刺蕊草属植物全世界约有59种，分布于全球热带及亚洲的亚热带地区。中国约有15种。入药用约有4种。

地理分布　菲律宾等亚洲热带为其原产地。我国海南、广东与广西有栽培，广东、海南等地为主产区。

采收加工　枝叶茂盛时采割，日晒夜闷，反复晒至干燥为宜。

用法用量　煎服，3～9克。

药理作用　抗病毒；抗菌；抗病原体等。

性味归经　辛，微温。归脾、胃、肺经。

功能主治　开胃止呕，芳香化浊，发表解暑。用于湿浊中阻，暑湿倦怠，脘痞呕吐，寒湿闭暑，胸闷不舒，鼻渊头痛，腹痛吐泻。

广藿香

别名／海藿香·藿香

◎《本草纲目》及文献记载广藿香：

主治风水毒肿，去恶气，止霍乱心腹痛。脾胃吐逆为要药。助胃气，开胃口，进饮食。温中快气，肺虚有寒，上焦壅热，饮酒口臭，煎汤漱口。

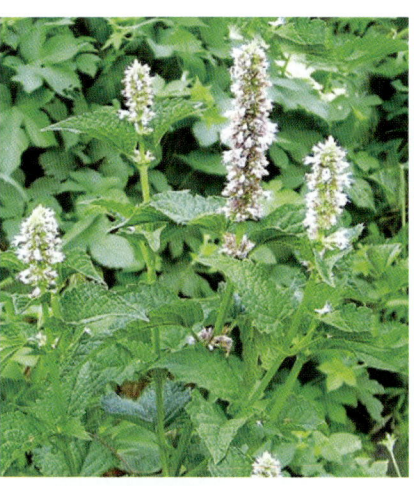
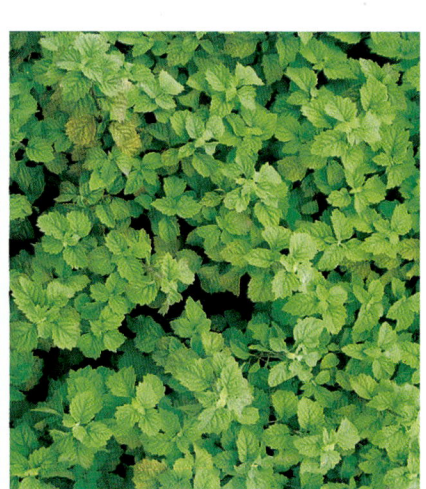
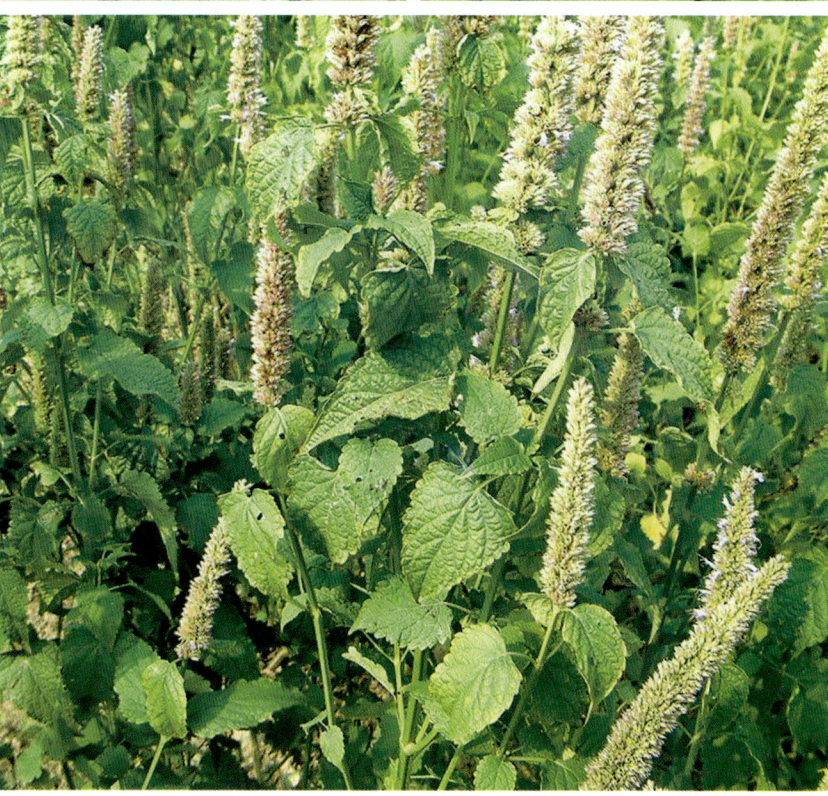

本草纲目附方

霍乱吐泻，即将死去的人，可转死回生
藿香叶、陈皮各半两，加水二碗，煎取一碗，温服。《百一选方》

暑天吐泻
滑石（炒）二两、藿香二钱半、丁香五分，共研为末。每次服一至二钱，淘米水调服。《禹讲师经验方》

香口去臭
藿香洗净煎汤，随时含漱。《摘玄方》

烂疮
藿香叶、细茶等分，烧成灰，用油调匀涂于叶片上，贴在患处。《应验方》

升降诸气
一两藿香，五两炒香附，制成细末，每次用白开水冲服一钱。《经效济世方》

胎气不安，气不升降，因而呕吐酸水
香附、藿香、甘草二钱，制成粉末，每次服二钱，加入少许盐，用滚开水调服。《圣惠方》

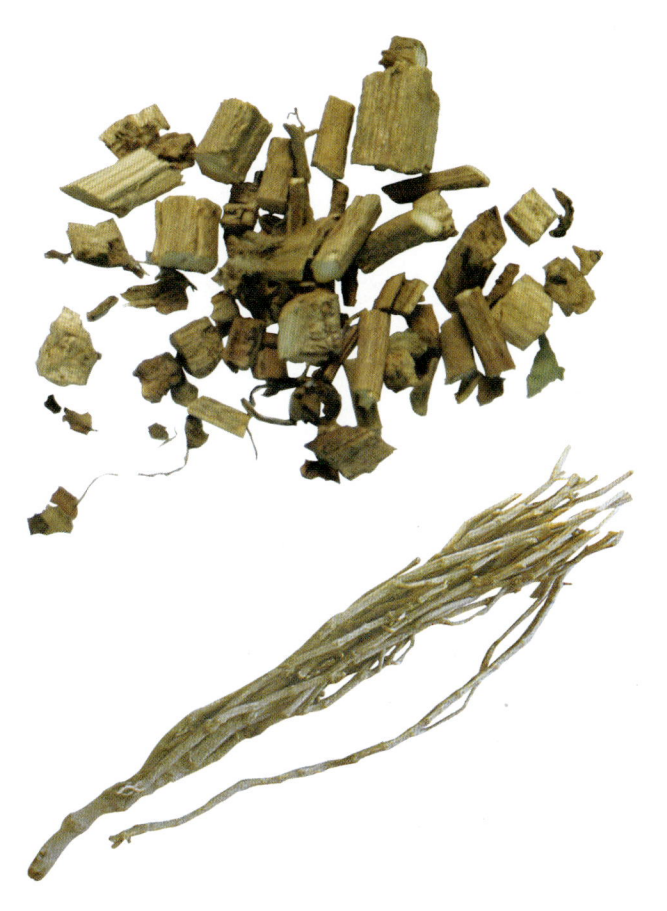

国医传世药方

藿香正气散

方选源流：《太平惠民和剂局方》祛湿方。
中药组成：藿香90克、紫苏30克、白芷30克、苦桔梗30克、厚朴60克、大腹皮30克、法夏曲60克、陈皮60克、白术60克、茯苓30克、甘草65克。
炮制方法：为散，每服6~9克，生姜、大枣煎水调下。亦可作汤剂水煎服，用量按原方比例酌减。
功能主治：解表化湿，开胃止呕，理气和中。适用于外感风寒，内伤湿滞。症见恶寒发热，头痛腹痛，食欲不振，胸闷恶心，上吐下泻，口淡口甜，舌苔白腻。

四季药膳养生

藿香辛芷茶

广藿香180克，细辛9克，白芷、茶叶各30克，猪胆6个，辛黄5克。藿香、细辛、白芷研为细末，拌匀，将猪胆汁蒸煮消毒后，混合上药粉成丸，每服6克，每天3次，茶叶和辛黄煎汤送服。▶功能清化湿浊，宣通鼻窍。适用于慢性鼻渊而致的鼻塞、流脓涕、头痛头昏、嗅觉障碍等症。

藿香薄荷茶

广藿香、薄荷、苏叶各10克，生姜3克。用沸水冲泡5分钟后饮用。▶适用于夏季暑湿发热感冒。

佩兰　　拉丁学名：Eupatorium fortunei Turcz.

科属　菊科植物佩兰，其干燥地上部分入药。泽兰属植物全世界约有590种，分布于中美洲和南美洲的温带及热带地区，欧亚大陆分布稀少。中国约有13种，入药用约有7种。

地理分布　路边灌木丛及溪边有野生，也可栽培。分布于河北、陕西、江苏、山东、江西、浙江、湖北、湖南、广西、广东、贵州、四川、云南等地。主产于河北、江苏、山东及江苏。

采收加工　夏秋二季分两次采割，除去杂质后晒干。

用法用量　煎服，3～9克。

药理作用　抗病毒，祛痰，抗肿瘤等。

性味归经　辛，平。归脾、胃、肺经。

功能主治　醒脾开胃，芳香化湿，发表解暑。用于湿浊中阻，口中甜腻，脘痞呕恶，多涎，口臭，湿温暑湿，头胀胸闷。

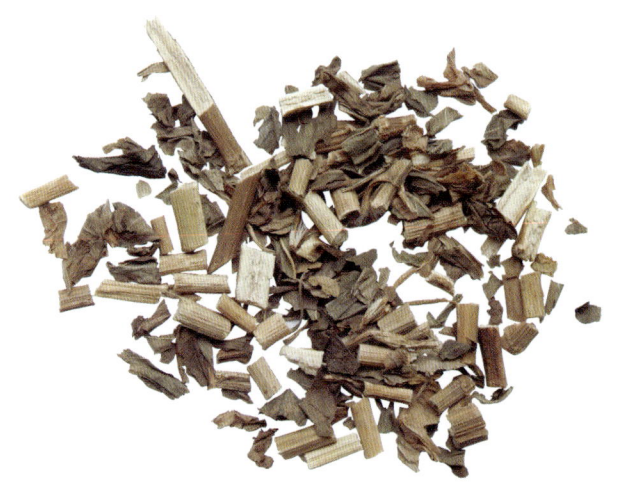

【佩兰】

别名／兰草·水香·都梁香·大泽兰·燕尾草·香水兰·香草·醒头草

◎《本草纲目》及文献记载佩兰：

　　主治利水道，杀蛊毒，辟不祥。久服益气轻身不老，通神明。除胸中痰癖。生血，调气，养营。其气清香，生津止渴，润肌肉，治消渴胆瘅。煮水，浴风病。消痈肿，调月经，解中牛马毒。

本草纲目附方

食牛马毒，生命垂危的
醒头草连着根叶一起煎水服用，即可解毒。（唐瑶《经验方》）

国医传世药方

佩兰化湿方

方选源流：《奇方本草》化湿方。

中药组成：佩兰叶、郁金、藿香、苍术、黄柏各8克，夏枯草15克，薏苡仁12克，厚朴、陈皮各5克，甘草2克。

炮制方法：加水煎沸15分钟，滤出药液，再加水煎20分钟，去渣，两煎药液兑匀，分服，每天1剂。

功能主治：醒脾开胃，芳香化湿，发表解暑。适用于眼干、口干、口苦，湿热内蕴，口臭，口角有白色分泌物，苔黄腻，舌红。

四季药膳养生

佩兰茶

佩兰鲜叶适量。开水冲泡。代茶饮。▶适用于暑湿胸闷，口甜腻，食减。

佩香茶

佩兰6克，藿香3克，薄荷4.5克，白蔻仁1.5克。共制粗末，沸水冲泡，盖焖10分钟代茶饮用。▶功能醒脾开胃，芳香化湿。适用于过食肥腻，消化不良，纳呆食减，口中无味，口臭等。

阳春砂　　拉丁学名：Amomum villosum Lour.

科属　姜科植物阳春砂、绿壳砂或海南砂，其干燥成熟果实入药。豆蔻属植物全世界约有148种，分布于澳大利亚及亚洲的热带地区。中国约有23种。入药用约有11种。

地理分布　1.阳春砂　气候温暖、潮湿、富含腐殖质的山沟林下阴湿处多有野生。分布于广东、福建、广西、云南等地，现广西、广东、云南等地均大面积栽培。主产于广东、云南、福建、广西，多为栽培品。

2.绿壳砂　山沟林下阴湿处有野生或栽培。分布于云南南部，部分进口。主产于缅甸、越南、印度尼西亚和泰国。

3.海南砂　野生于山谷森林中。现广东、海南大面积栽培。主产于广东、海南。

采收加工　夏秋间果实成熟时采收，晒干或低温干燥。

用法用量　煎服，3~6克，入煎剂宜后下。

药理作用　小剂量促进胃肠蠕动，大剂量抑制胃肠运动；抑制血小板聚集；抗溃疡等。

性味归经　辛，温。归脾、胃、肾经。

功能主治　温脾止泻，化湿开胃，理气安胎。用于湿浊中阻，脾胃虚寒，脘痞不饥，妊娠恶阻，呕吐泄泻，胎动不安。

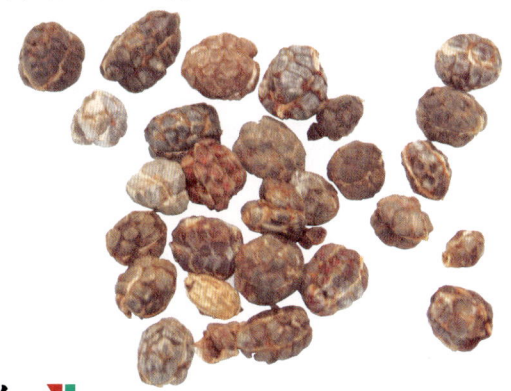

砂仁

别名／缩沙蜜·缩砂仁·缩砂

◎《本草纲目》及文献记载砂仁：

> 主治补肺醒脾，养胃益肾，理元气，通滞气，散寒饮胀痞，噎膈呕吐，止女子崩中，除咽喉口齿浮热，化铜铁骨鲠。

本草纲目附方

大便泻血
缩砂仁为末，热米汤送服二钱。以愈为度。《十便良方》

小儿脱肛
缩砂去皮研细末，擦在一片已剖开的猪腰子内，捆好煮熟食用，再服明矾丸。气逆肿喘者，不治。《保幼大全》

冷滑下痢
缩砂仁焙后制为末，调入羊肝薄片中，置瓦上焙干，再研末，加等量的干姜末，用饭做成梧桐子大的药丸。每次服四十丸，白开水送服，日服两次。《药性论》

误吞诸物（金银铜钱等物不化）
浓煎缩砂汤饮之，即下。《危氏得效方》

国医传世药方

和气汤

方选源流：《太平惠民和剂局方》理气方。

中药组成：砂仁250克、香附1000克、甘草125克。

炮制方法：上药共研细末，每服3克，盐汤点下。亦可用饮片作汤剂，水煎服，用量按原方比例酌减。

功能主治：行气宽中，和胃降逆，温脾止泻。适用于一切气疾，脘腹饱胀，胸膈噎塞，嗳气吞酸，痰逆呕吐，及宿酒不解，精神不振，不思饮食。

四季药膳养生

砂仁陈皮煮牛肉

砂仁、陈皮各5克，生姜25克，牛肉1500克，调料适量。四物与桂皮、葱、胡椒、盐各适量，加水同煮，待牛肉熟后取出，切片食。▶功能温中补虚。适用于肢体倦怠，脾胃虚寒，不思饮食，四肢不温等症。

白豆蔻　　拉丁学名：Amomum kravanh Pierre ex Gagnep.

科属　姜科植物白豆蔻或爪哇白豆蔻，其干燥成熟果实入药。豆蔻属植物全世界约有148种，分布于澳大利亚及亚洲的热带地区。中国约有23种。入药用约有11种。

地理分布　1.白豆蔻　气候温暖、潮湿、富含腐殖质的树林下多有野生。分布于越南、泰国、柬埔寨等国，我国广东、云南有栽培。主产于泰国。

2.爪哇白豆蔻　原分布于印度尼西亚(爪哇)，我国云南、海南也有栽培。主产于印度尼西亚。

采收加工　秋季果实由绿色转成黄绿色时采收，晒干。

用法用量　煎服，3~6克，入煎剂宜后下。

药理作用　增强胃肠蠕动，促进胃液分泌等。

性味归经　辛，温。归肺、脾、胃经。

功能主治　行气温中，化湿消痞，开胃消食。用于湿浊中阻，湿温初起，不思饮食，寒湿呕逆，胸闷不饥，食积不消，胸腹胀痛。

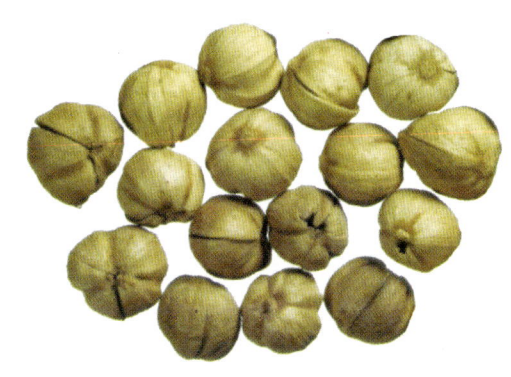

豆蔻

别名／多骨·壳蔻·白蔻·圆豆蔻·白豆蔻

◎《本草纲目》及文献记载豆蔻：

主治积冷气，止吐逆反胃，消谷下气。散肺中滞气，宽膈进食，去白睛翳膜。补肺气，益脾胃，理元气，收脱气。治噎膈，除疟疾寒热，解酒毒。

本草纲目附方

胃冷恶心
用白豆蔻子三枚，捣细末，用一盏好酒，温服，饮数次效果好。《备急方》

人忽恶心
多嚼白豆蔻子最佳。《肘后方》

小儿吐乳，胃寒的
白豆蔻仁十四个，缩砂仁十四个，生甘草二钱，炙甘草二钱，研为末，常洒入小儿口中。《危氏得效方》

国医传世药方

葛花解醒汤

方选源流：《兰室秘藏》消导方。

中药组成：白豆蔻、葛花、砂仁各15克，青皮9克，人参、茯苓、橘皮、猪苓各4.5克，木香1.5克，神曲、泽泻、白术、干姜各6克。

炮制方法：上为末，每服9克。白汤调下，取微汗。

功能主治：健脾理气，化湿开胃，醒酒解醒。适用于饮酒过度，痰逆呕吐，胸膈痞塞，手足战摇，不思饮食，小便不利。

四季药膳养生

豆蔻卤牛肉

牛肉1000克，牛肉洗净，切块，盛入盘内，将盐和花椒粉1克均匀地抹在牛肉上腌渍约4小时，豆蔻、小茴香各10克，山柰、姜片、甘草各3克装入纱布袋内，扎口；卤锅内加清水1500克，放入牛肉、药袋，用旺火烧开，撇去浮沫，加入酱油、料酒、盐各10克。改用文火炖烂，撇去浮油，将肉晾干，横着肉纹切片装盘，淋上麻油，撒上花椒粉。▶功效养血补气，理气益脾。适用于身体虚弱，贫血，食欲不振，以及手术前后的调理。

草果

拉丁学名：Amomum tsao-ko Crevost et Lemaire

科属 姜科植物草果，其干燥成熟果实入药。豆蔻属植物全世界约有148种，分布于澳大利亚及亚洲的热带地区。中国约有23种。入药用约有11种。

地理分布 沟边林下多有野生。分布于云南南部和广西。云南、广西为主产区。

采收加工 秋季果实成熟时采收，除去杂质，晒干或低温干燥。

用法用量 煎服，3~6克。

药理作用 小剂量抑制胃肠蠕动，大剂量增强胃肠运动；镇痛；镇咳，祛痰；抗细菌和真菌等。

性味归经 辛，温。归脾、胃经。

功能主治 除痰截疟，燥湿温中。用于脘腹胀痛，寒湿内阻，疟疾寒热，痞满呕吐。

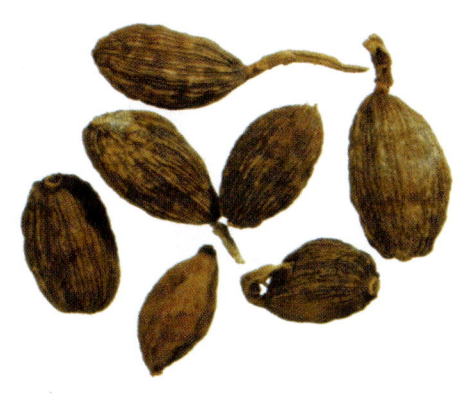

草果

别名／草果仁·草果子·老蔻

◎《宝庆本草折衷》及文献记载草果：

主温中，去恶气，止呕逆，主霍乱，消酒毒，快脾暖胃。

本草纲目附方

虚疟自汗不止

用草果一枚，面裹煨熟，连面研细，加平胃散二钱，水煎服。《经效济世方》

赤白带下

连皮草果一枚，乳香一小块，面裹煨焦黄，同面研细。每服二钱，米汤送服。日服二次。《卫生易简方》

脾痛胀满

草果仁二个，酒煎服。《直指方》

国医传世药方

清脾温中汤

方选源流：《妇人良方》化痰方。

中药组成：草果仁9克、青皮9克、柴胡9克、茯苓9克、厚朴9克、白术9克、半夏9克、炙甘草9克、黄芩9克、生姜5片。

炮制方法：水煎服。

功能主治：清热燥湿，化痰截疟，健脾疏肝。适用于疟疾，热多寒少或不寒，心神烦乱，口苦舌干，口渴能食，小便黄赤，大便秘结，舌苔黄腻，脉弦数。

四季药膳养生

草果羊骨汤

草果20克，带肉羊骨1000克，生姜30克。羊骨捶破，与草果、生姜慢火熬汁，加少量食盐，调味饮服。▶功能益气养血，补肾养肝。适用于虚劳羸瘦，腰膝无力等症。

草果酒

草果仁20克，白酒250克，草果仁浸于酒中，泡6天。▶功能温中散寒，化积消食。适用于脘腹胀痛，食积不消等症。

利水渗湿药

【概念】

在中医药理论中，凡能渗泄水湿，通利水道，治疗水湿内停病症的药物，称利水渗湿药。

【功效】

利水渗湿药味多甘淡，主归小肠、膀胱经，具有利水消肿，利湿退黄，利尿通淋等功效。

【药理作用】

中医科学研究证明，利水渗湿药主要具有利胆保肝，利尿，降血脂，调节免疫功能，抗肿瘤，抗病原体作用。

【适用范围】

利水渗湿药主要用于水肿、小便不利、痰饮、泄泻、黄疸、淋症、湿疮、带下、湿温等水湿所导致的各种病症。对现代医学所谓的慢性肾小球肾炎、急性肾小球肾炎、肝源性水肿、肾源性水肿、妊娠水肿、心源性水肿、内分泌失调性水肿、膀胱炎、尿道炎、肾盂肾炎、前列腺炎、泌尿系结石等有治疗作用，部分药物用于治疗高血脂、癌症等。

【药物分类】

根据药物作用特点以及临床应用不同，利水渗湿药分为利尿通淋药、利水消肿药和利湿退黄药三类。

利水消肿药性味甘淡平或微寒。淡能渗泄水湿，服药后能使水肿消退，小便畅利，因此具有利水消肿作用。主要用于水湿内停的小便不利、水肿，以及痰饮、泄泻等症。中医药方常用的利水消肿药有猪苓、茯苓、泽泻、薏苡仁、玉米须、冬瓜皮、荠菜、葫芦、香加皮、蝼蛄、泽漆、萱草根、赤小豆等。

利湿退黄药性味多苦寒，属脾、肝、胃、胆经。苦寒能清泄湿热，因此以利湿退黄为主要作用，主要用于湿热黄疸，症见目黄、小便黄、身黄等。部分药物还可以治湿疮痈肿等症。可根据阳黄、阴黄的湿热、寒湿偏重不同，选择适当药物配伍治疗。中医药方常用的利湿退黄药有金钱草、茵陈、虎杖、珍珠草、垂盆草、地耳草、水飞蓟、鸡骨草等。

利尿通淋药性味多苦寒，或甘淡寒。苦能降泄，寒能清热，走下焦，尤能清利下焦湿热，因此具有利尿通淋的作用，主要用于小便短赤，热淋，石淋，血淋以及膏淋等症。中医药方常用的利尿通淋药有滑石、车前子、通草、木通、地肤子、瞿麦、冬葵果、石韦、海金沙、灯心草等。

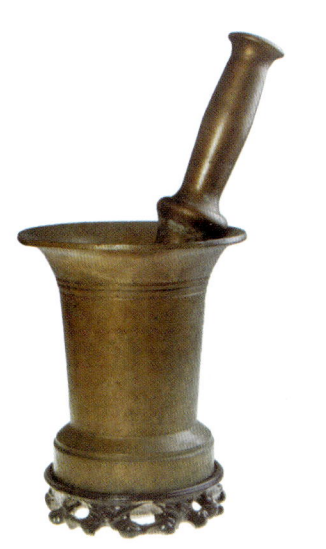

茯苓　　拉丁学名：Poria cocos (Schw.) Wolf

科属　多孔菌科真菌茯苓，其干燥菌核入药。茯苓属真菌分布于大洋洲、亚洲、美洲。中国约有3种，均可入药。

地理分布　松树根上多有野生。分布于河南、吉林、安徽、浙江、湖北、广西、福建、台湾、贵州、四川、云南。

采收加工　野生茯苓一般于7月至第二年3月间采挖，人工培植者通常栽后8～10个月成熟时采挖，挖出后除去泥沙，堆起"发汗"后，摊开晾至干燥，再"发汗"，反复数次到出现皱纹、内部水分大部分散失后，阴干使用。

用法用量　煎服，9～15克。

药理作用　抗肝损伤；利尿；抗胃溃疡；抗肿瘤；增强免疫功能等。

性味归经　甘、淡，平。归心、肺、肾经。

功能主治　利水渗湿，宁心，健脾。用于水肿尿少，痰饮眩悸，便溏泄泻，脾虚食少，惊悸失眠，心神不安。

茯苓

别名／茯菟・茯灵・伏苓・松薯・松苓・松木薯

◎《本草纲目》及文献记载茯苓：

主治胸胁逆气，忧恚惊邪恐悸，心下结痛，寒热烦满咳逆，口焦舌干，利小便。久服，安魂养神，不饥延年。止消渴好睡，大腹淋沥，膈中痰水，水肿淋结，开胸腑，调脏气，伐肾邪，长阴，益气力，保神守中。

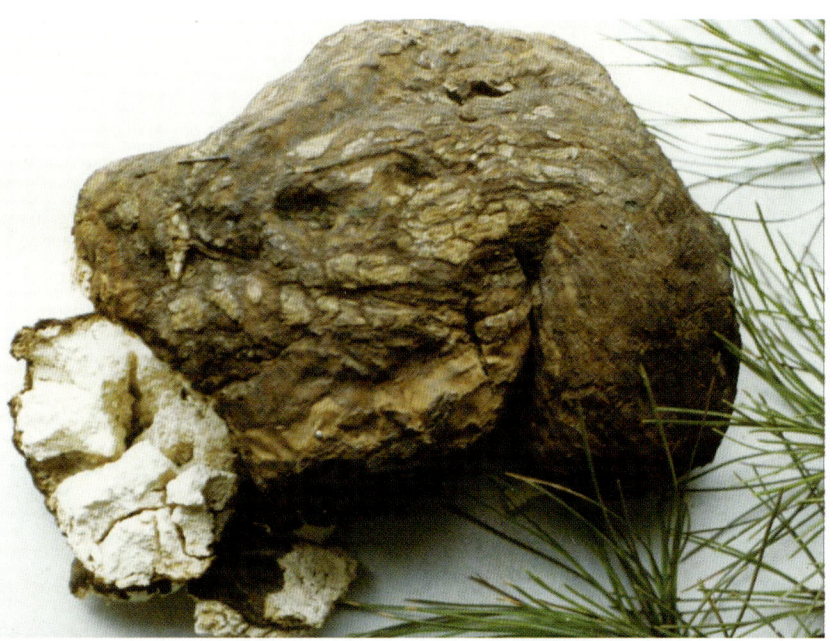

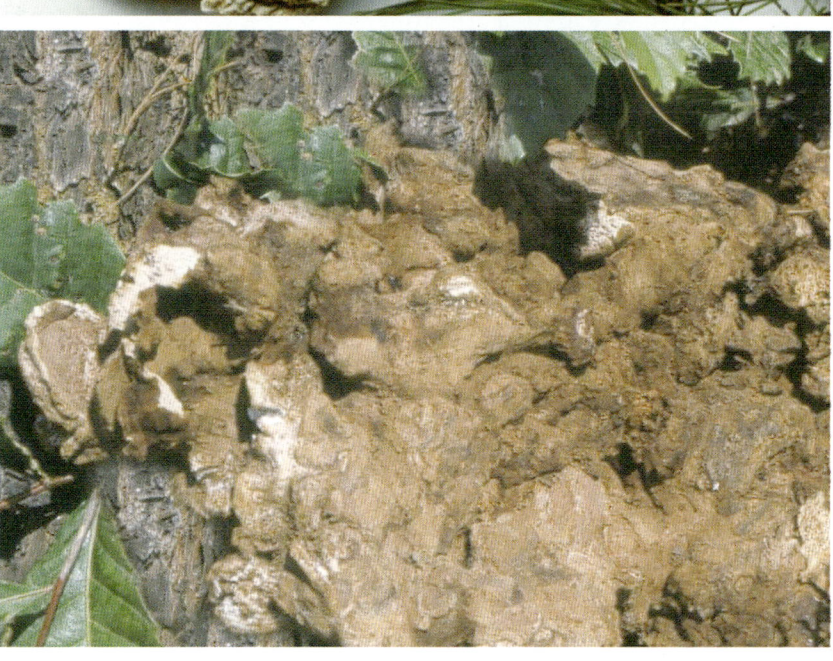

本草纲目附方

血虚心汗
心胸部有汗，身体其他部位无汗，思虑多则出汗也多，宜补养心血。用艾汤调茯苓末，每天服用一钱。《证治要诀》

胸胁气逆，胀满
茯苓一两，人参半两，每服三钱，水煎服，日服三次。《圣济总录》

心虚梦泄或白浊
白茯苓末二钱，用米汤调下，一天两次。《直指方》

虚滑遗精
白茯苓二两，缩砂仁一两，研成末，加入食盐二钱。精羊肉切成片，掺上药末烤着吃，用酒送下。《普济方》

妊娠水肿，水便不利，恶寒
赤茯苓（去皮）、葵子各半两，为末。每服二钱，新汲水送下。《禹讲师方》

卒然耳聋
黄蜡不拘多少，和茯苓末细嚼，茶汤下。《普济方》

面生雀斑
白茯苓末，用蜜调和，每晚敷于面部，十四日就好了。（姚僧坦《集验方》）

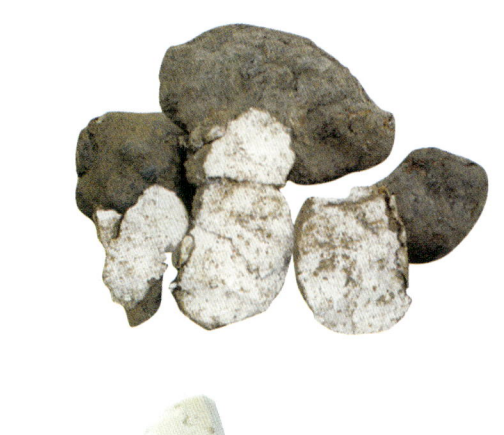

国医传世药方

利水清饮
方选源流：《景岳全书》祛湿方。
中药组成：茯苓9克、猪苓3克、木通9克、泽泻9克、车前子3克、栀子3克、枳壳3克。
炮制方法：水煎服。
功能主治：清热泻火，利水通淋。适用于积热夹湿闭结于里，小便不利，淋沥涩痛，溺血，腰腹疼痛，黄疸。

四季药膳养生

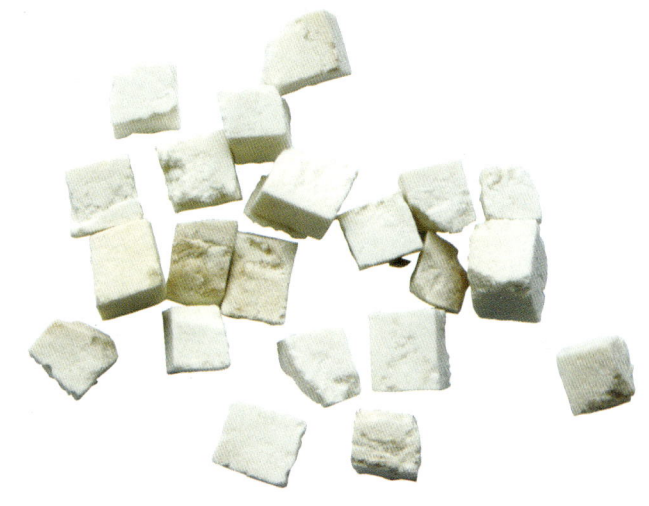

茯苓梅花银耳

茯苓20克，鸽蛋20个，银耳50克，调料适量。茯苓研粉，兑60毫升水，用沙锅煮20分钟，银耳温水发好待用，鸽蛋打入抹好奶油的梅花模子内，银耳镶在鸽蛋上，蒸1～2分钟，取出放盘内待用，锅烧热放油，加鸡汤、茯苓汁，调匀煮沸，勾芡并加入鸡油，淋于盘中呈梅花状之银耳上。佐餐食。▶功效除湿健脾，补心安神。适用于脾虚湿困，心悸失眠的水肿胀满，痰饮咳嗽，食少脘闷，久病体弱，大便溏泻患者。

茯苓糕

茯苓粉、芝麻粉、糯米粉、豆浆、白糖粉、植物油各适量。白糖粉加豆浆、植物油搅拌成糊状，加茯苓粉、糕粉、芝麻粉和匀，搓糕，上盘压糕后蒸熟，冷却，切片烘烤收糕。▶功效健脾益气，安神宁心。适用于小儿脾失健运，消化不良，大便溏泻，心悸失眠，神志不安等症。

猪苓　　拉丁学名：Grifola umbellata (Pers.) Pilat

科属　多孔菌科真菌猪苓，其干燥菌核入药。多孔菌属真菌全世界约有498种，分布于美国、俄罗斯、波兰、日本和中国。中国约有99种，入药用约6种。

地理分布　林中树根旁地上及腐木桩旁。分布于吉林、黑龙江、河北、辽宁、山西、陕西、河南、四川、贵州、甘肃、湖北、云南。

采收加工　春秋季节采挖，除去泥沙，干燥。
用法用量　煎服，6～12克。
药理作用　增强免疫功能；利尿；抗肝损伤；抗肿瘤；抗菌等。
性味归经　甘、淡，平。归肾、膀胱经。
功能主治　利水渗湿。用于小便不利，泄泻，水肿，淋浊，带下。

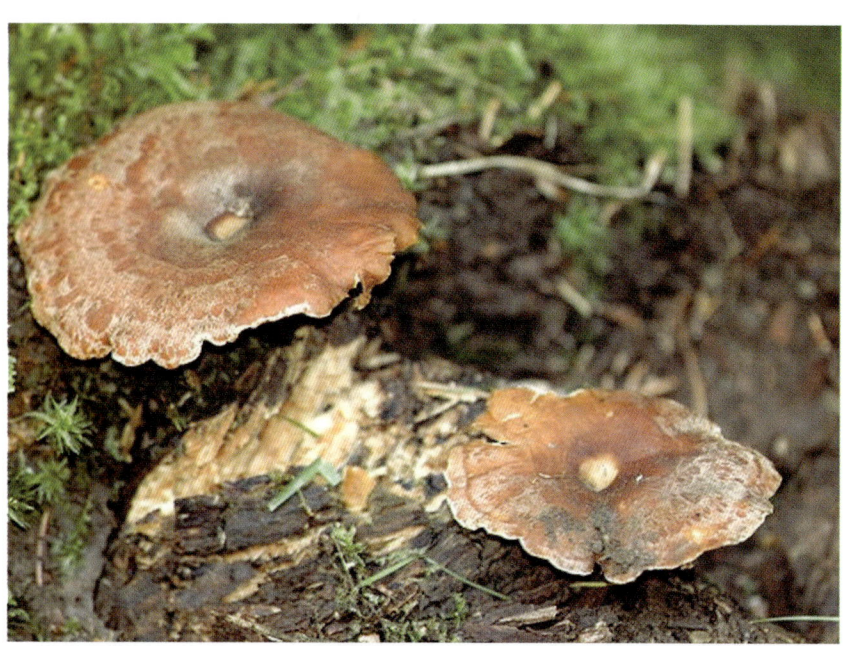

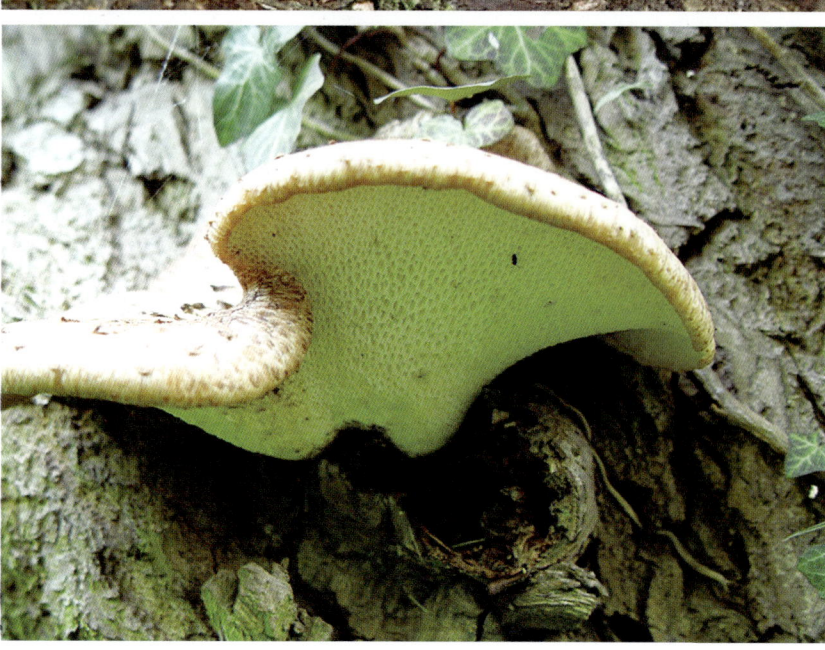

猪苓

别名／猪茯苓·地乌桃·猪屎苓·野猪食·野猪粪

◎《本草纲目》及文献记载猪苓：

主治解伤寒温疫大热，发汗，主肿胀满腹急痛。泻膀胱。开腠理，治淋肿，脚气，白浊，带下，妊娠子淋，胎肿，小便不利。

本草纲目附方

伤寒口渴，是因为邪在脏中

猪苓汤：猪苓、茯苓、泽泻、滑石、阿胶各一两，用水四升，煮取二升。每次服七合，一日三次。呕吐而思水的病，也能治。（张仲景《伤寒杂病论》）

小儿秘结

猪苓一两，用水少许，煮鸡屎白一钱，调服，立通。《外台秘要》

通身肿满，小便不利

猪苓五两，为末。开水冲服方寸匕，一日三次。《杨氏产乳》

妊娠肿渴，从脚至腹，小便不利，微渴引饮

方同上。《子母秘录》

▲**李时珍说：**

"猪苓淡渗，气升而又能降。因此能开腠理，利小便，具有和茯苓同样的功效。但入补药中不如茯苓。"

▲**苏颂说：**

"张仲景治消渴脉浮、小便不利、微热的病证，用猪苓散发其汗。病人想喝水但又吐出，此病名叫作水逆，冬天时寒嗽象疟病状的，也用猪苓散，此即就是现在所说的五苓散。猪苓、茯苓、术各三分，泽泻五分，桂二分，细细捣碎，过筛，水服方寸匕，一日三次。多喝热水，汗出就痊愈。通利水道的各种汤剂，都没有五苓散效果快，所以现在人们都常用它。"

▲**张元素说：**

"猪苓淡渗，所以大燥热之证而使津液严重耗伤者，以及没有湿证的人不要服用它。"

▲**李杲说：**

"苦能泄滞，甘能助阳，淡能利窍，所以它能除湿利小便。"

▲**寇宗奭说：**

"猪苓行水的功效大，久服之则必损肾气，使人头昏目眩。若需长时间服用此药的人，应该详细审察它的功用。"

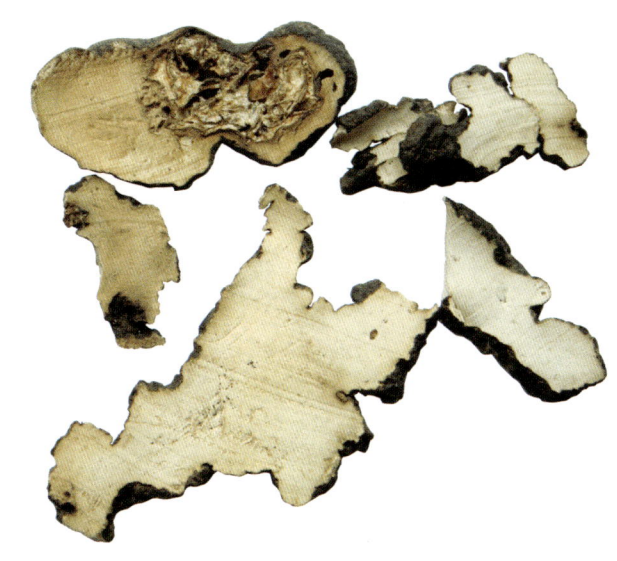

国医传世药方

猪苓渗湿汤

方选源流：《伤寒论》祛湿方。

中药组成：猪苓9克、茯苓9克、泽泻9克、阿胶9克、滑石9克。

炮制方法：水煎服。

功能主治：利水渗湿，清热养阴。适用于水热互结证。小便不利，发热咳嗽，口渴欲饮，心烦失眠，恶心呕吐，下利，舌红苔白或微黄，脉细数者。血淋，小便涩痛，小腹胀满。

四季药膳养生

双苓鲤鱼汤

猪苓、茯苓各30克，鲤鱼1条。将鲤鱼去鳃、鳞及内脏，洗净，用油煸其表面使呈黄色，加入调料及猪苓、茯苓，加水没过药、鱼，文火慢炖约30分钟。吃鱼喝汤。▶适用于水肿脚气，小便不利，孕妇子肿。

薏苡　　拉丁学名：Coix lacryma-jobi L. var.ma-yuen(Roman.) Stapf

科属　禾本科植物薏苡，其干燥成熟种仁入药。薏苡属植物全世界约有9种，分布于亚洲热带地区。中国约有5种，入药用有1种。

地理分布　野生于荒野、屋旁、溪涧、河边及阴湿山谷中。全国大部分地区都有分布。

采收加工　秋季果实成熟时采割植株，晒干，打下果实，再晒干，除去黄褐色种皮、外壳以及杂质，收集种仁。

用法用量　煎服，9～30克。

药理作用　镇痛，抗炎；解热；抗肿瘤；抑制骨骼肌收缩；低浓度收缩血管，高浓度扩张血管；增强免疫功能；降血糖；低浓度增强心肌收缩力；诱发排卵等。

性味归经　甘、淡，凉。归脾、胃、肺经。

功能主治　除痹止泻，健脾渗湿，清热排脓。用于水肿，脚气，湿痹拘挛，小便不利，肺痈，脾虚泄泻，扁平疣，肠痈。

《薏苡仁》

别名／薏米・米仁・薏仁・苡仁・玉秫・草珠子・六谷米・药玉米・蓼茶子・益米

◎《本草纲目》及文献记载薏苡仁：

主治筋急拘挛，不可屈伸，久风湿痹，下气。久服，轻身益气。除筋骨中邪气不仁，利肠胃，消水肿，令人能食。治肺痿肺气，积脓血，咳嗽涕唾，上气。煎服，破毒肿。去干湿脚气，大验。健脾益胃，补肺清热，去风胜湿。炊饭食，治冷气。煎饮，利小便，热淋。

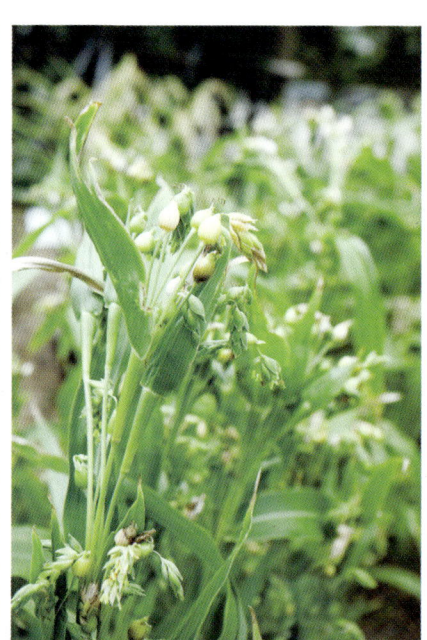
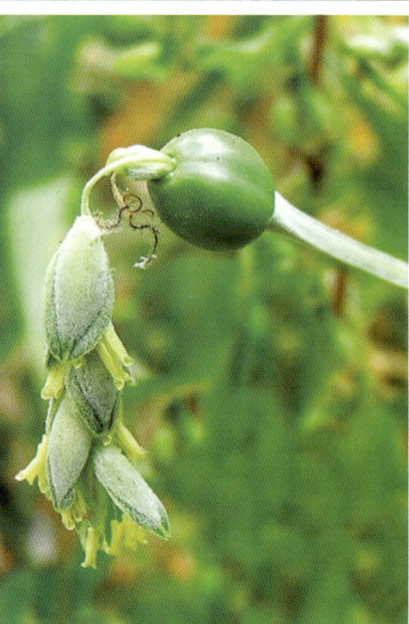

本草纲目附方

水肿喘急
郁李仁二两，研细，用水滤取汁，煮薏苡仁饭，每天吃两次。《独行方》

肺痿咳嗽，有脓血
薏苡仁十两，捣破，加水三升，煎取一升，用酒少许送服。《梅师方》

沙石热淋
取薏苡仁（子、叶、根皆可）水煎热饮（夏季冷饮），以通为度。《杨氏经验方》

风湿身疼，晚上加剧的
麻黄杏仁薏苡仁汤：麻黄三两，杏仁二十枚，甘草、薏苡仁各一两，加水四升，煮取二升，分两次服。《金匮要略》

肺痈咳血
薏苡仁三合捣烂，水二大盏，煎成一盏，加入酒少许，分两次服。《严用和济生方》

喉卒痈肿
吞薏苡仁二枚，效果良好。《外台秘要》

痈疽不溃
用薏苡仁一枚，吞服。《姚僧坦集验方》

孕中有痈
薏苡仁煮汁，频频喝。《妇人良方补遗》

牙齿[䘌虫]痛
薏苡仁、桔梗生研为末，点牙并服用。不论大人、小孩都适用。《永类方》

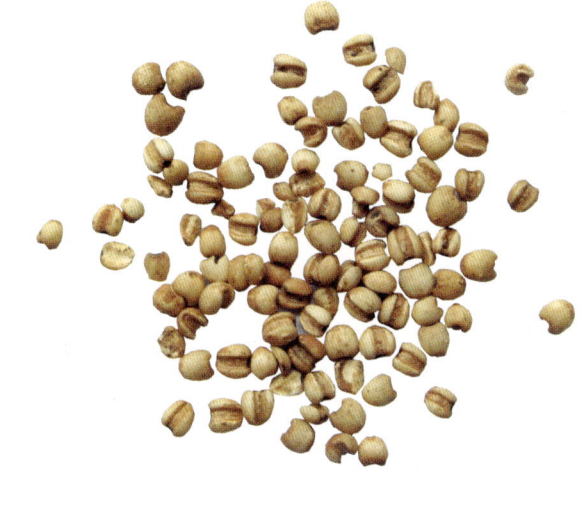

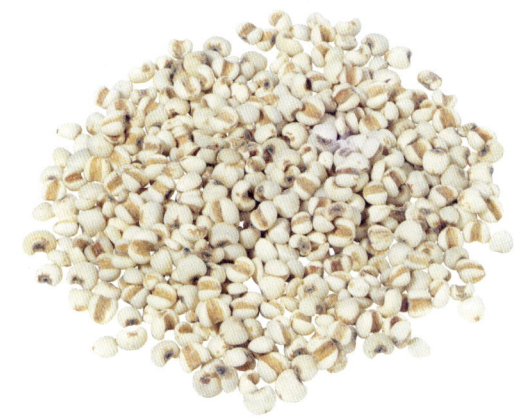

四季药膳养生

薏仁粳米粥
薏仁粉30克，粳米50克。薏仁粉与陈仓米，一起放入沙锅内，加水煮稀粥。早晚餐顿服。8天为1疗程。▶适用于老年性浮肿，脾虚腹泻，筋脉拘挛，风湿痹痛，肺痈，白带过多等症。

三仁汤
生薏苡仁18克、杏仁12克、白蔻仁6克、飞滑石18克、竹叶6克、厚朴6克、半夏10克、白通草6克。水煎服。▶功能宣畅气机，利湿清热健脾。适用于头痛恶寒，身重疼痛，面色淡黄，胸闷不饥，午后身热，舌白不渴，脉濡。

薏苡仁粥
薏苡仁40克，冬麻子15克。水研冬麻子取汁，薏苡仁捣碎，放入沙锅内，加水煮粥，空腹食。▶功能润肠通便，祛风利湿。适用于言语謇涩等。

国医传世药方

苇茎清肺汤
方选源流：《备急千金要方》治痈方。
中药组成：薏苡仁30克、苇茎30克、冬瓜仁24克、桃仁9克。
炮制方法：水煎服。
功能主治：清肺泻热，化痰排脓。适用于肺痈病。症见咳吐腥臭黄痰脓血、胸中隐痛、咳时明显，舌红苔黄腻，脉滑数。

玉蜀黍 拉丁学名：Zea mays L.

科属 禾本科植物玉蜀黍，其干燥花柱以及柱头入药。玉蜀黍属植物全世界仅有1种，可供入药。分布于热带和温带地区。

地理分布 全国各地都有栽培。

采收加工 玉米上浆时即可采收，但常在秋后剥取玉米时收集。除去杂质，鲜用或者晒干生用。

用法用量 煎服，30～60克。鲜者加倍。

药理作用 促进胆汁分泌和排泄；利尿；降血糖；降血压等。

性味归经 甘，平。归膀胱、肝、胆经。

功能主治 利湿退黄，利水消肿。用于黄疸，水肿。

玉米须

别名／玉麦须·玉署黍蕊·棒子毛

◎《全国中草药汇编》及文献记载玉米须：主利尿消肿，平肝利胆。治急慢性肾炎，水肿，急慢性肝炎，高血压，糖尿病，慢性副鼻窦炎，尿路结石，胆结石，并预防习惯性流产。

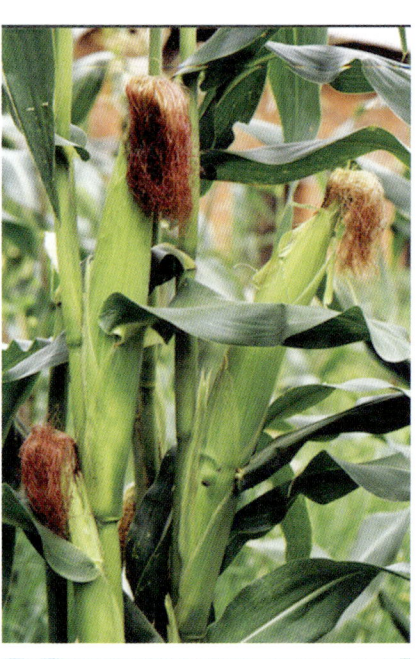
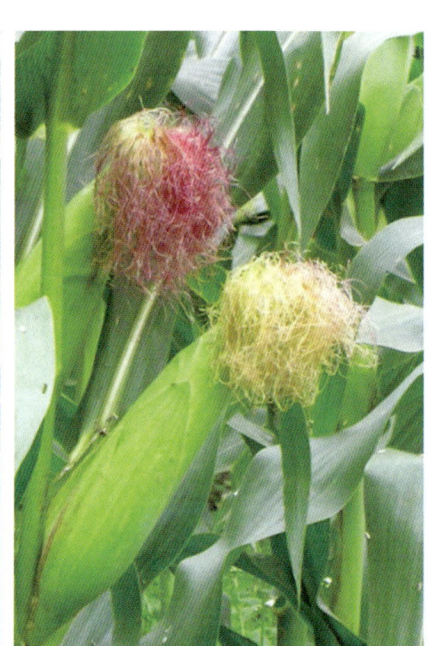
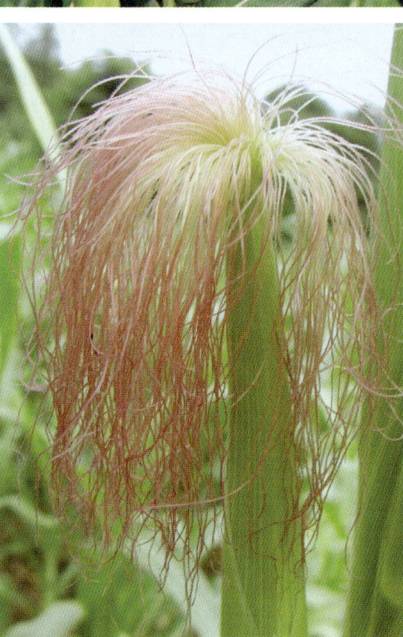
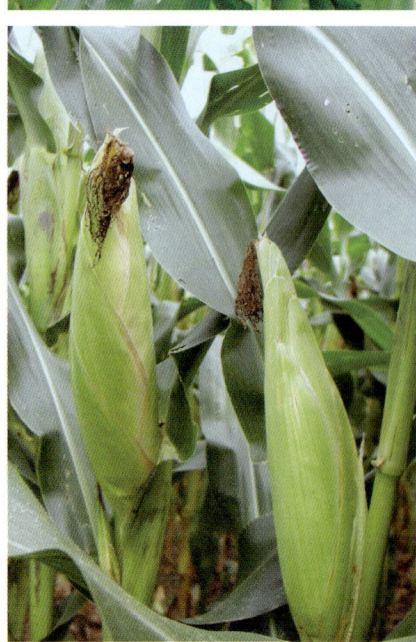

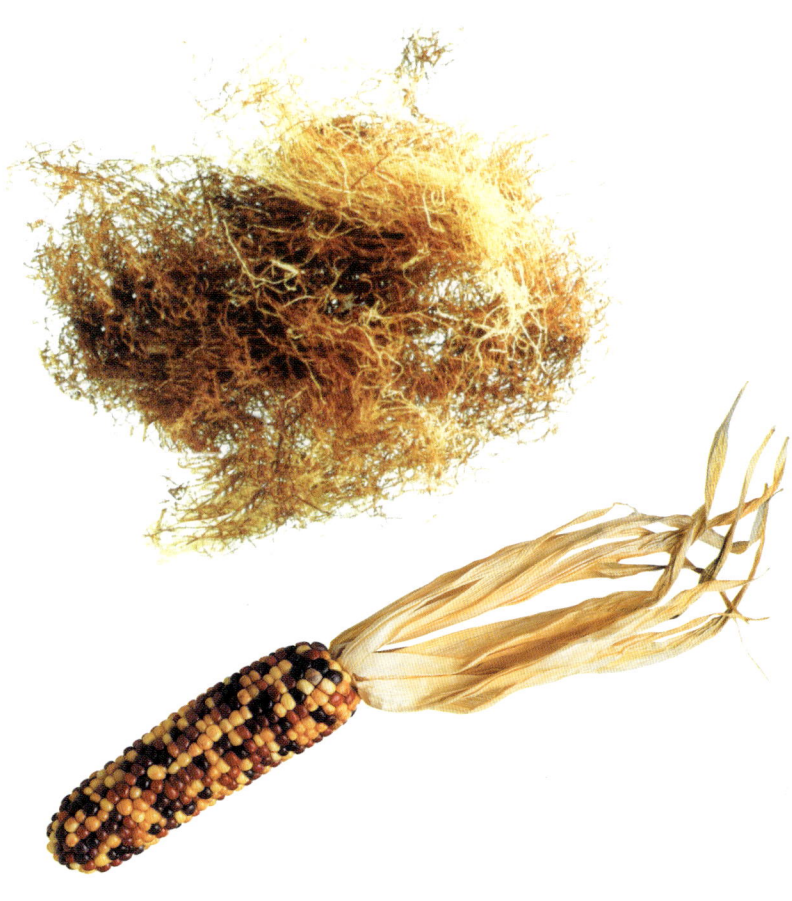

国医传世药方

利湿退黄汤
方选源流：《奇方本草》退黄方。
中药组成：玉米须58克，茵陈30克，郁金、栀子各15克。
炮制方法：加水煎沸15分钟，滤出药液，再加水煎20分钟，去渣，两煎药液调兑均匀，分服，每天1剂。
功能主治：利湿退黄，利水消肿。适用于慢性胆囊炎。

利水渗湿方
方选源流：《奇方本草》渗湿方。
中药组成：玉米须30克，白茅根15克，薏苡仁12克，菊花、夏枯草、冬瓜皮、车前草各5克，大腹皮、茯苓皮、苍术各5克。
炮制方法：加水煎沸15分钟，滤出药液，再加水煎20分钟，去渣，两煎药液调兑均匀，分服，每天1剂。
功能主治：利湿退黄，利水消肿。适用于肾病综合征。

四季药膳养生

养血生津玉米须龟
玉米须100克，乌龟1只，调料适量。去龟头爪、内脏，洗净。玉米须洗净，放入纱布袋，扎口。二者一起放入锅内，加姜、葱、黄酒、清水适量，大火烧沸后，转小火炖熟。食肉饮汤。▶功效滋阴平肝，养血生津。适用于糖尿病，口渴神倦，及高血压等症。

玉米须茵陈汤
玉米须40克(鲜品加倍)，车前草、茵陈各30克，白糖适量。茵陈、玉米须、车前草加水500毫升，浓煎去渣，加白糖调服。每服200毫升，每天4次。▶功效利胆退黄，清热祛湿。适用于湿热黄疸，身目俱黄，发热口渴，黄色鲜明，小便深黄，胆囊炎等所导致的黄疸。急性期宜多服，每天2000毫升，分4次服。

葫芦

拉丁学名：Lagenaria siceraria (Molina) Standl.var.depressa (Ser.) Hara

科属 葫芦科植物葫芦，其干燥果实入药。
地理分布 我国各地广泛栽培。
采收加工 秋末冬初采取成熟果实，切开，除去瓤心种子，打碎，晒干。
用法用量 煎服，15～30克。鲜者加倍。
药理作用 抑制胰蛋白酶活性等。
性味归经 甘、平。归肺、肾经。
功能主治 利水消肿。用于淋症，水肿，黄疸。

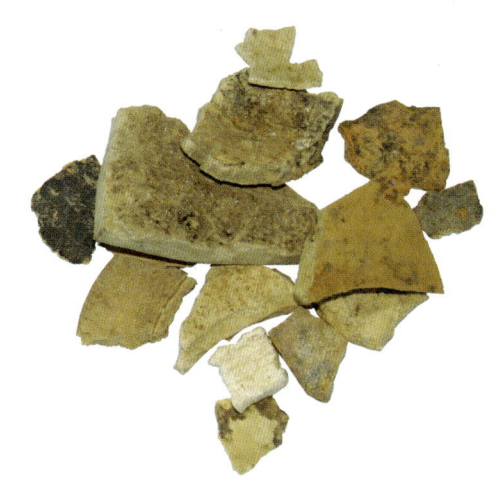

【葫芦】

别名／匏·匏瓜·瓠瓜·壶卢·葫芦瓜

◎《本草纲目》及文献记载葫芦：

主治消渴恶疮，鼻口中肉烂痛。利水道。消热，服丹石人宜之。除烦，治心热，利小肠，润心肺，治石淋。

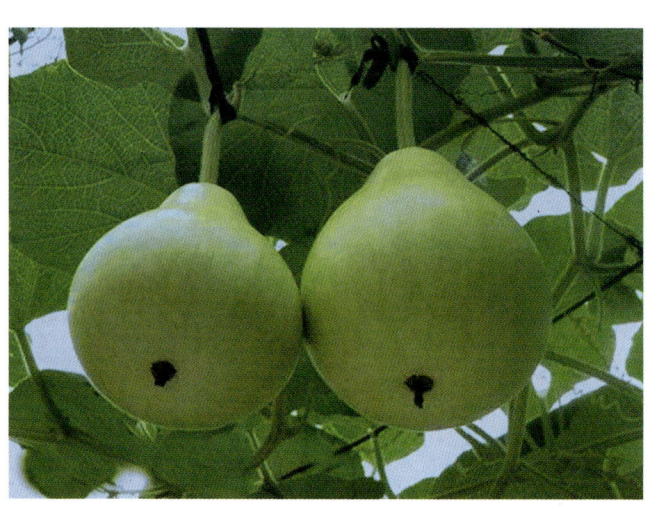

本草纲目附方

腹胀黄肿
用亚腰葫芦连子烧到不破坏药性的程度，每次服一个，饭前温酒服下。不饮酒的人，就用白开水服下。十多天见效。《简便方》

预解胎毒
在七、八月或三伏天，或中秋那天，剪下象环子脚一般曲卷的壶卢须，阴干，在除夕之夜煎汤给小儿洗浴，就可以避免出天花。(唐瑶《经验方》)

国医传世药方

解毒通淋方
方选源流：《奇方本草》渗湿方。
中药组成：葫芦瓜500克，白茅根200克，白糖适量。
炮制方法：葫芦瓜连皮切块，与白茅根水煎，加糖饮用。每天3次。
功能主治：解毒通淋。适用于尿频、尿急、尿痛、尿血、腰痛、小便黄赤。

四季药膳养生

葫芦粥
陈葫芦15克，粳米50克，冰糖适量。将洗净的粳米、冰糖一起放入沙锅内，加水600毫升，煮至米开时，加陈葫芦粉，煮片刻，视粥稠为度。每天2次，温热顿服，6天为1疗程。▶功效利水消肿。适用于晚期血吸虫病腹水，肾炎及心脏性水肿等。

葫芦双皮汤
葫芦壳60克，西瓜皮、冬瓜皮各30克，红枣15克。上各味加水400毫升，煎至约150毫升，去渣。服汤，每天1剂，至浮肿消退为佳。▶功效利水消肿。适用于慢性肾炎水肿。

冬瓜　拉丁学名：Benincasa hispida (Thund.) Cogn.

科属　葫芦科植物冬瓜，其干燥外层果皮入药。
地理分布　全国各地均有栽培。
采收加工　食用冬瓜的时候，洗净，削取外层果皮，晒干。
用法用量　煎服，9~30克。
药理作用　利尿。
性味归经　甘，凉。归脾、小肠经。
功能主治　利尿消肿。用于小便不利，水肿胀满，暑热口渴，小便短赤。

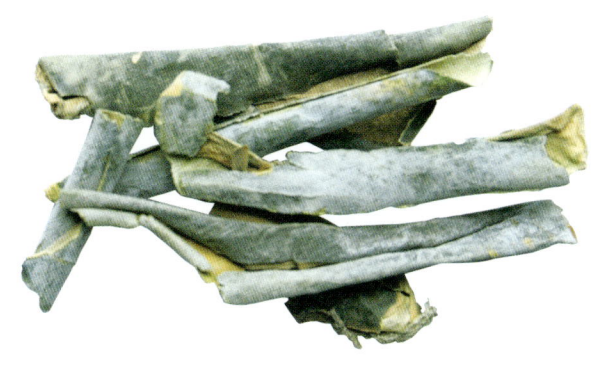

冬瓜皮

别名／白瓜皮·白冬瓜皮

◎《本草纲目》及文献记载冬瓜皮：

　　主治可作丸服，亦入面脂。主驴马汗入疮肿痛，阴干为末涂之，又主折伤损痛。

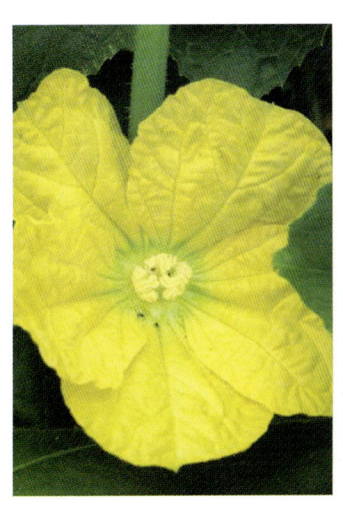
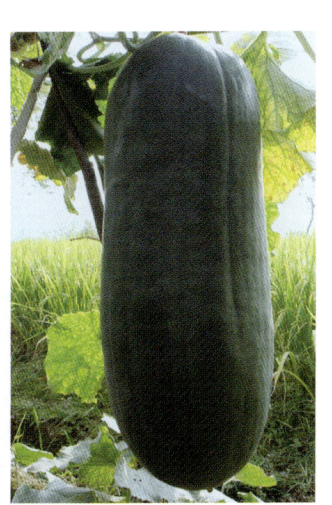

本草纲目附方

跌打损伤
干冬瓜皮、真牛皮胶各一两，锉入锅中，炒到不破坏药性，一同研末。每次服五钱，用好酒温着服下，接着再饮一瓯酒，盖厚被静卧发汗，疼痛即减。《摘玄方》

损伤腰闪痛
将冬瓜皮烧后研末，酒送服一钱。《生生编》

国医传世药方

渗湿消肿方

方选源流：《奇方本草》渗湿方。
中药组成：冬瓜仁、败酱草各28克，白花蛇舌草115克，牡丹皮15克，大黄、桃仁各10克。
炮制方法：加水煎沸15分钟，滤出药液，再加水煎20分钟，去渣，两煎药液调兑均匀，分服，每天1剂。
功能主治：利尿消肿，清热凉血。适用于急性阑尾炎。

四季药膳养生

冬瓜汤

　　冬瓜(连皮)适量，洗净切薄，加水煮熟，放入食盐调味，饮汤食瓜。▶功效健脾行水。适用于脾虚，肤色淡黄，少气懒言，皮薄光亮，大便溏薄等症。

冬瓜粳米粥

　　粳米130克。冬瓜(连皮)100克，新鲜连皮冬瓜洗净切块，粳米加水煮至瓜烂米熟汤稠为佳。调料适量，每天上下午，随意食用。▶功效止咳平喘，利水消肿。适用于小便不利，慢性肾炎，水肿胀满，肥胖症，肝硬化腹水，肺热咳嗽，痰喘等症。

荠菜 拉丁学名：Capsella bursapastoris (L.) Medic.

科属　十字花科植物荠菜，其干燥全草入药。荠属植物全世界约5种，分布于欧洲和亚洲西部，及地中海。中国仅有1种，可入药。

地理分布　原产于亚洲西南部以及欧洲，为野生，或栽培的常用蔬菜。

采收加工　3～5月采集，洗净切段，晒干后，生用。

用法用量　煎服，15～30克。鲜品加倍。外用适量。

药理作用　小剂量缩短凝血时间，大剂量延长出血时间；兴奋子宫；抗肿瘤等。

性味归经　甘，凉。归肝、胃经。

功能主治　明目、止血，利水消肿。用于肝热目赤、目生翳膜，水肿，血热出血。

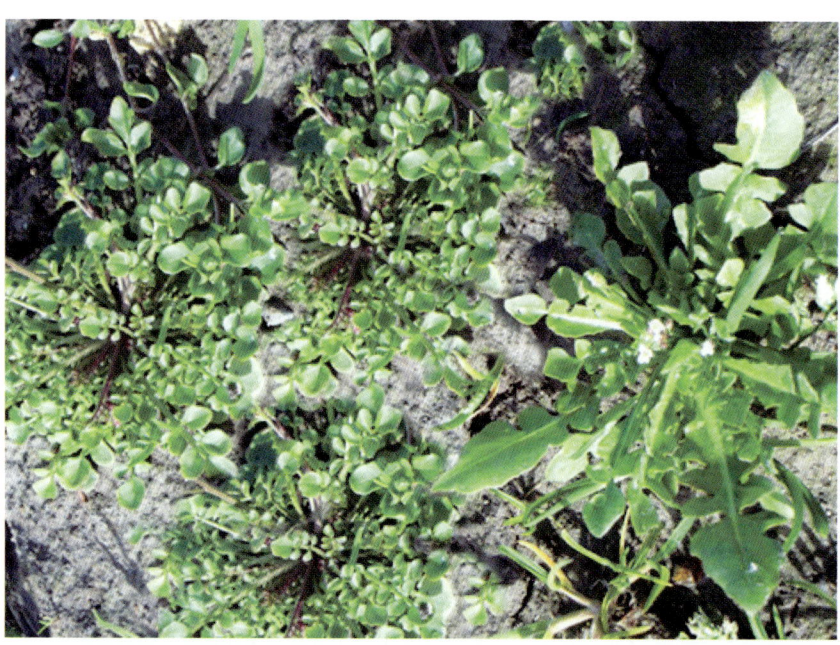

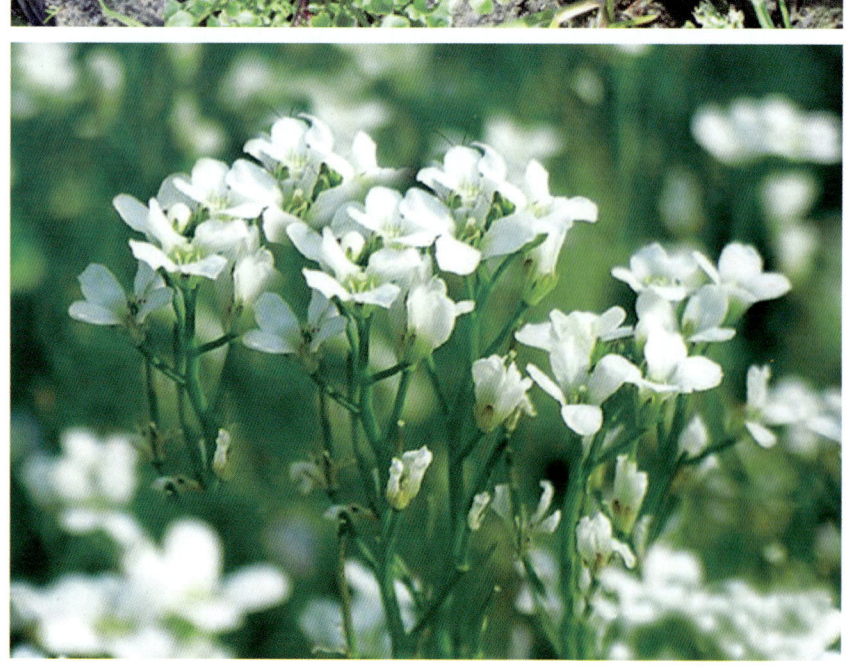

荠菜

别名／荠・靡草・护生草・鸡心菜・净肠草・清明菜・香田荠・枕头从・假水菜

◎《本草纲目》及文献记载荠菜：

主治利肝和中。利五脏。根：治目痛。明目益胃。根、叶：烧灰，治赤白痢极效。

本草纲目附方

暴发红眼，痛胀碜涩的
用荠菜根捣汁滴在眼中即可。《太平圣惠方》

眼生翳膜
荠菜和根、茎、叶洗净，焙干为细末。每晚睡前先洗眼，后挑一粒大的药末放入两边大眦内，忍着涩痛，过很久，翳膜自然脱落。《圣济总录》

肿满腹大（四肢枯瘦，尿涩）
用甜葶苈炒、荠菜根等分，研为末，炼蜜为弹子大的药丸。每次服一丸，陈皮汤送下。只服二三丸，小便就清；到十余丸，腹如故。《三因方》

▲**李时珍说：**
"荠有大小好几种。小荠叶子有花纹，茎是扁形的，味道很美，其中最小的，叫作沙荠。大荠的棵、叶都很大，但味道比不上小荠菜。它们的茎硬而且有毛，叫做菥蓂，味不太好。但都是在冬至以后开始生长出苗，到二、三月开始起茎的。茎有五、六寸高，开出细小的白经，整齐一致。结的荚象小萍，但有三个角儿。荚里有细小的子，象葶苈子。它的子叫作蒫，在四月间收集。"

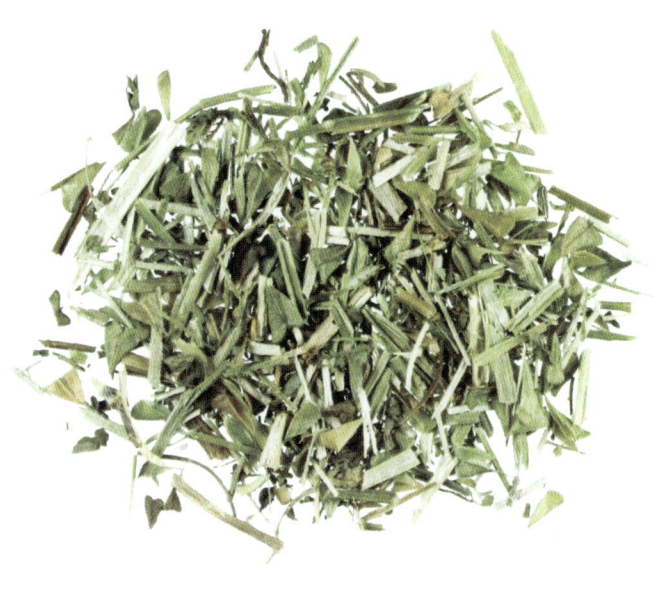

国医传世药方

利水渗湿方

方选源流：《奇方本草》渗湿方。

中药组成：荠菜花、草薢各15克，益智仁、覆盆子、菟丝子、薏苡仁、女贞子、生地黄各12克，桑螵蛸、地龙各8克。

炮制方法：加水煎沸15分钟，滤出药液，再加水煎20分钟，去渣，两煎药液兑匀，每天1剂。

功能主治：清热解毒，利水消肿。适用于乳糜尿，腰痛，小便混浊如米泔，或夹有黏稠的血丝血块。

神疲乏力，气短懒言加白术、党参、黄芪各20克，升麻10克；血尿明显加白茅根、益母草、侧柏叶、茜草各10克，三七粉3克(研，冲)；排尿困难，夹有血块加琥珀粉5克(研，冲)。

四季药膳养生

荠菜鸡蛋汤

鲜荠菜200克，鸡蛋1个。鲜荠菜加水约600毫升，放沙锅中煮到350毫升时，打入鸡蛋，煮熟，加食盐调味。菜、蛋、汤一起食用。每天2次，30天为1个疗程。▶功能养血止血。适用于肾结核血尿及乳糜尿等症。

荠菜煎鸡蛋

荠菜120克，鸡蛋1~2个。将荠菜切段，鸡蛋打散，同荠菜调匀，可加食盐少许，待锅中食油沸后倒入，煎熟。顿服。▶功能补益脾胃，清肝明目。适用于眩晕头痛，肝虚有热等症。

荠菜拌豆腐

荠菜250克，豆腐100克，调料适量。豆腐切成小方丁，开水烫后，捞出盛在盘内，荠菜用开水焯一下，凉后切细末，撒在豆腐上，加味精、精盐各适量拌匀，淋上香油，代菜吃。▶功能利水通淋，凉肝止血。适用于内伤吐血，便血，月经过多，高血压，肾炎及乳糜尿等症。

赤小豆　　拉丁学名：Phaseolus calcaratus Roxb.

科属　豆科植物赤豆或赤小豆，其干燥成熟种子入药。菜豆属植物全世界约有190种，广泛分布于温带地区，盛产于美洲热带地区。中国约有18种。入药用约有6种。

地理分布　全国各地广泛栽培。

采收加工　秋季果实成熟而未开裂时拔取全株，晒干，打下种子，除去杂质，再晒干。

用法用量　煎服，9～30克。

药理作用　对人体精子有显著抑制作用。

性味归经　甘、酸、平。归心、小肠经。

功能主治　解毒排脓，利水消肿。用于脚气肢肿，水肿胀满，风湿热痹，黄疸尿赤，肠痈腹痛，痈肿疮毒。

赤小豆

别名／小豆·赤豆·红豆·红小豆·猪肝赤·朱赤豆·朱小豆·小红绿豆·金红小豆·米赤豆

◎《本草纲目》及文献记载赤小豆：

主治下水肿，排痈肿脓血。疗寒热热中消渴，止泄痢，利小便，下腹胀满。消热毒，散恶血，除烦满，通气，健脾胃，令人美食。缩气行风，坚筋骨，抽肌肉。久食瘦人。散气，去关节烦热，令人心孔开。暴痢后，气满不能食者，煮食一顿即愈。和鲤鱼煮食，甚治脚气。解小麦热毒。煮汁，解酒病。解油衣粘缀。辟瘟疫，治难产，下胞衣，通乳汁。和鲤鱼、蠡鱼、鲫鱼、黄雌鸡煮食，并能利水消肿。

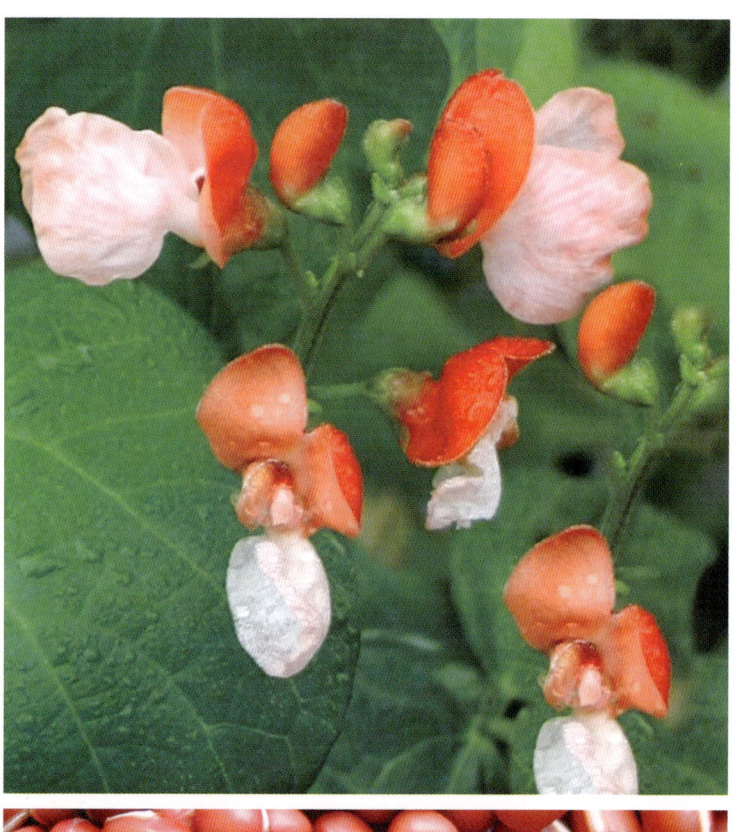

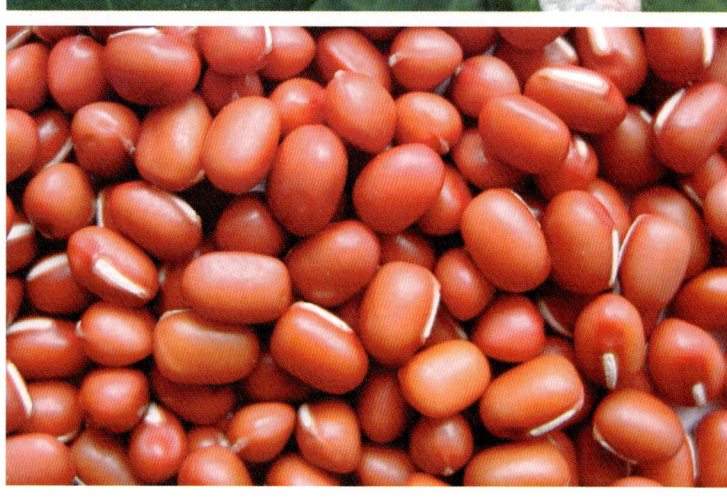

本草纲目附方

水气肿胀
1. 赤小豆五合、大蒜一颗、生姜五钱、商陆根一条，一起碎破，同水煮烂，去药，空腹食豆，慢慢饮汁令尽，肿立消。（苏颂）
2. 治水肿从脚开始的，水肿若入腹就会危及生命。将赤小豆一斗煮至极烂，取汁五升，趁热浸泡脚和膝。若已肿到腹部，只吃小豆，不要吃其他杂食物。《韦宙独行方》

乳汁不通
用赤小豆煮汁饮服。《产书》

小儿遗尿
用赤小豆叶捣汁饮用。《千金方》

痈疽初作
赤小豆末用水调和后涂敷患处，毒就消散了，频频使用方有效。《小品方》

水蛊腹大，因水毒气结于内所致。摇有响声，皮肤发黑
用赤小豆三升，白茅根一把，用水煮吃豆，治疗到水去肿消为度。《肘后百一方》

避厌疾病
正月元旦，面向东，用齑水（即腌菜水）吞服赤小豆二十一枚，一年中不生各种疾病。

中酒呕逆
用赤小豆煮成汁，慢慢饮服。《食鉴本草》

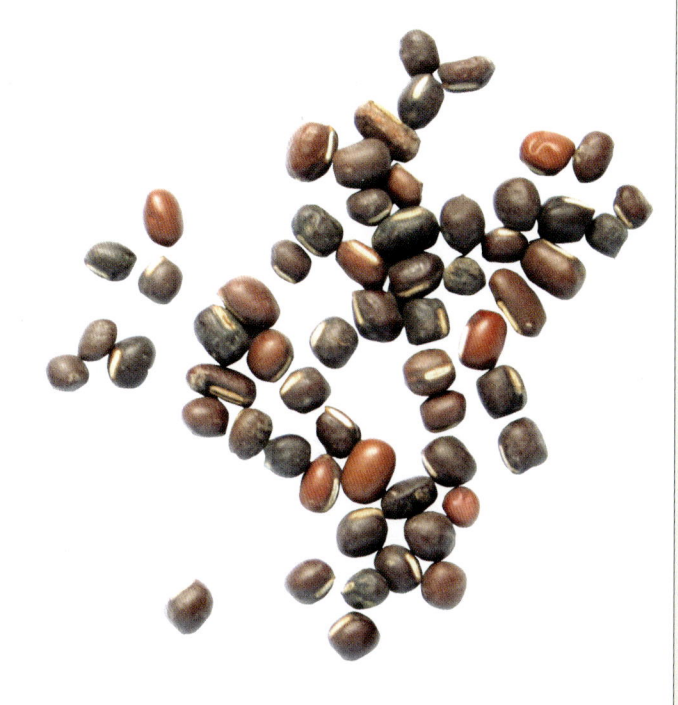

国医传世药方

疏凿饮子
方选源流：《济生方》泻下方。
中药组成：赤小豆20克、泽泻12克、大腹皮15克、木通12克、商陆6克、羌活9克、椒目9克、茯苓30克、槟榔9克、秦艽9克、生姜6克。
炮制方法：水煎服。
功能主治：泻下逐水，疏风发表，解毒消肿。适用于水湿壅盛，水肿胀满，喘促气急，烦躁口渴，二便不畅。

四季药膳养生

赤小豆羹
赤小豆100克，白术10克，桑白皮12克，鲤鱼1条，调料适量。赤小豆淘净，白术、桑白皮装入纱布袋，扎口，鱼去鳞、鳃及肠杂，洗净，和赤小豆、药袋一同入锅内加水煮至鱼熟，取出鱼、赤小豆，留汁加入葱、橘皮、姜、醋调味作羹(少盐)。吃鱼、赤小豆，喝汤。▶功能健脾益胃，利水消肿。适用于营养不良性水肿、慢性肾炎、肝硬化腹水等症。

赤豆蒸鲤鱼
赤小豆100克，鲤鱼1条(约1000克)，花椒、陈皮、草果各8克。鲤鱼去鳞、鳃及内脏，4味药淘洗干净，塞入鱼腹中。鱼放盆中，加适量姜、葱、胡椒粉、盐、鸡汤，上笼蒸1小时至熟出笼，把葱丝或略烫好的鲜绿叶菜撒于上面。吃鱼喝汤。▶功能行气健胃，利水消肿。适用于营养不良性水肿，黄疸，脾虚食少，小便不利，消化不良等症。

过路黄　　拉丁学名：Lysimachia christinae Hance

科属　　报春花科植物过路黄，其干燥全草入药。珍珠菜属植物全世界约有175种，分布于北半球的温带和亚热带地区，以及非洲、大洋洲和拉丁美洲。中国约有130种。入药用约有34种。

地理分布　　沟边、土坡路边以及林缘较阴湿处多有野生，垂直分布可达海拔2300米处。分布于西南、中南以及山西、甘肃、陕西、安徽、江苏、江西、浙江、福建等地。

采收加工　　夏秋二季采收，除去杂质后，晒干。

用法用量　　煎服，15～60克；鲜品加倍。

药理作用　　促进胆管泥沙状结石排出，促进胆汁分泌；抗炎；调节体液免疫和细胞免疫等。

性味归经　　甘、咸，微寒。归肝、胆、肾、膀胱经。

功能主治　　通淋，清利湿热，消肿。用于热淋，砂淋，尿涩作痛，痈肿疔疮，黄疸尿赤，毒蛇咬伤；肝胆结石，尿路结石。

金钱草

别名／地蜈蚣·蜈蚣草·过路黄·铜钱草·野花生·神仙对坐草·一串钱·临时救·黄疸草·一面锣

◎《采药志》及文献记载金钱草：主治反胃噎膈，水肿臌胀，黄白火疸，疝气，阴证伤寒。

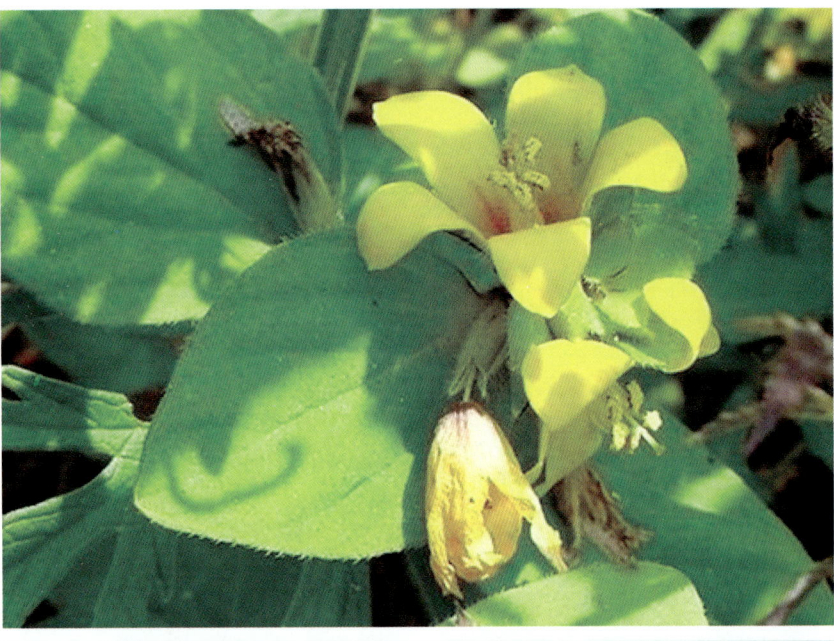

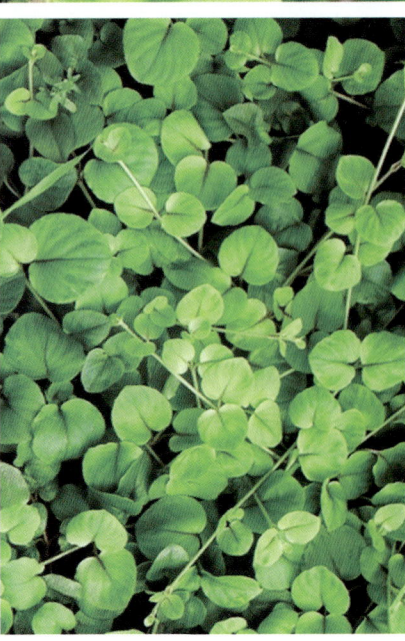

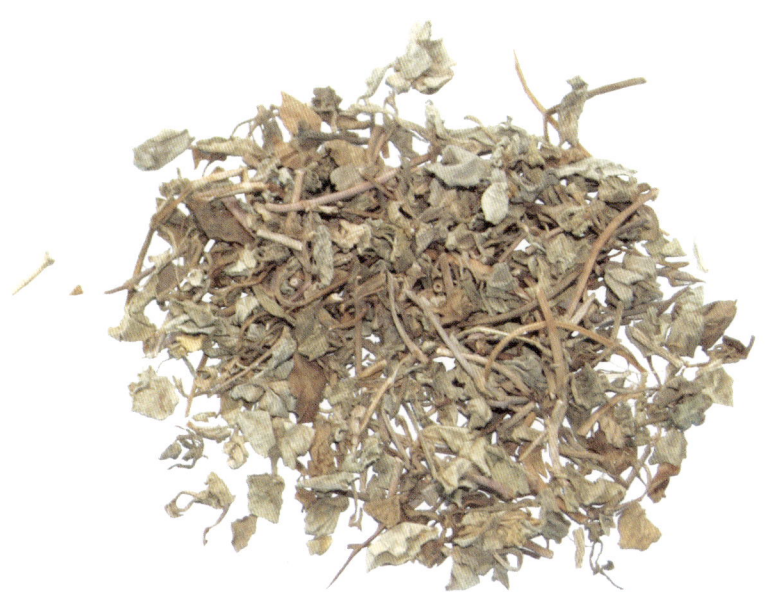

国医传世药方

利胆排石汤
方选源流：《奇方本草》祛湿方。
中药组成：金钱草60克、郁金15克、茵陈15克、枳实9克、木香9克、生大黄9克。
炮制方法：水煎服。
功能主治：清热利湿，行气止痛，利胆排石。适用于胆石症，肋下疼痛，恶寒发热，面色土黄，大便灰白。

利湿通淋方
方选源流：《奇方本草》祛湿方。
中药组成：金钱草60克，冬葵子、鸡内金、海金沙、白芍各15克，柴胡、木香、枳壳各12克，大黄10克(后下)，琥珀末23克(冲服)。
炮制方法：加水煎沸15分钟，滤出药液，再加水煎20分钟，去渣，两煎药液调兑均匀，分服，每天1剂。
功能主治：清热利湿，通淋消肿。适用于泌尿系感染，肾盂及肾结石。

四季药膳养生

金钱草粳米粥
新鲜大金钱草60克(干者30克)，冰糖适量，北粳米60克。大金钱草洗净，切碎，加水200毫升，煎至100毫升，去渣取汁，放入冰糖、北粳米，加水400毫升，煮稀粥。稍温服食，每天2次。▶适用于黄疸，胁痛，砂淋，石淋，包括输尿管结石、膀胱结石、肾结石、胆道结石和急性黄疸型肝炎等症。长期服用可奏效。

金钱银花炖瘦肉
金钱草80克(鲜者200克)，金银花60克(鲜品150克)，瘦猪肉1000克，黄酒2匙。金钱草和金银花用纱布包好，用猪肉块一同加水浸没，大火烧开加黄酒，小火炖2小时，取出药包，挤干。饮汤，每次1小碗，每天2次。过夜煮沸，3天服完。▶功能清热解毒，消石。适用于胆囊炎与预防胆石，胆管炎症。

金钱败酱茵陈茶
金钱草5克，茵陈、败酱各30克，白糖适量。前3味加水8000毫升，煎取1000毫升，去渣取汁。加白糖调匀，温服，代茶多饮。▶功能清热利湿排石。适用于慢性胆囊炎，胆结石，泌尿系统结石等症。宜常服。

利水渗湿药·利湿退黄药

叶下珠   拉丁学名：Plyllanthus urinaria L.

科属　大戟科植物叶下珠，其干燥全草入药。叶下珠属植物全世界约有590种，分布于北温带、热带和亚热带地区。中国约有30种。入药用约有10种。

地理分布　生于山坡、田边、路旁。江苏南部、安徽、江西、浙江、台湾、福建、湖南、湖北、海南、广东、广西、贵州、四川、云南等地多有分布。

采收加工　夏秋季采收，去杂质，鲜用或者晒干。

用法用量　煎服，15～30克。鲜品30～60克。外用适量。

药理作用　抗肝损伤，抗肿瘤，抗菌等。

性味归经　甘、苦，凉。归肝、肺经。

功能主治　清热解毒，利湿退黄，消积，明目。用于泻痢，湿热黄疸，疮疡肿毒，淋症，目赤肿痛，蛇犬咬伤，小儿疳积。

【珍珠草】

别名／日开夜闭·阴阳草·真珠草·鲫鱼草·落地油柑·小利柑·夜合草·山皂角·叶后珠·菜杨梅

◎《云南中草药》及文献记载珍珠草：主治清热除湿，平肝息风。主治破伤风，小儿脐风，小儿黄疸型肝炎。

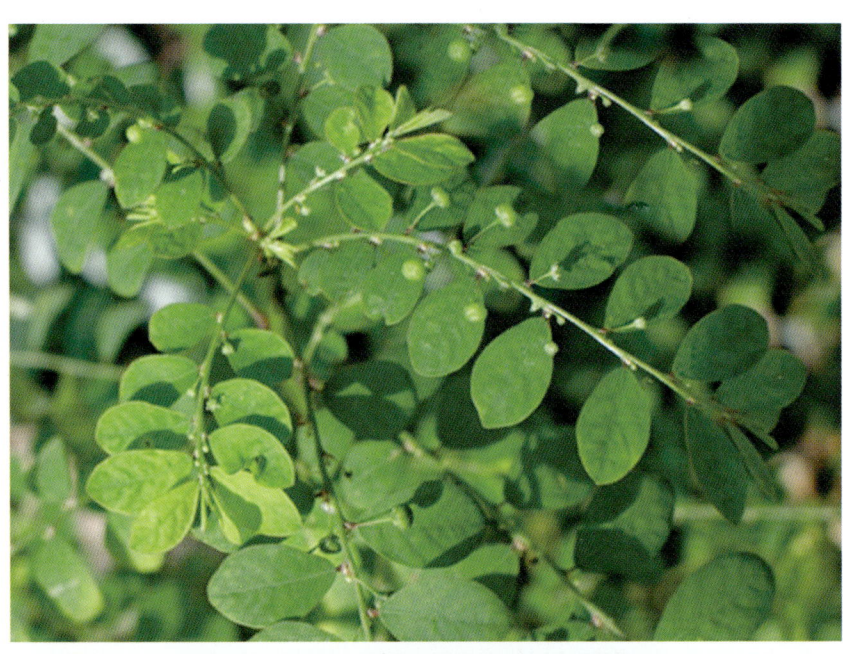

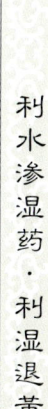

国医传世药方

小儿遗尿方

方选源流：《奇方本草》渗湿方。

中药组成：珍珠草15克，鸡肠1~2具。

炮制方法：把鸡肠剪开洗净，加水共煮熟，去药渣服用。小儿遗尿除采用上述疗法外，还要加强饮食调理。如平时宜常饮食具有补肾缩尿之功的食物，如羊肉、茼蒿菜、猪脊骨、塘虱鱼、鸡肠、狗肾、龟肉等；饮食不能太甜或太咸，不要吃生冷之物。

在每天晚餐及晚餐后，注意控制饮水量，不吃流质饮食，少喝水，汤药也应安排在白天服完，以减少晚间水分的摄入。

在睡前一定要让小孩排空小便，入睡后注意患儿的遗尿时间，按时唤醒孩子排尿，逐渐养成自行排尿的习惯。平素应鼓励患儿消除怕羞和紧张情绪，建立起战胜疾病的信心。

使用按摩疗法对于本病亦有一定效果，可采用重推三关穴，揉外关穴，按三阴交穴，或加推神门、内关。

功能主治：清热解毒，利湿退黄。适用于小儿遗尿。

四季药膳养生

珍珠草猪肝汤

鲜珍珠草60克(干品30克)，猪肝80克。珍珠草洗净，煎汤去渣，再下猪肝煮汤，调味食。▶功能解毒凉血，清热化湿。适用于起病急骤，热毒发黄，身目皆黄，其颜色迅速加深，胸腹满胀，高热烦渴，或者身发斑疹等症。

珍珠草猪肝粥

珍珠草18克(鲜品30克)，猪肝80克，粳米100克，白糖适量。先将珍珠草洗净、切段，加水适量共煎，去渣取汁；猪肝洗净，切成小块，与粳米同入药汁中，大火煮沸后，小火熬成稀粥，加入白糖、味精少许调味。随量食之。▶适用于慢性肝炎。

虎杖　拉丁学名：Polygonum cuspidatum Sieb.et Zucc.

科属　蓼科植物虎杖，其干燥根茎和根入药。蓼属植物全世界约有228种，分布于世界各地。中国约有119种。入药用约有80种。

地理分布　生于沟谷以及林缘灌木丛，或栽培。华东、西南、中南以及河北、陕西、甘肃等地多有分布。

采收加工　春秋二季采挖，除去须根，洗净，趁鲜切成短段或厚片，晒干。

用法用量　煎服，9~15克。外用适量，制成煎液或油膏涂敷。

药理作用　抗炎；止血；抑制血小板聚集；改善微循环；镇咳；降血脂；平喘；抗氧化；降血压；抗菌，抗病毒；升高血小板、白细胞；镇静等。

性味归经　微苦，微寒。归肝、胆、肺经。

功能主治　散瘀定痛，祛风利湿，止咳化痰。用于关节痹痛，经闭，湿热黄疸，水火烫伤，癥瘕，跌扑损伤，咳嗽痰多，痈肿疮毒。

虎杖

别名／苦杖·斑杖·杜牛膝·酸桶笋·酸杆·黄药子·土地榆·雄黄连·蛇总管·阴阳连

◎《本草纲目》及文献记载虎杖：

主治通利月水，破留血癥结。渍酒服，主暴瘕。风在骨节间，及血瘀，煮汁作酒服之。治大热烦燥，止渴利小便，压一切热毒。治产后血运，恶血不下，心腹胀满，排脓，主疮疖痈毒，扑损瘀血，破风毒结气。

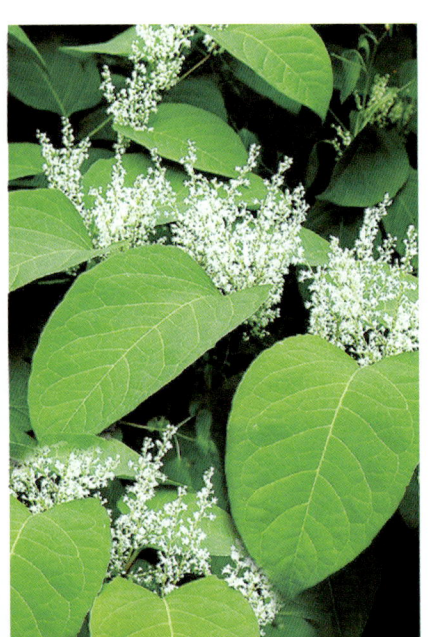

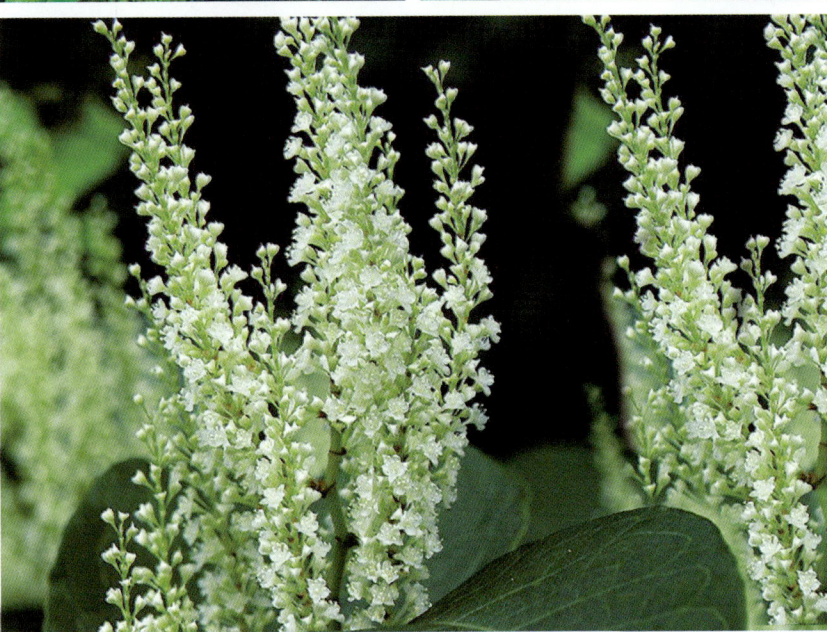

本草纲目附方

月经不通
1. 虎杖三两，凌霄花、没药各一两，共研为末。每次取一钱，热酒送下。
2. 虎杖一斤，去头、晾干、研细，在一斛水中浸一夜，煎取二斗。加土瓜根汁、牛膝汁各二斗，一起熬浓至糖稀状。每次服一合，酒送下。白天两次，夜一次，月经即通。《圣惠方》

气奔怪病（皮肤下面发响声，遍身痒不可忍，抓之出血亦不止痒）
苦杖、人参、青盐、细辛各一两，水煎服，一次饮尽。（夏子益《奇疾方》）

时疫流毒，疫毒流注手足，肿痛得象要折断
用锉过的虎杖根，煮汁浸患处。《肘后方》

消渴引饮
用烧过的虎杖，海浮石、乌贼鱼骨、丹砂各等份，研成末，渴时用麦门冬汤送服二钱，一天三次，忌酒色、鱼面、生冷等物。《卫生家宝鉴》

小便五淋
取苦杖研末，每次服用二钱，用饭汤送服。《集验方》

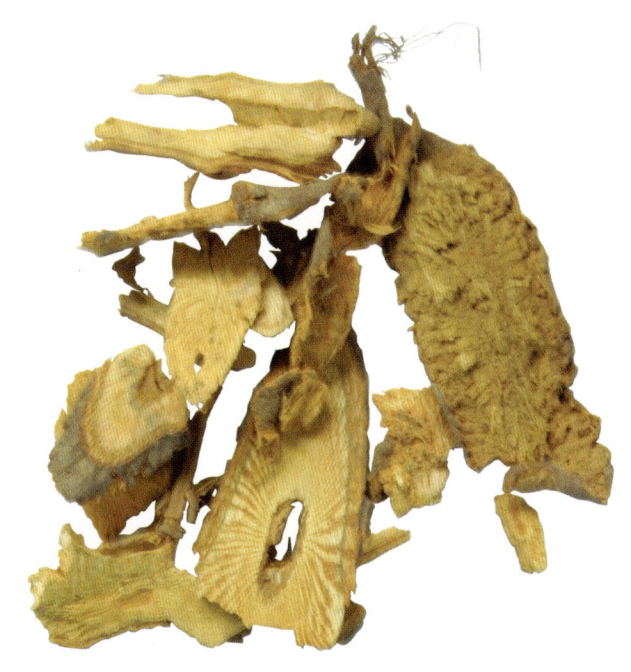

国医传世药方

虎杖烧伤方
方选源流：《奇方本草》渗湿方。
中药组成：虎杖、青鱼胆草各等分。
炮制方法：一齐研磨成细末，经高压灭菌后，用麻油调匀。用棉签蘸涂烧伤处，每天数次。药粉干燥脱落可再涂。
功能主治：散淤定痛，清热止血，消痈排脓。适用于烧伤。

四季药膳养生

虎杖酒
虎杖根250克，65度白酒800毫升。上药洗净切片，放酒中浸泡，密封半月后饮。用时可加少量赤砂糖使酒着色。成人每次饮用15克，每天2次。▶适用于类风湿、风湿性关节炎，腰椎肥大，骨关节炎症。对酒过敏或患有慢性肝病者禁用，妇女行经期停用。

虎杖独活茶
虎杖20克，独活10克，秦艽9克。研粗末，沸水冲泡代茶饮。每日1剂。▶适用于慢性关节炎，类风湿性关节炎。

虎杖茵陈茶
虎杖、茵陈、板蓝根、蒲公英各30克，陈皮10克。研末，每用80克，沸水冲泡代茶频饮。每日1剂。▶功能利胆退黄。适用于急性病毒性肝炎。

广州相思子

拉丁学名：Abrus cantoniensis Hance

科属 豆科植物广州相思子，其干燥全株入药。相思子属植物全世界约有11种，分布于热带和亚热带地区。中国约有4种，均可入药。

地理分布 生于山地以及旷野灌木林边。广东、广西均有分布。

采收加工 全年均可采挖，除去泥沙，干燥后使用。

用法用量 煎服，15～30克。

药理作用 抗肝损伤等。

性味归经 甘、微苦，凉。归肝、胃经。

功能主治 舒肝止痛，清热解毒。用于黄疸，胁肋不舒，胃脘胀痛；急慢性肝炎，乳腺炎。

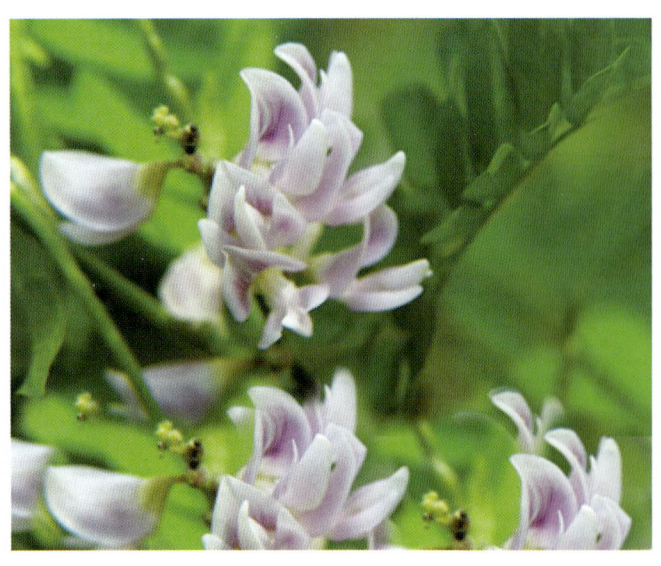

国医传世药方

鸡骨草和胃丸

方选源流：《奇方本草》祛湿方。

中药组成：鸡骨草、救必应、九里香叶各10克，入地金牛根皮30克，黑老虎15克。

炮制方法：研末，为丸。每次服5克，每天3次。

功能主治：舒肝和胃，清热解毒。适用于消化性溃疡。

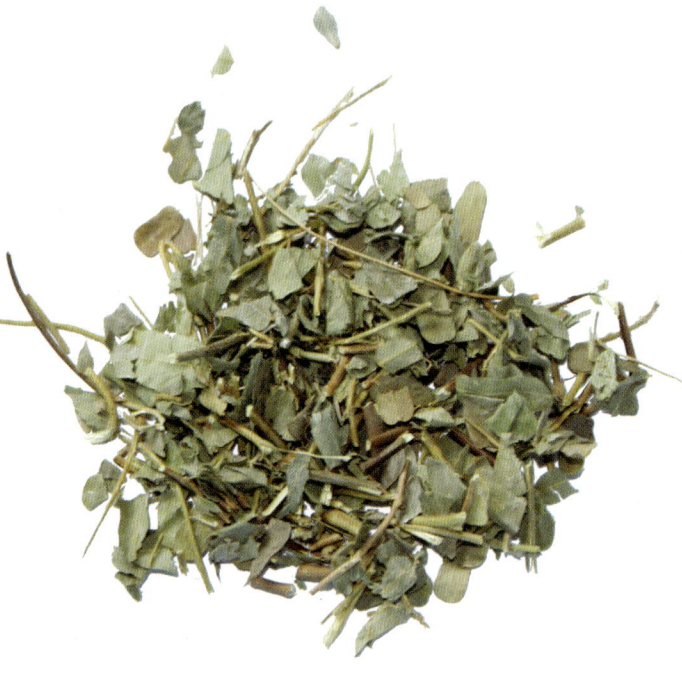

【鸡骨草】

别名／黄头草·黄仔强·大黄草·假牛甘子·红母鸡草·猪腰草·黄食草·小叶龙鳞草

◎《岭南草药志》及文献记载鸡骨草：

主治清郁热，舒肝和脾，续折伤。

四季药膳养生

鸡骨草田螺汤

鸡骨草50克，田螺500克。田螺在清水盆内养24～48小时，时时换水，除去污泥，将壳斩掉少许，和鸡骨草同炖汤饮。▶功能舒肝散淤，清热利湿。适用于急慢性肝炎，黄疸型肝炎，以及膀胱湿热的小便刺痛等症。

车前 拉丁学名：Plantago asiatica L.

科属 车前科植物车前与平车前，其干燥成熟种子入药。车前属植物全世界约有188种，分布于温带及热带地区。中国约有20种，入药用约有5种。

地理分布 1.车前 路旁、山野、花圃以及菜园、河边湿地多有生长，全国各地多有分布。2.平车前 生于海拔1800米以下的山坡田埂和河边，遍布全国，北方产量较多。

采收加工 夏秋二季种子成熟时采收果穗，晒干，搓出种子，除去杂质。

用法用量 煎服，9~15克。

药理作用 祛痰，止咳；利尿；预防肾结石等。

性味归经 甘，微寒。归肝、肾、肺、小肠经。

功能主治 渗湿通淋，清热利尿，祛痰，明目。用于水肿胀满，暑湿泄泻，热淋涩痛，痰热咳嗽，目赤肿痛。

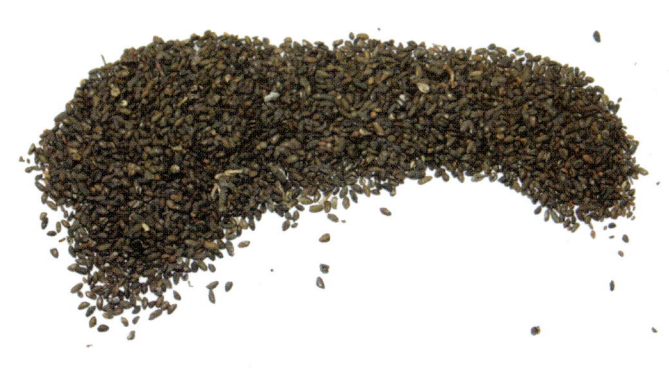

【车前子】

别名／车前实·虾蟆衣子·猪耳朵穗子

◎《本草纲目》及文献记载车前子：

主治去风毒，肝中风热，毒风冲眼，赤痛障翳，脑痛泪出，压丹石毒，去心胸烦热。养肝。导小肠热，止暑湿泻痢。

本草纲目附方

阴囊冷痛
取车前子末，每次用热汤冲服一方寸匕，一天两次。《千金方》

久患内障
车前子、干地黄、麦门冬等分，研末，炼蜜为丸，如梧子大。常服有效。《圣惠方》

老人淋病，身体发热
车前子五合，用绵裹好煮汁，放入四合青粱米，煮粥吃。常服此方可明目。《寿亲养老书》

小便血淋作痛
车前子晒干为末，每服二钱，车前叶煎汤送下。《普济方》

国医传世药方

八正清热祛湿散

方选源流：《太平惠民和剂局方》祛湿方。

中药组成：车前子、萹蓄、滑石、瞿麦、甘草、木通、大黄、山栀子仁各500克，滑石300克。

炮制方法：上为散，每服6克，入灯心水煎，去渣，温服，食后，临卧。亦可水煎服，用量按原方比例酌减。

功能主治：清热除湿，泻火解毒，利水通淋。湿热淋症。小便频数，淋沥涩痛，尿色浑浊，癃闭不通，小腹急满，口干舌燥，舌红苔黄腻，脉象数实。

四季药膳养生

车前草粳米粥

新鲜车前草30~60克，葱白3~5根，粳米适量。前2味洗净切碎，加水煎汤，去渣后入粳米，加水煮稀调粥。每天2次，温热食，6天为1个疗程。▶适用于小便不利，尿血，淋沥涩痛，水肿，肠炎泻痢，黄疸病以及咳嗽痰多，目赤肿痛等症。患有遗尿、遗精的病人不宜服。

通脱木　　拉丁学名：Tetrapanax papyrifera (Hook.) K.Koch

科属　五加科植物通脱木，其干燥茎髓入药。
地理分布　生于向阳肥沃的土壤中，海拔高达2800米，或者栽培于庭院中。西南及江苏、陕西、安徽、浙江、福建、江西、湖北、台湾、广西、广东等地多有分布。
采收加工　秋季割取茎，截成段，趁鲜取出髓部，理直，晒干后可使用。
用法用量　煎服，3～5克。
药理作用　利尿。
性味归经　甘、淡，微寒。归肺、胃经。
功能主治　通气下乳，清热利尿。用于淋症涩痛，湿热尿赤，乳汁不下，水肿尿少。

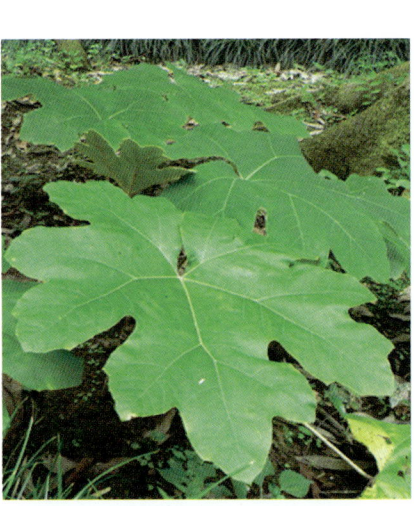
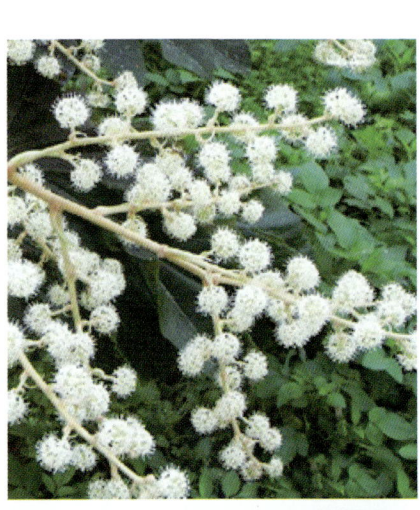
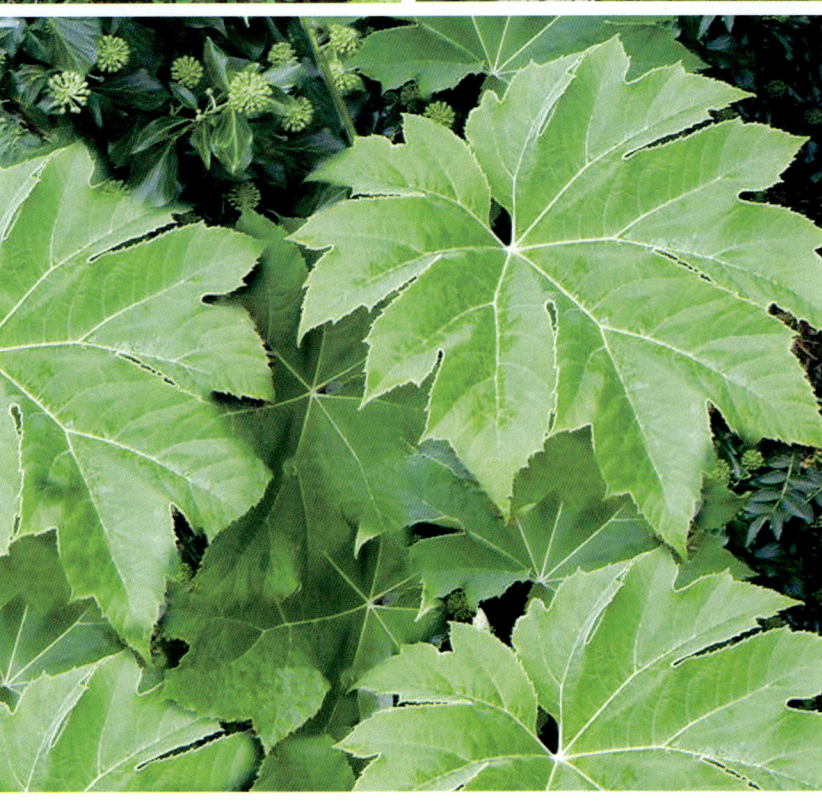

通草

别名／寇脱・离南・通脱木・葱草・白通草・通花・通大海・五加风・大木通

◎《本草纲目》及文献记载通草：

主治安心除烦，止渴退热，明耳目，治鼻塞，通小肠，下水，破积聚血块，排脓，治疮疖，止痛，催生下胞，女人血闭，月候不匀，天行时疾，头痛目眩。入太阴肺经，引热下降而利小便；入阳明胃经，通气上达而下乳汁。

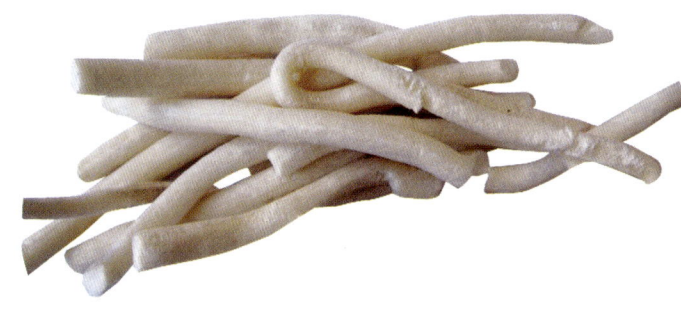

本草纲目附方

金疮踒折
通草煮汁酿酒，日饮。

洗头风痛
将新采的通草放在瓦上烧，存其药性，研末，取二钱，热酒送服。牙关紧闭的病人，撬开口灌药。《百一选方》

▲李杲说：
"通草泻肺，通利小便，味甘平可用以调和阴血。与灯草功效相同，适宜于生用。"

▲李时珍说：
"通草颜色白而气寒，味淡而体轻，所以入太阴肺经，能引热下降，通利小便，进入阳明胃经，能通气上达，引下乳汁。它气寒，主降。味淡，主升。"

国医传世药方

通乳通络丹

方选源流：《傅青主女科》补益方。
中药组成：通草6克、人参8克、麦冬9克、当归10克、桔梗6克、生黄芪12克、七孔猪蹄1只。
炮制方法：水煎服。
功能主治：益气补血，通络生乳。适用于产后乳汁不行，或行亦甚少，乳房无胀痛感，面色不华，皮肤干燥，舌淡少苔，脉虚弱。

四季药膳养生

通乳猪蹄羹

通草8克，净猪蹄2只，调料适量。猪蹄洽净，和通草同清炖到烂熟，加姜、葱、盐调味。吃肉喝汤。▶功效补虚通乳。适用于产后乳汁不下症。

通草猪蹄汤

通草15克，猪蹄1个，党参20克。猪蹄洽净。先煮2药取汁，和猪蹄一同炖到烂熟。食肉饮汤。▶功效补虚通乳。适用于产后乳汁不下症。

通草糯米粥

通草、橘皮、生芦根各15克，糯米80克。前3味水煎取汁，和糯米煮粥。随意食用。▶功效调中和胃。适用于伤寒瘥后呕哕症。

通草鲫鱼汤

鱼将鲫鱼去鳞、鳃、内脏，清洗干净，在锅里加入适量清水、放入鱼，文火炖煮15分钟后，将洗净的黑豆芽放入，再将通草、精盐一同放入，等鱼熟后，即可吃鱼喝汤。▶功效温中下气，利水通乳。适用于妇女产后乳汁不下以及水肿等症。

三仙通草汤

猪手1只，鸡腿2只，墨鱼干50克，通草3克，盐5克，香菜头10克，胡椒粉少许。将洗净切好的猪手、鸡腿用沸水飞去血秽，放入炖盅，加入盐，再将墨鱼干洗净，放于上面，加入香菜头、通草和适量沸水，约炖90分钟，熟烂即可。起锅时除去药渣和香菜头，撒下胡椒粉。▶功效清热利尿，通气下乳，和胃补脾、温中益气，补精添髓。适合用于产后断乳、缺乳及产后身体虚弱时饮用。

利水渗湿药·利尿通淋药

瞿麦　　拉丁学名：Dianthus superbus L.

科属　石竹科植物瞿麦或者石竹，其干燥地上部分入药。石竹属植物全世界约有590种，分布于欧亚大陆及非洲和美洲。中国约有15种。入药用约有8种。

地理分布　1.瞿麦　山坡、路旁、草地及林下多有生长。全国大部分地区有分布。
2.石竹　生于海拔1000米以下的山坡草丛中。全国大部分地区均有分布。庭院也有栽培。

采收加工　夏秋二季花果期采割，除去杂质，干燥。

用法用量　煎服，9~15克。

药理作用　利尿，抑制心脏，兴奋子宫平滑肌等。

性味归经　苦，寒。归心、小肠经。

功能主治　破血通经，利尿通淋。对于石淋，热淋，小便不通，月经闭止，淋沥涩痛均有疗效。

瞿麦

别名／巨句麦·大兰·山瞿麦·瞿麦穗·南天竺草·麦句姜·剪绒花·龙须·四时美·杜老草子

◎《本草纲目》及文献记载瞿麦：

主治关格诸癃结，小便不通，出刺，决痈肿，明目去翳，破胎堕子，下闭血。养肾气，逐膀胱邪逆，止霍乱，长毛发。主五淋。月经不通，破血块排脓。

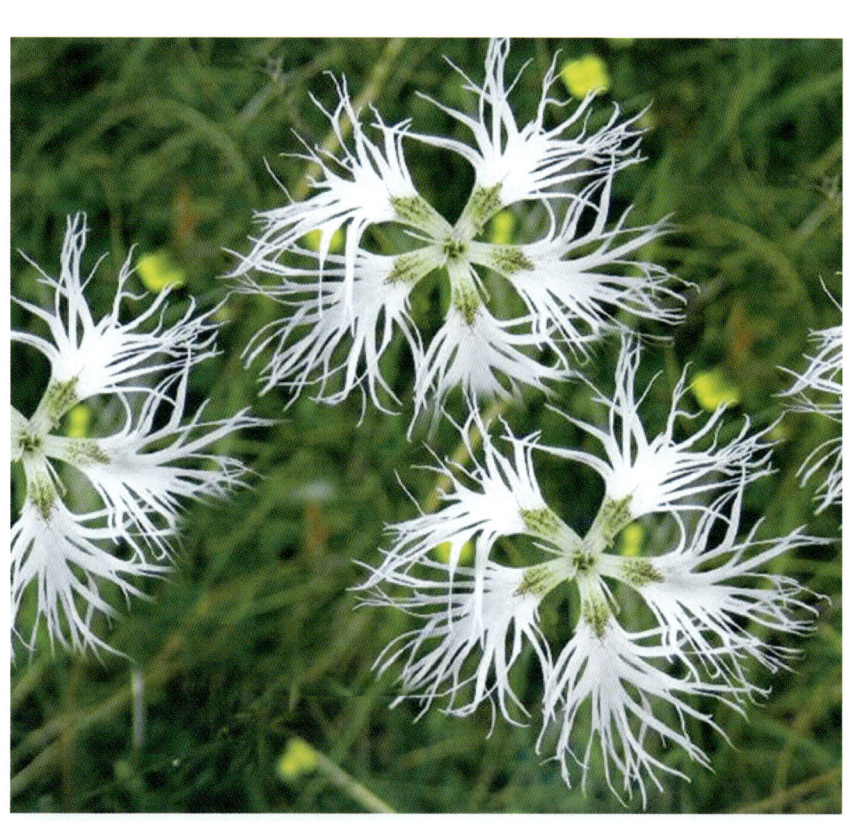

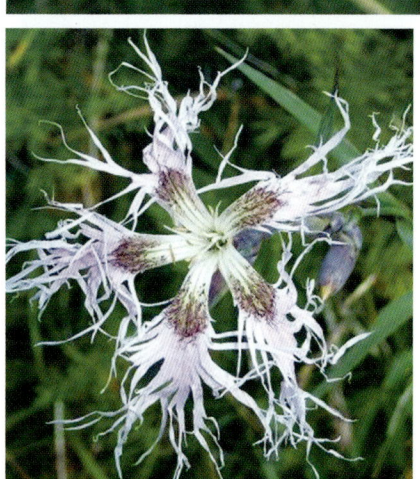

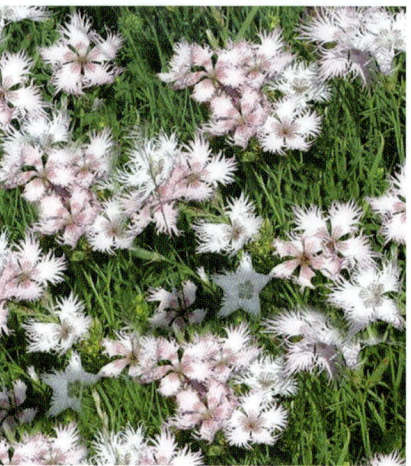

本草纲目附方

小便石淋
将瞿麦子捣为末，每次服一匙，酒送下。一天服三次，三日后可将石排出。《外台秘要》

小便不利，有水气
瞿麦二钱半，瓜蒌根二两，大附子一个，茯苓、山芋各三两，共研为末，炼蜜为丸，如梧子大。每次服三丸，一天服三次。如无效，每次可加服至七八丸，以小便通畅、腹中温暖为见效。《金匮要略》

眼睛红肿、生疮
瞿麦炒黄、研细，以鹅涎调匀涂于眼边。将瞿麦捣汁涂眼亦有效。《圣惠方》

下焦结热，小便淋闭，或有血出，或大小便出血
立效散：取一两瞿麦穗，七钱五分炙甘草，半两炒山栀子仁，共研成末，每付七钱，七个连须葱头，五十条灯心草，五片生姜，二碗水，煎剩七分，不断温服。《千金方》

眯目生翳，所眯入杂物不出，致使眼生翳膜
用瞿麦、炮干姜一同研末，用清晨初汲井水调服二钱，一天两次。《圣惠方》

鱼脐疔疮
瞿麦烧成灰，和油调后敷患处，非常好。《崔氏方》

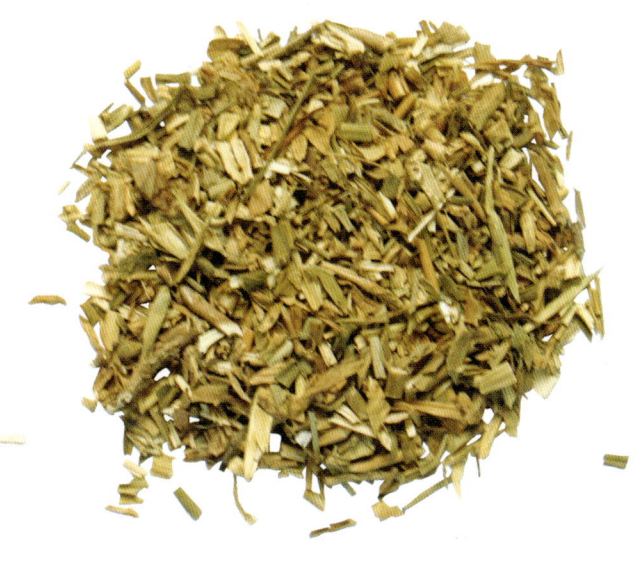

四季药膳养生

瞿麦滑石粳米粥
瞿麦10克，滑石25克，粳米80克。先把滑石用布包扎，然后与瞿麦同入沙锅煎汁，去渣，入粳米煮为稀粥。▶适用于急性尿路感染各型病人。孕妇禁用。

利尿黄瓜汤
瞿麦10克，黄瓜1个，味精、盐、香油适量。先煎瞿麦，去渣取汁，再煮沸后加入黄瓜汁，加调料，待温食用。▶功能清利水道。

涌泉散
瞿麦、穿山甲、王不留行、麦门冬、龙骨各等分。均研细末，每服3克，热酒调下，并食猪蹄羹少许。▶功能活血下乳。适用于产后乳汁缺少，乳胀胸闷。

瞿麦血竭儿茶蜜饮
瞿麦15克，血竭、儿茶各10克，白芷8克，蜂蜜20克。先将瞿麦、白芷、血竭分别拣杂，洗净，晾干或晒干，白芷切成片，血竭研成粗末，与瞿麦同放入沙锅，加水浸泡片刻，大火煮沸，调入儿茶，拌匀，文火煎煮30分钟，用洁净纱布过滤，去渣，收取滤汁放入容器，待其温热时兑入蜂蜜，拌和均匀即成。早晚2次分服。▶功能利尿通淋，活血止痛。适用于膀胱癌尿痛。

国医传世药方

清肠清热汤
方选源流：《寿世保元》止血方。
中药组成：瞿麦6克、当归6克、生地黄3克、黄连3克、芍药3克、炒栀子3克、赤茯苓3克、木通3克、黄柏3克、知母3克、甘草1.5克、麦冬3克、灯心1.5克、乌梅3克、萹蓄3克。
炮制方法：水煎服。
功能主治：清热通淋，凉血止血。适用于尿血、血淋、尿频、尿急、尿痛。

地肤　　拉丁学名：Kochia scoparia (L.) Schrad.

科属　藜科植物地肤，其干燥成熟果实入药。地肤属植物全世界约有34种，分布于欧洲、美洲、非洲及亚洲的温带地区。中国约有7种，入药用仅有1种。

地理分布　生于田边、荒野、路旁或者栽培于庭院，几乎遍布全国。

采收加工　每年秋季果实成熟的时候采收植株，晒干，打下果实，除去杂质。

用法用量　煎服，9～15克。外用适量，煎汤熏洗。

药理作用　抑菌，抑制迟发型超敏反应，调节单核巨噬细胞吞噬功能等。

性味归经　辛、苦，寒。归肾、膀胱经等。

功能主治　祛风止痒，清热利湿。对于小便涩痛，阴痒带下，湿疹，风疹，皮肤瘙痒均有疗效。

地肤子

别名／地葵・地麦・益明・落帚子・独扫子・竹帚子・千头子・帚菜子・铁扫把子・扫帚子

◎《本草纲目》及文献记载地肤子：

主治膀胱热，利小便，补中益精气。久服耳目聪明，轻身耐老。去皮肤中热气，使人润泽，散恶疮疝瘕，强阴。治客热丹肿。

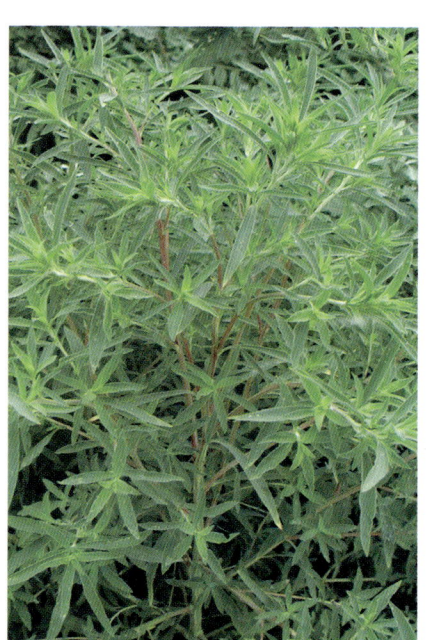

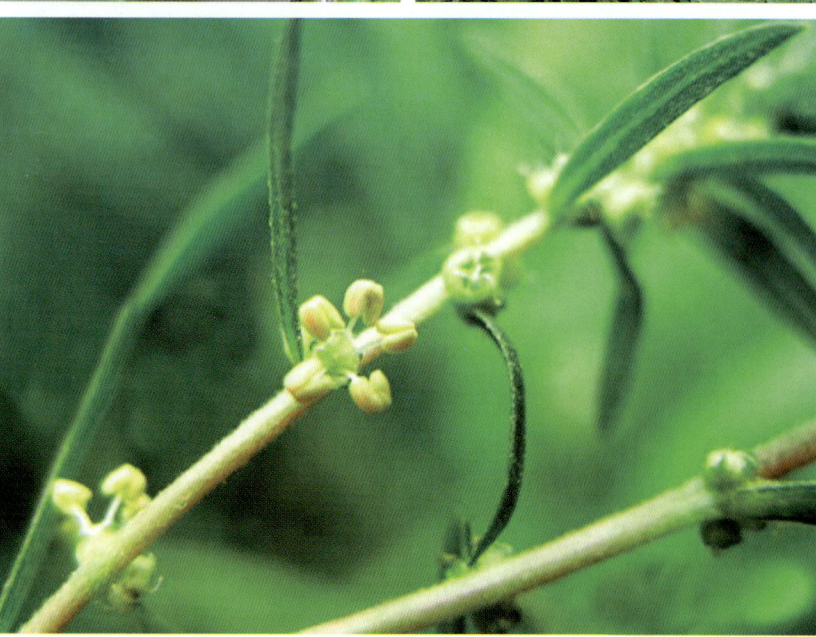

本草纲目附方

风热赤眼
地肤子一升（焙）、生地半斤，取汁和做饼，晒干研细为末。每次服三钱，空腹以酒送下。《圣惠方》

疝气
地肤子炒后研细。每次服一钱，酒送下。《简便方》

血痢不止
地肤子五两，地榆、黄芩各一两，共研为末。每次服一匙，温水调下。《圣惠方》

胁下疼痛
地肤子研成末，每次用酒冲服一勺。《寿域神方》

久疼腰痛，多年不愈，有时严重发作
六、七月份采收地肤子，晒干研末，用酒冲服一勺，一天服五、六次。《肘后方》

妊娠患淋
取十二两地肤子，用四升水，煎取二升半，分次服用。《子母秘录》

肢体疣目
取地肤子、白矾等分，煎汤频洗。《寿域神方》

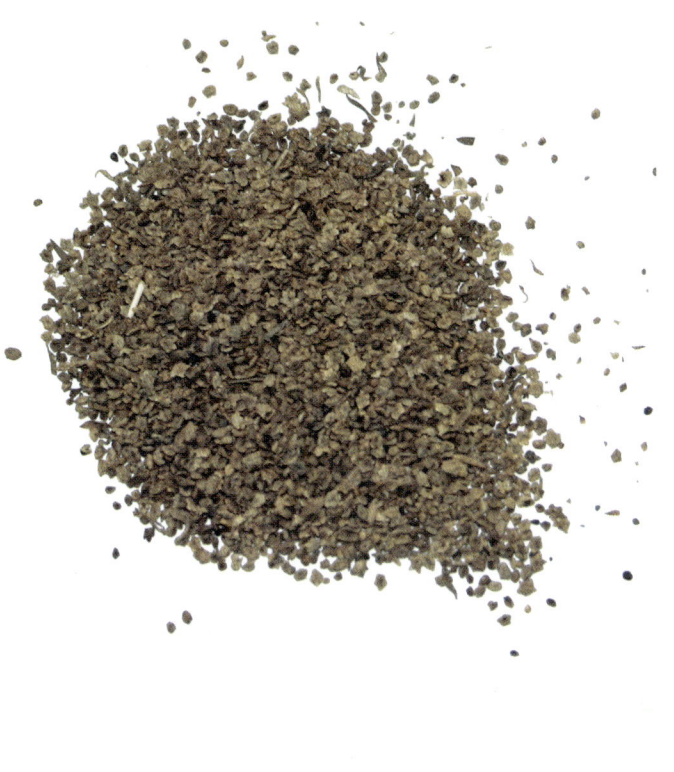

国医传世药方

止痒利湿方

方选源流：《奇方本草》渗湿方。

中药组成：地肤子、枸杞子、苦参各12克，防风、荆芥、苍术、蝉蜕、当归、百部各10克，生地黄、生石膏各15克，木通5克，知母8克，甘草2克。

炮制方法：加水煎沸15分钟，滤出药液，再加水煎20分钟，去渣，两煎药液兑匀，分次服，每天1剂。

功能主治：祛风止痒，清热利湿。适用于疥疮，湿疹，风疹，皮肤瘙痒。

四季药膳养生

地肤子当归丹参饮

地肤子、三棱、莪术、藿香、干蟾皮、百部各15克，白鲜皮、当归各20克，生地、蒲公英各50克，丹参25克，苦参、白糖各30克。将配方药物洗干净，放入炖锅内，加水适量。将炖锅置大火上烧沸，再用小火煎煮25分钟，停火过滤，留汁液，加入白糖搅匀即成。每天2次，每次饮150克。▶功效清热，解毒，消肿。适用于扁平疣。

地肤苗拌凉菜

地肤苗或大株地肤的嫩尖不拘多少，洗净，焯熟，切碎，加芝麻油、食盐、蒜泥等凉拌食用。▶适用于风湿痹痛，身重倦怠。

冬葵　　拉丁学名：Malva verticillata L.

科属　锦葵科植物冬葵，其干燥成熟果实入药。

地理分布　我国西南以及甘肃、河北、湖北、江西、湖南等地有种植。

采收加工　夏秋二季种子成熟的时候采收。除去杂质，阴干，生用或者捣碎用。

用法用量　煎服，3~9克。

药理作用　增强单核巨噬细胞吞噬的能力。

性味归经　甘、涩、凉。归大肠、小肠、膀胱经。

功能主治　下乳，利尿通淋，润肠。对于乳汁不通，淋症，便秘，乳房胀痛有疗效。

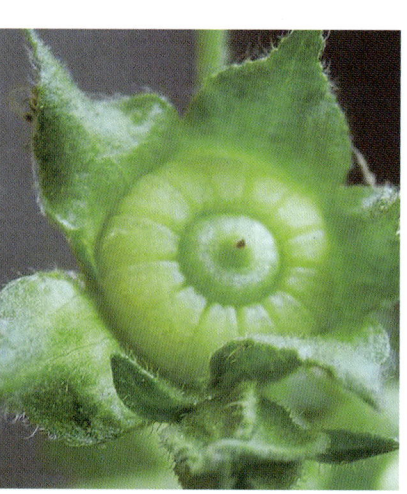
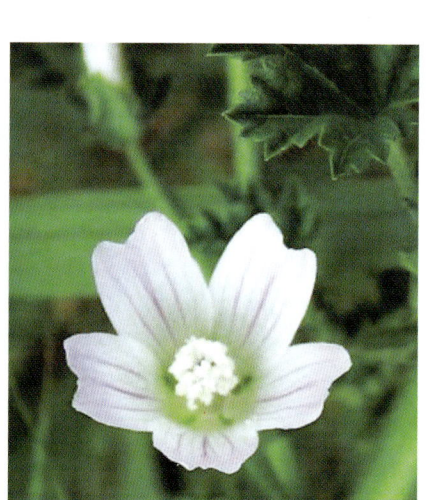
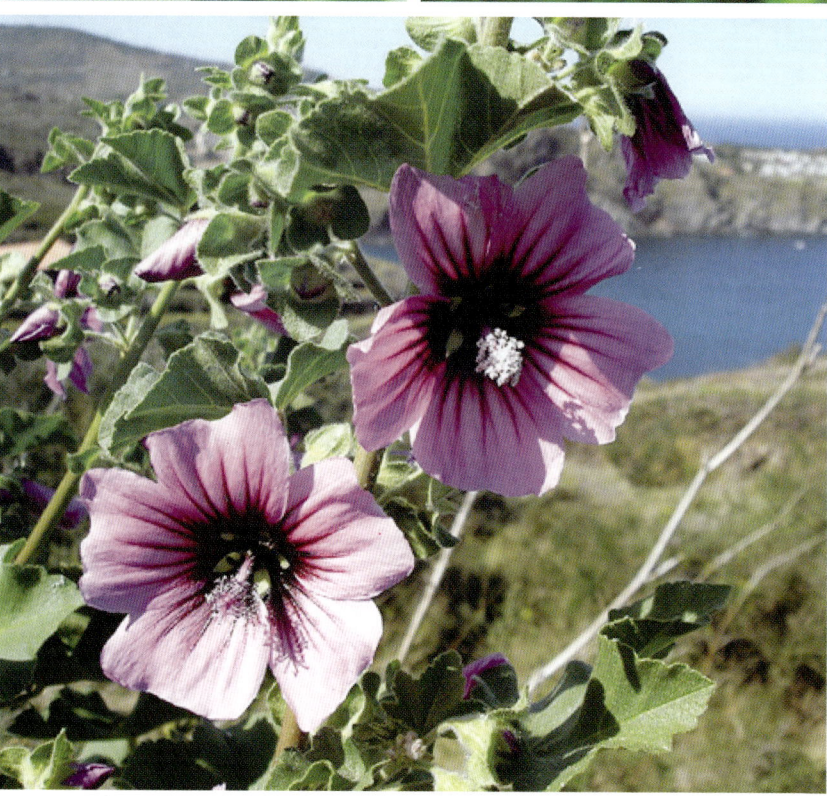

冬葵果

别名／葵子·葵菜子·冬葵子

◎《本草纲目》及文献记载冬葵果：

主治五脏六腑，寒热羸瘦，五癃，利小便。久服坚骨长肌肉，轻身延年。疗妇人乳难内闭，肿痛。出痈疽头。下丹石毒。通大便，消水气，滑胎，治痢。

本草纲目附方

产后淋沥
用葵子一合、朴消八分，加水二升，煎成八合，先煎葵子，后下朴消，一顿服完。《集验方》

乳汁不通或乳房胀痛
用葵子炒香、缩砂仁，等分为末，热酒送服二钱，效果灵验。

脸上疱疮
用葵子、柏子仁、茯苓、瓜瓣各一两，共研末，每服一匙，饭后服，酒送下，日服三次。《陶隐居方》

大便不通，有十天至一月之久的
冬葵子三升，四升水，煮后取一升服用。如果不好就再熬药服用。《肘后方》
用葵子末，妇女乳汁等份，混合后服用，大便立即通畅。《圣惠方》

胎死腹中
葵子研末，用酒服一方寸匕。若是口噤不开的，灌服，药服下后就苏醒。《千金方》

血痢产痢
葵子研成末，每次服二钱，加入一钱蜡茶，用开水调服，一日三次。《圣惠方》

便毒初起
冬葵子末，用酒服二钱。《儒门事亲》

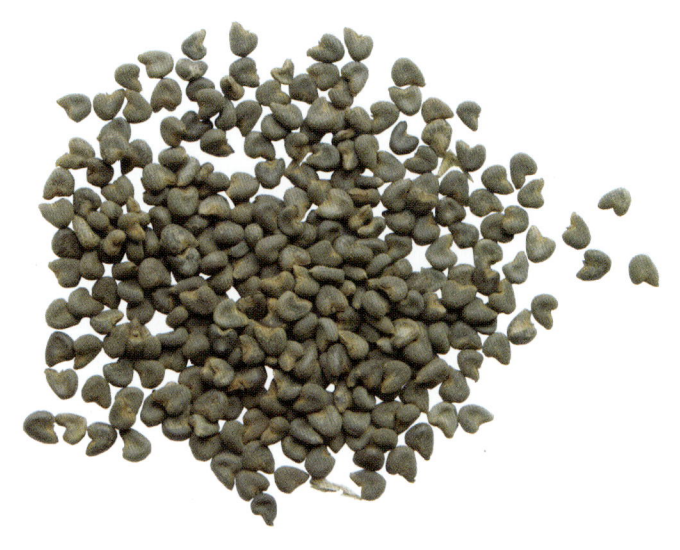

国医传世药方

琥珀利通散
方剂源流：《太平圣惠方》祛湿方。
中药组成：冬葵子30克、琥珀30克、滑石30克、石韦30克、瞿麦30克、木香15克、当归15克、赤芍药15克。
炮制方法：上药研细末，每服6克，葱白汤调下。
功能主治：利水通淋，活血行气。适用于小便淋沥、灼热疼痛，脐腹疼痛。

四季药膳养生

冬葵肉汤
冬葵叶(冬苋菜)、紫花地丁各50克，天胡荽60克，车前草30克，瘦猪肉90克。猪肉切块，剩余的药入纱布袋，扎口，加水共炖到肉烂，除药袋。食肉饮汤，顿服。▶功效利湿退黄，清热解毒。适用于湿热黄疸，小便短赤，发热口渴等症。

日轮温肾丸
冬葵果、红花、黄精、天冬、紫茉莉、蒺藜(或菱角)各4克，石榴子10克，白豆蔻8克，荜茇、玉竹各6克，肉桂3克。以上11味，一起粉碎成细粉，过筛混匀，凉开水泛丸，打光干燥。成人1次3克，每天2次，温开水或调蜂蜜水送服。▶功效温肾，利尿，消"黄水"。适用于肾寒腰痛，遗精淋下，寒性腹泻，宫寒带多，胃寒浮肿等寒性疾病。热性病忌用。

灯心草　　拉丁学名：Juncus effusus L.

科属　灯心草科植物灯心草，其干燥茎髓入药。灯心草属植物全世界约有230种，分布于世界各地的温带和寒带地区。中国约有76种。入药用约有7种。

地理分布　田边、水旁等潮湿处多生长。分布于长江下游以及陕西、四川、福建、贵州等地。四川以及江苏的苏州地区有栽培。

采收加工　夏末至秋季割取茎，晒干，取出茎髓，理直，扎成小把后使用。

用法用量　煎服，1～3克。

药理作用　抗病原微生物，抗氧化等。

性味归经　甘、淡，微寒。归心、肺、小肠经。

功能主治　利小便，清心火。用于尿少涩痛，心烦失眠，口舌生疮。

本草纲目附方

破伤出血
用灯心草嚼烂敷患处。《胜金方》

鼻血不止
灯心草一两为末，加丹砂一钱。每服二钱，米汤送下。《圣济总录》

失眠多梦
灯心草煎水代茶喝。《集简方》

湿热黄疸
用灯心草根四两，加酒、水各半，煮半日，露一夜，温服。《集玄方》

国医传世药方

导水茯苓汤

方选源流：《奇效良方》祛湿方。

中药组成：灯心草、大腹皮、木香、砂仁、陈皮各20克，赤茯苓、泽泻、白术、麦冬各90克，紫苏、桑白皮、槟榔、木瓜各30克。

炮制方法：上药研粗末，每服15克，水煎，空腹服。

功能主治：健脾化湿，利水消肿。适用于水肿，喘满倚息，不能平躺，胸腹胀满，不思饮食，小便涩痛。

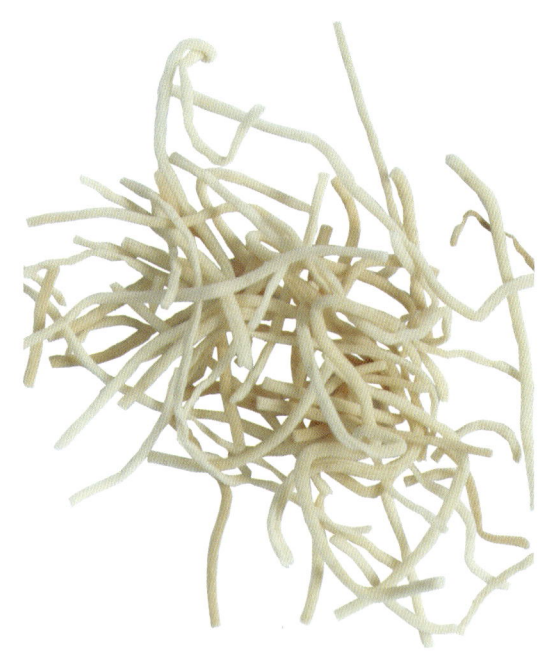

【灯心草】

别名／虎须草·赤须·灯心·灯草·碧玉草·水灯心·猪矢草·洋牌洞·虎酒草·秧草

◎《本草纲目》及文献记载灯心草：

主治降心火，止血，通气，散肿，止渴。烧灰入轻粉、麝香，治阴疳。

四季药膳养生

灯心草茶
　灯心草、淡竹叶各3克。洗净，开水冲泡。代茶饮。▶适用于心烦口渴，失眠。

灯心草苦瓜汤
　灯心草4～6扎，鲜苦瓜150～200克(切开去瓤和核)。煎汤饮。▶功能利尿通淋，清心降火。适用于小便短赤，暑日烦渴，伤暑身热，风热目赤等病症。

海金沙 拉丁学名：Lygodium japonicum (Thunb.) Sw.

科属 海金沙科植物海金沙，其干燥成熟孢子入药。海金沙属植物全世界约有44种，分布于世界热带和亚热带地区。中国约有9种。入药用约有5种。

地理分布 路边林缘及阴湿山坡灌木丛中多有生长。于中南、华东、西南地区以及陕西、甘肃多有分布。

采收加工 秋季孢子未脱落的时候采割藤叶，晒干，搓揉或者打下孢子，除去藤叶。

用法用量 煎服，6～15克。

药理作用 促进胆汁分泌，抑菌等。

性味归经 甘、咸、寒。归膀胱、小肠经。

功能主治 通淋止痛，清利湿热。用于砂淋，热淋，石淋，膏淋，血淋，尿道涩痛。

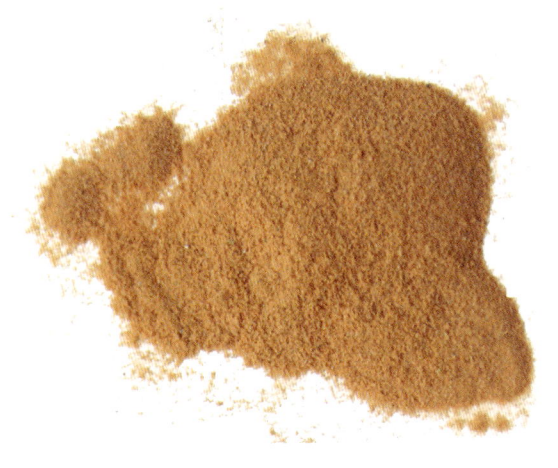

【海金沙】
别名／左转藤灰

◎《本草纲目》及文献记载海金沙：

主治通利小肠。得栀子、马牙消、蓬沙，疗伤寒热狂。或丸或散。治湿热肿满，小便热淋、膏淋、血淋、石淋茎痛。解热毒气。

本草纲目附方

热淋急痛
海金沙草阴干，研末，煎生甘草汤，调服二钱。《夷坚志》

脾湿肿满，腹胀如鼓
海金沙三钱，白术四两，甘草半两，黑牵牛头末一两半，共研末。每次服一钱，水送下，能泻为妙。《兰室秘藏》

膏淋如油
海金沙、滑石各一两，甘草梢二钱半，为末。每次服二钱，麦门冬煎汤送服，日服二次。《仁存方》

血淋痛涩
海金沙研末，用清晨第一次汲取的井水或砂糖水送服一钱。《普济方》

国医传世药方

滑石黄柏散
方选源流：《中医方剂》祛湿方。
中药组成：海金沙10克、黄柏9克、滑石30克、甘草5克。
炮制方法：上药研末，早晚服用，每服6～9克。
功能主治：清热通淋。适用于小便淋沥涩痛，尿频尿黄，烦躁口渴。

四季药膳养生

海金沙散
海金沙25克，茶叶15克，甘草、生姜各3克。前2味共研细末。每次8克，用生姜、甘草煎汤送服。▶功能通淋清湿。适用于小便不通，热结小肠，脐下满闷。

海金沙草茶
海金沙全草60克，加冰糖，水煎服，取汁。代茶常饮。▶适用于小便不利，通淋止痛。

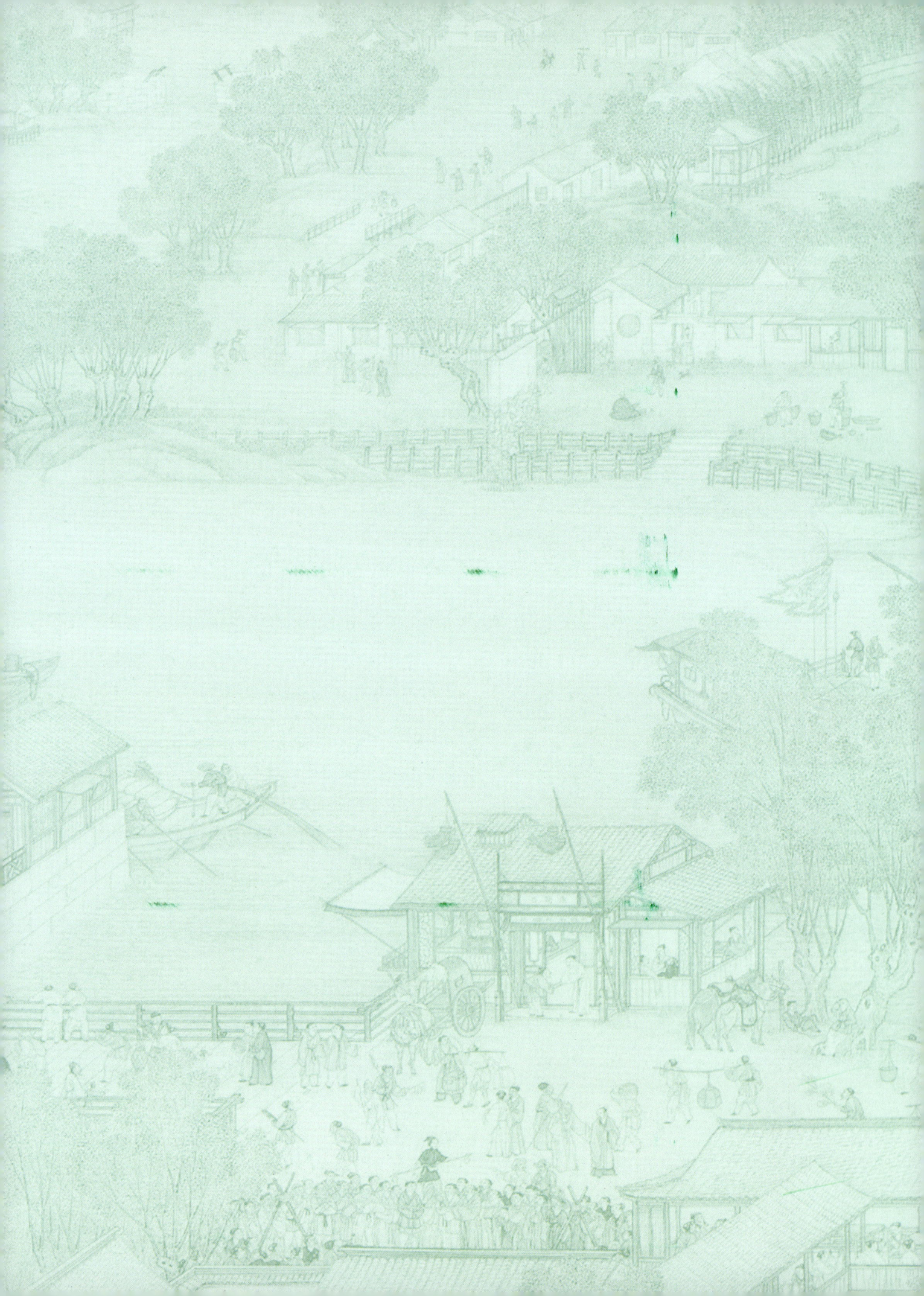

理气药

【概念】

凡以疏通气机、消除气滞为主要作用的药物,称理气药,又称行气药。

【功效】

理气药性味多辛苦温。气味芳香能疏理气机,具有行气消胀、解郁止痛,并可通过畅达气机、消除气滞而达到止痛的功效。本类药物根据其性能的不同,可分为疏肝解郁药、调脾和胃药、宣降肺气药等。

【药理作用】

近代研究表明,理气药主要具有兴奋或抑制胃肠道平滑肌的作用,促进消化液的分泌,利胆,调节子宫平滑肌,舒张支气管平滑肌,增加冠状动脉血流量,兴奋心肌,抗菌,升高血压等作用。

【适用范围】

理气药主要用于治疗胃肠气滞所导致的脘腹胀痛、恶心呕吐、嗳气吞酸、腹泻便秘等,肝气郁滞所导致的胁肋胀痛、疝气疼痛、抑郁不乐、月经不调、乳房疼痛等,肺气壅滞所导致的咳嗽气喘、胸闷胸痛等。对现代临床所谓的肠炎、胃炎、胃肠道溃疡、胆结石、多种肝痛、胆囊炎,以及慢性支气管炎等有治疗作用。

木香、香附、乌药、川楝子、青皮、檀香、沉香、玫瑰花、娑罗子、荔枝核、土木香、天仙藤、大腹皮、薤白、柿蒂、刀豆、其松、佛手、香橼、化橘红、陈皮、枳实、绿萼梅、九香虫为临床常用的理气药。

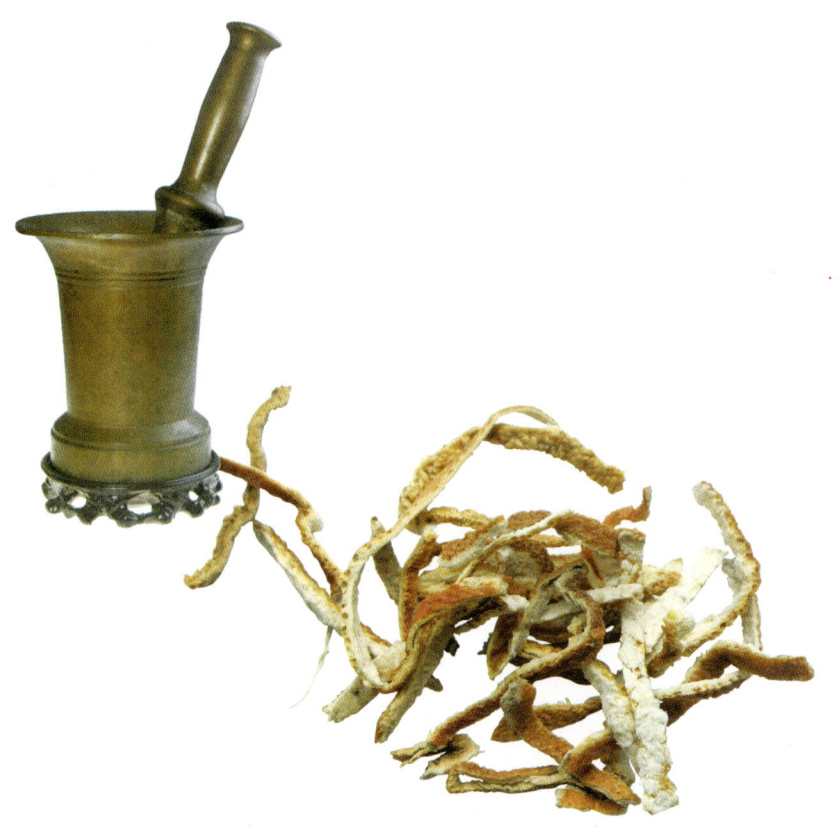

柚　拉丁学名：Citrus grandis(L.)Osbeck

科属　芸香科植物柚或化州柚的未成熟或近成熟的干燥外层果皮入药。前者习惯称为"毛橘红"，后者习惯称为"光橘红"、"光七爪"、"光五爪"。柑橘属植物全世界约有19种，分布于世界热带、亚热带地区及亚洲东南部。中国约有14种，均可入药。

地理分布　1.柚　栽培于低山地带及丘陵。种植于浙江、江西、台湾、福建、湖南、湖北、广西、广东、贵州、四川、云南等地。主产于重庆、四川江津。

2.化州柚　栽培于广东化州、徐闻、遂溪，广西廉州、南宁及博白等地。主产于广东茂名。

采收加工　10~11月果实近成熟的时候采收，放于沸水中略烫后，将果皮剥成5~7瓣，除去果瓤和部分中果皮，压制成型，晒干或者阴干。

用法用量　煎服，3~6克。

药理作用　镇静；镇咳，祛痰；抗病原微生物等。

性味归经　辛、苦，温。归肺、脾经。

功能主治　燥湿，散寒，消痰，理气。用于风寒咳嗽，喉痒痰多，呕恶痞闷，食积伤酒。

化橘红

别名／化皮·化州橘红·橘红·兴化红·毛柑·毛化红·赖橘红

◎《本草纲目》及文献记载化橘红：

主治下气。宜食，不入药。消食快膈，散愤懑之气，化痰。

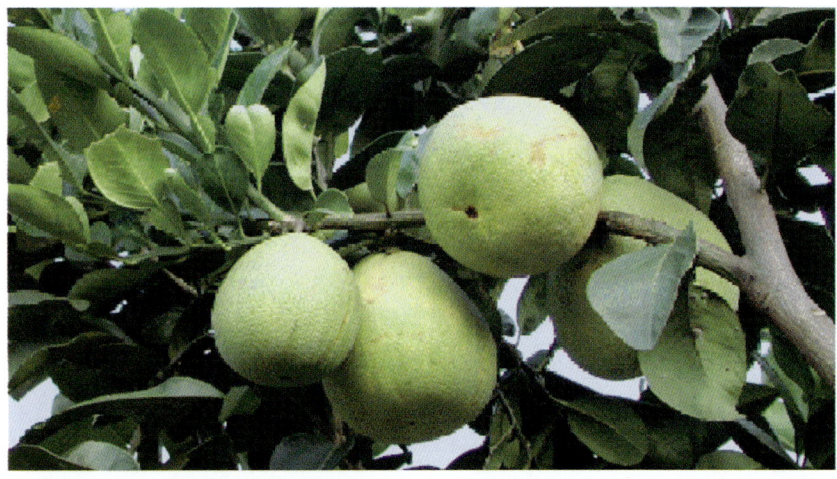

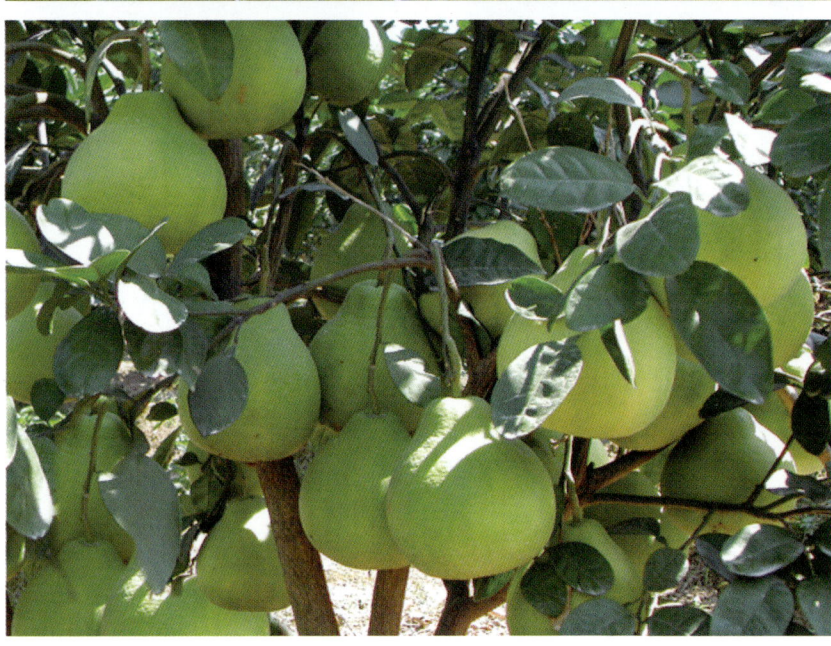

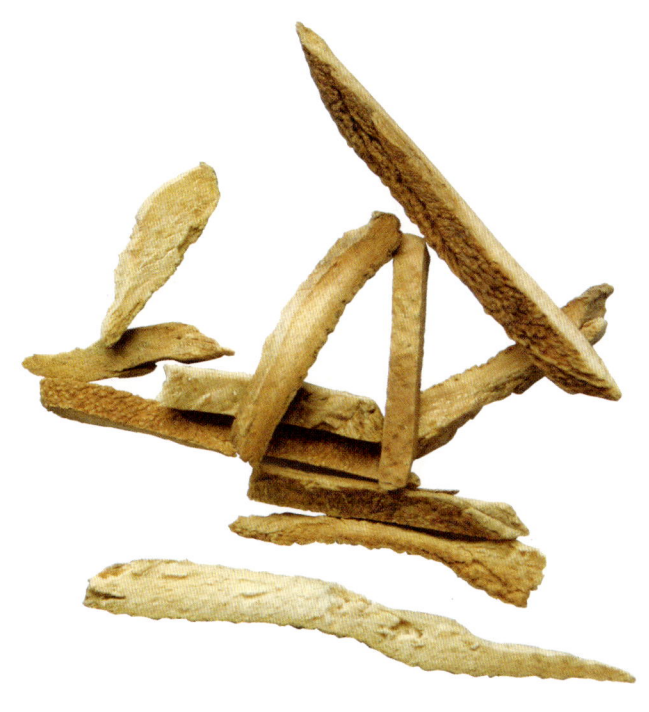

《本草纲目附方》

风痰麻木（十指麻木，因湿痰淤血所致）
橘红一斤，水五碗，煮烂去渣，再煮至一碗，一次服下取吐。此药是涌吐痰的圣药。如服后不吐，可加瓜蒂末。

国医传世药方

二陈化湿汤
方选源流：《太平惠民和剂局方》祛湿方。
中药组成：橘红9克、半夏9克、炙甘草5克、白茯苓9克、生姜3克、乌梅1个。
炮制方法：水煎服。
功能主治：燥湿化痰，理气和中。适用于湿痰咳嗽，喉痒痰多，呕恶痞闷，肢体困倦，头昏心悸，舌苔白润，脉滑。

四季药膳养生

橘红茶
橘红10克，生姜5片，白茯苓15克。一起煎取汁，去渣。代茶饮。▶功能理气，宽胸，消积。适用于风寒咳嗽，声重浊，痰色白稠，或者食少纳呆，胸闷脘痞等症。

橘红糕
橘红粉20克，米粉500克，白糖200克。橘红粉与糖拌匀，作馅。米粉润湿后，上笼蒸15分钟，取出冷却，摊在洁布上，压平，撒上馅，上面撒一层米粉糕，压实，切成小块。早晚餐食用。▶功能止咳化痰，理气消食。适用于消化不良，食欲不振，咳嗽痰多等症。

橘皮饮
橘皮、杏仁、老丝瓜各10克，白糖适量。杏仁温水泡后去皮尖，丝瓜、橘皮洗净，加水一起煮15分钟，去渣留汁，加糖搅化。代茶饮。▶适用于痰湿咳嗽，食积伤酒，理气祛痰。

理气药

橘　拉丁学名：Citrus reticulata Blanco

科属　芸香科植物橘及其栽培变种的干燥成熟的果皮入药。柑橘属植物全世界约有19种，分布于热带、亚热带地区及亚洲东南部。中国约有15种，均可入药。

地理分布　栽培于低山地带、丘陵、江河湖泊沿岸以及平原。在浙江、江西、江苏、安徽、台湾、福建、广东、海南、湖北、湖南、四川、广西、贵州、云南等地均有栽培。四川、浙江、福建、江西、湖南等地为主产区。

采收加工　10~12月果实成熟的时候，摘下果实，剥取果皮，阴干或通风干燥。

用法用量　煎服，3~9克。

药理作用　抗胃溃疡，促进消化液分泌；抗肝损伤，促进胆汁分泌；平喘，祛痰；加强心肌收缩力，扩张冠脉，降血压；抗炎；抑制子宫；缩短凝血时间等。

性味归经　苦，辛，温。归肺、脾经。

功能主治　燥湿化痰，理气健脾。对于胸脘胀满，食少吐泻，咳嗽痰多有疗效。

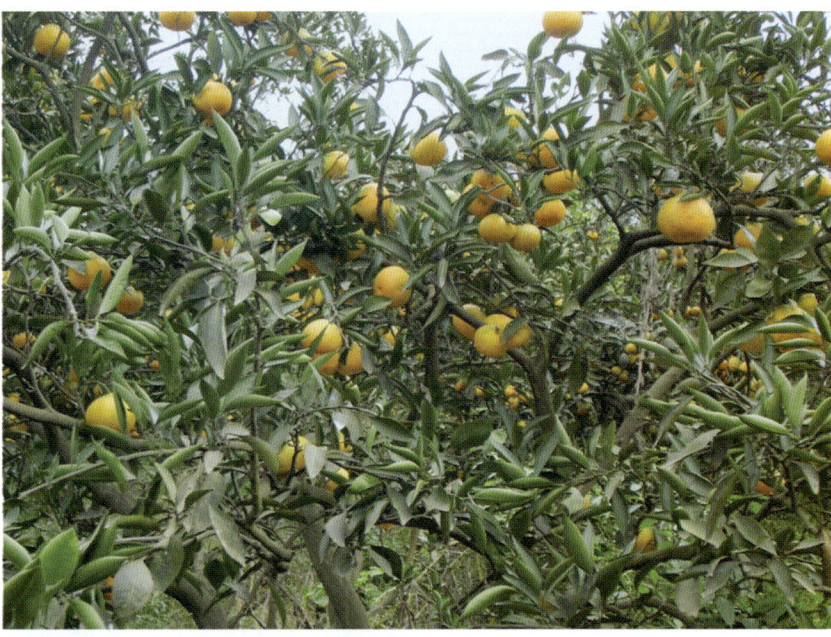

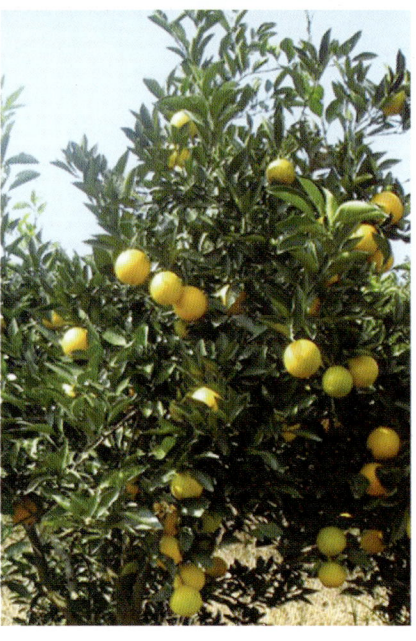

陈皮

别名／橘皮・贵老・黄橘皮・红皮・橘子皮・广陈皮・新会皮

◎《本草纲目》及文献记载陈皮：

主治胸中瘕热逆气，利水谷。久服去臭，下气通神。下气，止呕咳，治气冲胸中，吐逆霍乱，疗脾不能消谷，止泄，除膀胱留热停水，五淋，利小便，去寸白虫。清痰涎，治上气咳嗽，开胃，主气痢，破癥瘕痃癖。疗呕哕反胃嘈杂，时吐清水，痰痞疟疾，大肠闭塞，妇人乳痈。入食料，解鱼腥毒。

本草纲目附方

湿痰停滞，咳嗽唾黏稠
陈皮半斤放沙锅内，加盐五钱，用水淹没，煮干；另用粉甘草二两，去皮蜜炙，二味共研为末，蒸成饼做成梧桐子大的药丸。每次服一百丸，开水送下。《丹溪方》

化食消痰
橘皮半两微熬，研为末，水煎代茶，细细饮服。《食医心镜》

大肠秘塞
陈皮连白，酒煮过，焙干，研为末。每次服二钱，温酒送下。《普济方》

多年气逆咳嗽
橘皮、神曲、生姜各等份，分别焙干，研成细末，用蒸饼调和后制成梧桐子大的丸，每次服三、五十丸，饭后、睡前各一次。有人患这种，服用之后，连从前患的膀胱气急都治好了。《本草衍义》

小儿疳积消瘦，长期服用，消食和气，长肌肉
把陈橘皮一两、一两半米泔水浸泡一日的黄连，研成细末，加入三分麝香，把药放在猪胆中，用浆水煮熟后取出，用小米饭调和，团成绿豆大的丸，每次一、二十丸，用米汤送下。《钱氏小儿方》

国医传世药方

养脾消积丸
方选源流：《幼科发挥》消导方。
中药组成：陈皮30克、白术30克、炙甘草9克、苍术15克、枳壳15克、青皮15克、半夏15克、麦芽15克、山楂15克、厚朴15克、神曲15克。
炮制方法：上药研细末，蒸饼为丸，黍米大，每服6克，米汤送下。
功能主治：养脾消积，理气和胃。适用于小儿食积，不思乳食，日渐消瘦。

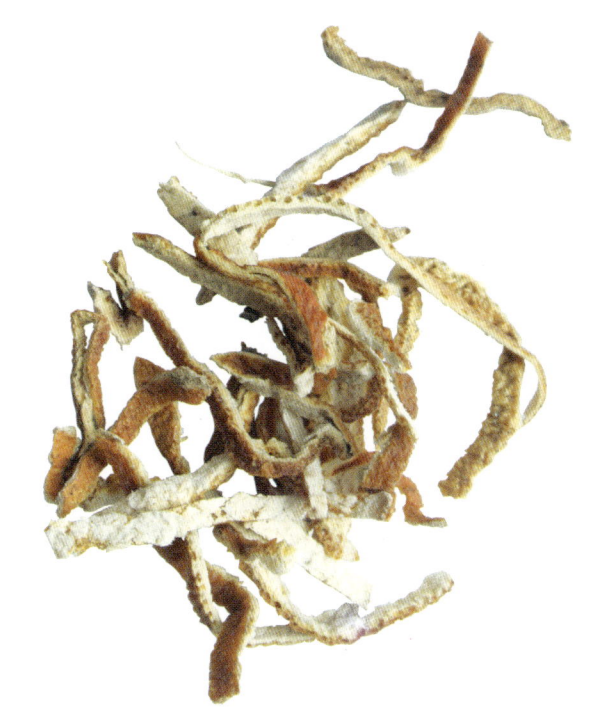

四季药膳养生

陈皮瘦肉粥
陈皮15克，瘦肉50克，墨鱼骨12克，白米80克。瘦肉洗净，切片，白米淘净，和陈皮、墨鱼骨一起煮为粥，熟后去陈皮、墨鱼骨，加入瘦肉片再煮到肉熟，食盐调味温服。▶功能补虚，理气健脾。适用于脾胃气滞，嗳气泛酸，胃脘胀痛，食少体虚等症。

陈皮木香肉
陈皮、木香各3克，猪瘦肉200克。前2味焙干研磨成末，猪肉洗净切片。炒锅内放少量食油，烧热后放入肉片煸炒，加清水适量，快熟时下陈皮、木香末、食盐拌匀。佐餐食。▶功能理气解郁补虚，行气宽胸。适用于妊娠少腹胀痛，连及两胁，嗳气稍舒，或情绪不安等症。

橘皮茶
陈皮6克，茶叶少许。将陈皮洗净，加水煎，取滚沸汤液，趁热沏茶。随意饮用。▶功能健脾行气。适用于痰浊头痛，昏蒙，胸脘满闷，平素多痰，时有恶心或呕吐痰涎，舌苔白腻，脉滑或脉弦。

橘　　拉丁学名：Citrus reticulata Blanco

科属　芸香科植物橘及其栽培变种的干燥成熟的果皮入药。柑橘属植物全世界约有19种，分布于世界热带、亚热带地区及亚洲东南部。中国约有14种，均可入药。

地理分布　主产于四川、福建、湖南、江西、广西、浙江、广东、贵州、云南。为栽培。

采收加工　5~6月收集其自落的幼果，晒干，习惯称为"个青皮"；7~8月采收未成熟的果实，在果皮上纵剖成四瓣到基部，除尽瓤瓣，晒干，习惯称为"四化青皮"，又叫做"四花青皮"。

用法用量　煎服，3~9克。

药理作用　促进胆汁分泌；双向调节胃肠功能；祛痰，平喘；抗休克；升高血压；强心等。

性味归经　苦、辛，温。归肝、胆、胃经。

功能主治　消积化滞，疏肝破气。用于疝气，胸胁胀痛，乳痈，乳核，食积腹痛。

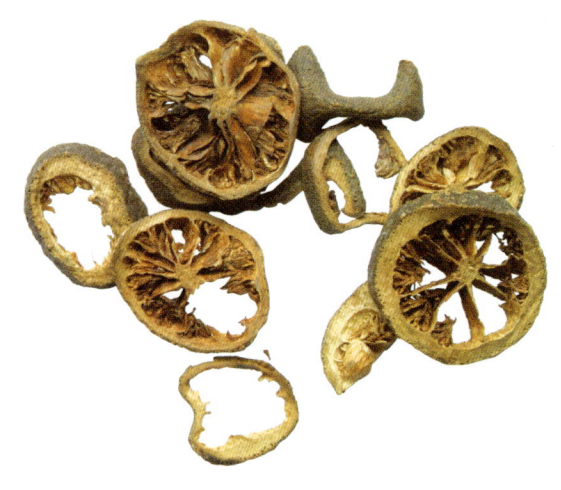

【青皮】

别名／青橘皮·青柑皮

◎《本草纲目》及文献记载青皮：

主治气滞，下食，破积结及膈气。破坚癖，散滞气，去下焦诸湿，治左胁肝经积气。治胸膈气逆，胁痛，小腹疝气，消乳肿，疏肝胆，泻肺气。

本草纲目附方

产后气逆
青橘皮为末，葱白、童子小便煎二钱服。《经验后方》

疟疾寒热
青皮一两烧存性，研细末。病发作前用温酒送服一钱，发作时再服一次。《太平圣惠方》

唇燥生疮
青皮烧研，猪脂调涂。

理脾快气
青橘皮一斤日干焙研末，甘草末一两，檀香末半两，和匀收之。每用一二钱，入盐少许，白汤点服。

国医传世药方

木香顺气消食丸

方选源流：《金匮要略》理气方。

中药组成：青皮、木香、陈皮、枳壳、槟榔、苍术、厚朴、砂仁、香附各30克，甘草15克。

炮制方法：上药研末，为丸，每服9克，温开水送下，日服2次。亦可作汤剂水煎服，用量按原方比例酌情增减。

功能主治：行气止痛，消食除胀，健脾化湿。适用于肝郁气滞，胸膈痞满，食积腹痛，饮食无味，苔薄白腻，脉弦细。

四季药膳养生

青皮麦芽饮

青皮30克，麦芽10克。2味洗净，加水先用大火烧开，转用小火煮5分钟，取汁。1次1杯温饮，每天3次。▶功能理气疏肝。适用于胸胁胀痛，肝气郁结，纳食不佳等症。

川楝子　　拉丁学名：Melia toosendan Sieb.et Zucc.

科属　楝科植物川楝，其干燥成熟果实入药。楝属植物全世界约有3种，分布于东半球热带及亚热带地区。中国有2种，均可入药。

地理分布　野生于丘陵地带湿润处及平坝，栽培于村旁以及公路边。甘肃、河南、湖南、湖北、四川、广西、云南多有分布。主产于四川、贵州、甘肃、云南、湖北。

采收加工　11~12月果皮呈浅黄色的时候采摘，晒干或者烘干。

用法用量　煎服，4.5~9克。

药理作用　抑菌，驱蛔等。

性味归经　苦，寒；有小毒。归肝、小肠、膀胱经。

功能主治　舒肝行气止痛，驱虫。对于胸胁满痛、脘腹胀痛、虫积腹痛、疝痛有疗效。

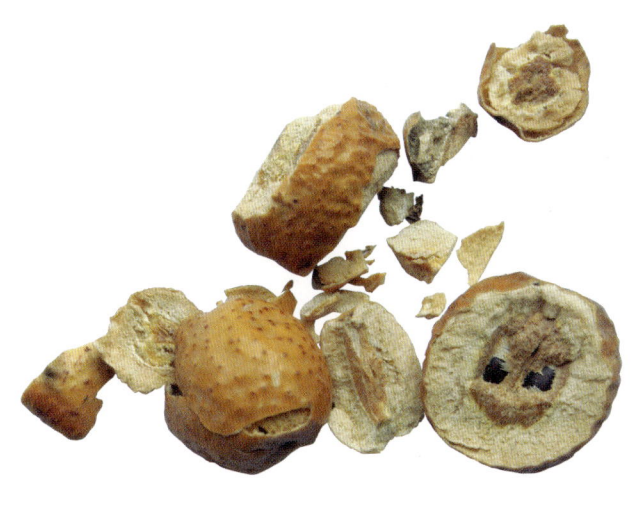

【川楝子】

别名／川楝实·川楝树子·棟实·金铃子·苦楝·仁枣·石茱萸

◎《本草纲目》及文献记载川楝子：

主治诸疝、虫、痔。导小肠、膀胱之热，因引心包相火下行，故心腹痛及疝气为要药。

本草纲目附方

脏毒下血
用苦楝子炒黄并研末，加蜜做成如梧桐子大的丸子。每服十至二十丸，米汤送服。《经验方》

腹中有虫
用楝实在苦酒中浸一夜，棉裹好，塞入肛门内。一天换两次。《外台秘要》

小儿疳疾
用苦楝子、川芎，等分研末，加猪胆汁调成丸子，米汤送服。《摘玄方》

小便如膏，排出困难
用苦楝子、茴香等分，炒研末。每服一钱，温酒送服。《太平圣惠方》

耳卒热肿
楝实五合捣烂，丝绵包裹塞于耳内，频频更换。《太平圣惠方》

国医传世药方

舒肝行气汤
方选源流：《沈氏尊生书》理气方。
中药组成：川楝子12克、木香9克、吴茱萸3克、小茴香6克。
炮制方法：水煎服。
功能主治：行气疏肝，散寒止痛。适用于疝痛，脘腹胀痛，苔薄白，脉弦。

四季药膳养生

金铃子散酒调剂
　　川楝子、延胡索各30克，研细末备用。▶适用于胁痛胀满、痛经、疝气者，如食热物则痛增，便可作为常备品。每有发作迹象，可以黄酒调6克；每有疼痛增剧，可以黄酒调9克。

酸橙   拉丁学名：Citrus aurantium L.

科属 芸香科植物酸橙以及栽培变种或者甜橙的干燥幼果入药。

地理分布 1.酸橙 栽培于长江流域以及以南各地区。主产于湖南沅江、四川江津、江西新干。
2.甜橙 长江以南均有栽培。主产于贵州、四川。

采收加工 于5~6月间采摘幼果或者待其自然脱落后拾其幼果，大者横切成两半。晒干。

用法用量 煎服，3~9克。

药理作用 双向调节胃肠平滑肌；抗炎；强心；抗病毒，抗菌；抗氧化；抗变态反应等。

性味归经 苦、辛、酸，温。归脾、胃经。

功能主治 化痰散痞，破气消积。用于痞满胀痛，积滞内停，大便不通，泻痢后重，结胸，痰滞气阻胸痹；脱肛，胃下垂，子宫脱垂。

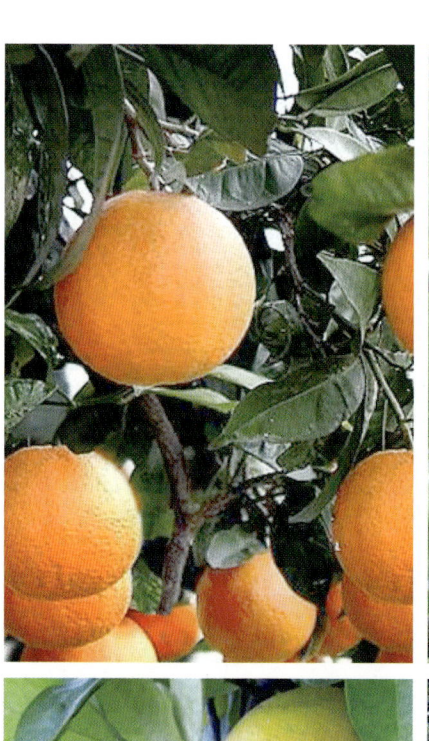
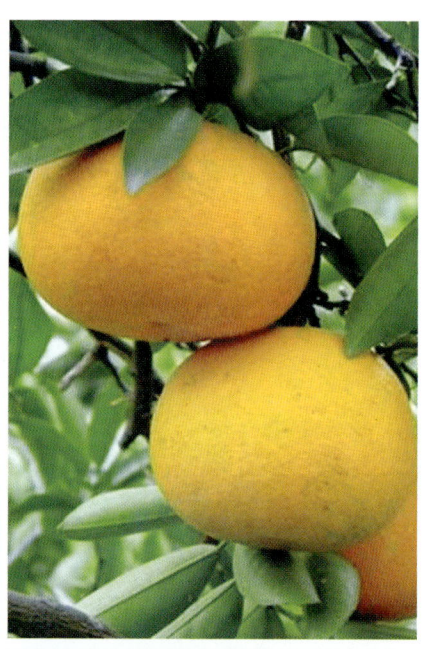
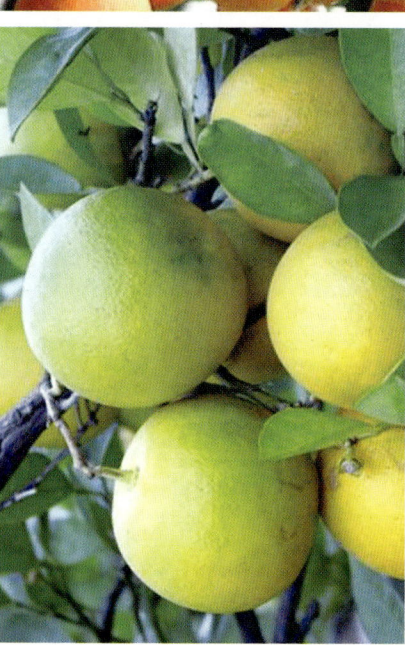
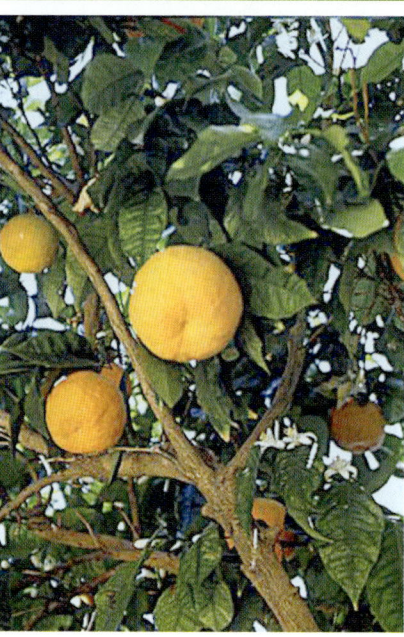

枳实

别名／鹅眼枳实

◎《本草纲目》及文献记载枳实：

主治大风在皮肤中，如麻豆苦痒，除寒热结，止痢，长肌肉，利五脏，益气轻身。除胸胁痰癖，逐停水，破结实，消胀满，心下急，痞痛，逆气，胁风痛，安胃气，止溏泄，明目。解伤寒结胸，主上气喘咳，肾内伤冷，阴痿而有气，加而用之。消食，散败血，破积坚，去胃中湿热。

本草纲目附方

大便不通
枳实、皂荚等分，研末，制饭丸，米汤送服。《世医得效方》

猝胸痹痛
枳实捣末，水冲服方寸匕，每日三次、夜一次。《肘后方》

产后腹痛
枳实（麸炒）、芍药（酒炒）各二钱，水一盏煎服。亦可研末服。《太平圣惠方》

妇人阴肿、坚痛
枳实半斤碎炒，用棉裹住熨，冷了即换。《子母秘录》

小儿头疮
枳实烧成灰，猪油调涂。《太平圣惠方》

皮肤风疹
枳实用醋浸泡，再用火烤热熨皮肤，风疹就消失了。《外台秘要》

伤寒胸痛，伤寒后，突然胸膈闭痛
枳实用麸炒后研为末，米汤服下二钱，一天两次。《济众方》

小儿久痢，水谷不调
枳实捣烂为末，饮服一二钱。《广利方》

小儿五痔，不论年月
枳实研为末，炼蜜制成梧桐子大的丸，空腹饮用三十丸。《集验方》

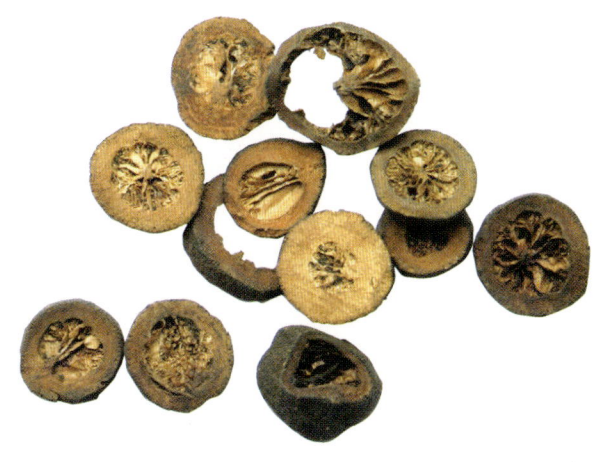

国医传世药方

枳实薤白桂枝汤
方选源流：《金匮要略》理气方。
中药组成：枳实12克、薤白9克、桂枝6克、厚朴12克、瓜蒌12克。
炮制方法：水煎服。
功能主治：通阳散结，祛痰下气。适用于胸痹，胸满疼痛，咳嗽痰多，喘息气短，胸膈胀满，舌苔白腻，脉沉弦或紧。

四季药膳养生

枳壳升麻浆
炒枳壳60克，黄芪30克，升麻15克，红糖100克。炒枳壳、黄芪、升麻加水800毫升煎汤，煮取500毫升，加红糖。每次服20毫升，每天3次。▶功能补气升阳。适用于气虚下陷的阴挺，阴道有物脱出，腰酸腹坠等症。多用于产后子宫脱垂。阴虚火旺以及肝阳上亢者不宜服用。

枳壳砂仁炖猪肚
炒枳壳12克，砂仁5克，猪肚1个。枳壳、砂仁装入洗净的猪肚内，扎好后加水炖熟，食肉饮汤。▶功能健脾补中，行气开胃。适用于脘腹胀满，脾胃气虚，气短消瘦，疲乏无力等症。也可用于胃下垂及脱肛。

枳壳茶
枳壳（麸炒）60克。将枳壳炒后为末，点汤代茶饮用。▶功能舒肝解郁。适用于痞满胀痛，因气郁引起的目昏暗等症。

白木香　　拉丁学名：Aquilaria sinensis (Lour.) Gilg

科属　瑞香科植物白木香，其含有树脂的木材入药。沉香属植物全世界约有14种，分布于中国、印度、老挝、泰国、缅甸、柬埔寨、马来西亚等地。中国仅有2种，均可入药。

地理分布　生于丘陵、平地的疏林以及荒山中。分布于福建、广东、台湾、广西、海南。主产于广西、海南、广东。

采收加工　全年均可采收，将采下的沉香，用刀剔除无脂以及腐烂部分，阴干。

用法用量　煎服，1.5～4.5克，宜后下。

药理作用　抑制中枢神经，解除肠平滑肌痉挛等。

性味归经　辛、苦，微温。归脾、胃、肾经。

功能主治　温中止呕，行气止痛，纳气平喘。用于胸腹胀闷疼痛，肾虚气逆喘急，胃寒呕吐呃逆。

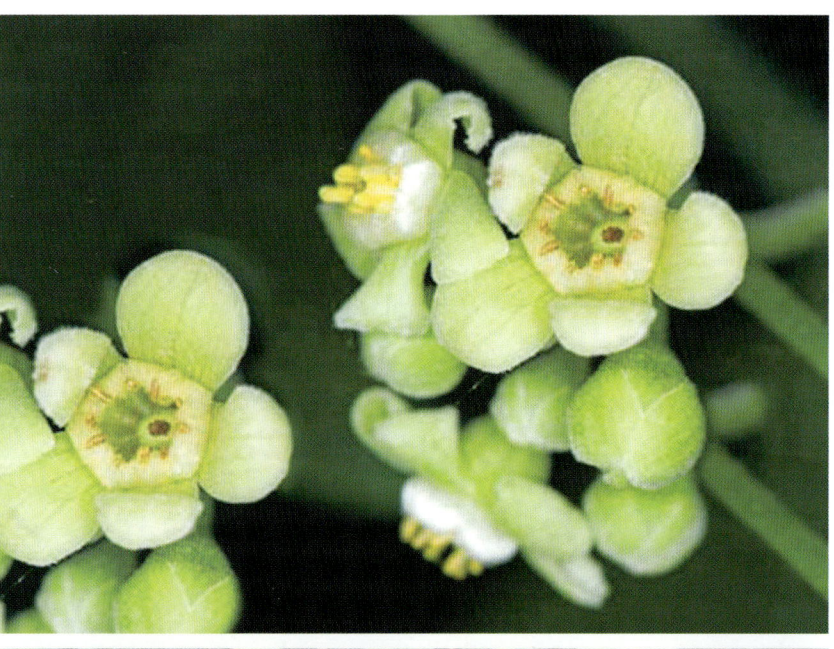

沉香

别名／蜜香·拔香·沉水香·奇南香

◎《本草纲目》及文献记载沉香：

主治风水毒肿，去恶气。主心腹痛，霍乱中恶，邪鬼疰气，清人神，并宜酒煮服之。诸疮肿，宜入膏中。调中，补五脏，益精壮阳，暖腰膝，止转筋吐泻冷气，破癥癖，冷风麻痹，骨节不任，风湿皮肤瘙痒，气痢。补右肾命门。补脾胃，及痰涎、血出于脾。益气和神。上热下寒，气逆喘急，大肠虚闭，小便气淋，男子精冷。

本草纲目附方

肾虚目黑
用沉香一两，蜀椒去子，炒出汗，取四两研末，再用酒糊成梧桐子大的丸，每次服三十丸，空腹盐汤送服。《普济方》

胃冷久呃
用沉香、白豆蔻仁、紫苏各一钱，研末，每次用柿蒂汤送服五七分。（吴球《活人心统》）

诸虚寒热
冷香汤：沉香、附子（炮）等分，加水一盏，煎至七分，露一夜，空腹温服。（王好古《医垒元戎》）

心神不足
朱雀丸：用沉香五钱，茯神二两，研末，炼蜜和成小豆大的丸。饭后人参汤送服三十丸，一日两次。《百一选方》

胞转不通
不是小肠、膀胱、厥阴受病，而是强忍房事，或过忍小便所致。应当治其气就能好。并不是用利药可以通的。沉香、木香各二钱，研为粉末，用白开水空腹服下，以通为限度。《医垒元戎》

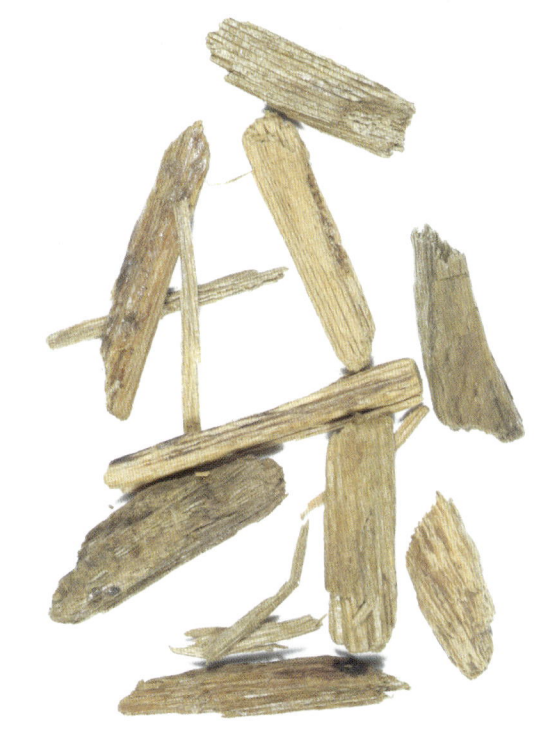

国医传世药方

丁沉透膈理气汤

方选源流：《太平惠民和剂局方》理气方。

中药组成：沉香、香附、砂仁、人参各30克，白术60克，木香、青皮、白豆蔻、肉豆蔻、麦蘖各15克，藿香、厚朴各23克，丁香、甘草各45克，神曲、草果、半夏各8克，陈皮23克。

炮制方法：上药研粗末，每服12～15克，加生姜、大枣水煎服，日服2次。亦可作饮片水煎服，用量酌减。

功能主治：理气降逆，温中散寒，健脾燥湿。适用于气滞胃反，脘腹胀痛，消化不良，食后恶心呕吐，吐后即觉舒服，全身乏力，肢体酸痛，舌淡苔白腻，脉濡弱。

四季药膳养生

沉香熟地酒

熟地50克，沉香25克研粗末（以细绢袋包扎），放入黄酒2000毫升中浸7昼夜后可饮。每餐前饮20毫升即可。▶功能行气止痛。适用于噎膈、反胃、梅核气，气淋精冷者。

乌沉汤

沉香150克、乌药300克、人参90克、甘草135克。上药研细末，每服6～9克，日服3次，饭前空腹时温开水送服。亦可用饮片作汤剂水煎服，用量按各药常规剂量酌情增减。▶功能行气散寒，温中补虚。适用于中虚寒滞，胸腹胀痛，绵绵不休，喜暖喜按，呕吐；寒疝腹痛，经行腹痛，神疲乏力，舌淡苔白，脉沉迟。

檀香　　拉丁学名：Santalum album L.

科属　檀香科植物檀香，其树干的心材入药。檀香属植物全世界约有19种，分布于印度半岛、中南半岛和太平洋岛屿。中国约有2种，仅檀香可入药。

地理分布　栽培植物。分布于印度尼西亚、澳大利亚和南亚等地，我国广东、台湾、云南、海南有引进。印度尼西亚、印度为其主产国。

采收加工　原产地植后30~40年采伐，锯成段，砍去色淡的边材，心材干燥入药。

用法用量　煎服，2~5克，宜后下。

药理作用　抗菌等。

性味归经　辛，温。归脾、胃、心肺经。

功能主治　开胃止痛，行气温中。用于胸痛，寒凝气滞，腹痛，胃痛食少；心绞痛，冠心病。

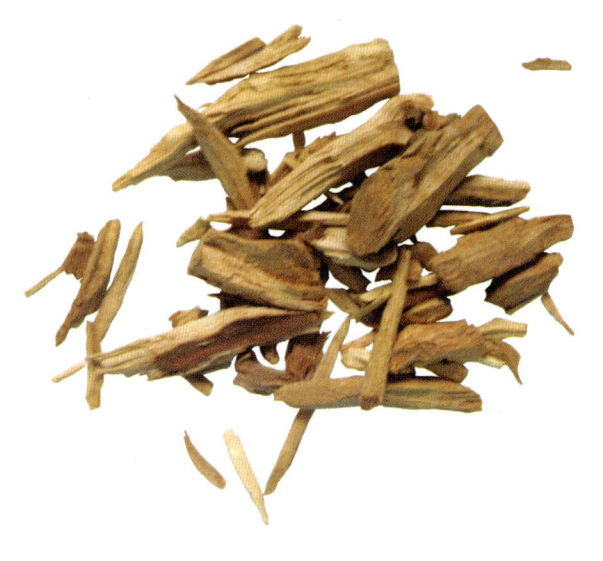

【檀香】

别名／白檀·檀香木·真檀

◎《本草纲目》及文献记载檀香：

　　主治消风热肿毒。治中恶鬼气，杀虫。散冷气，引胃气上升，进饮食。噎膈吐食。又面生黑子，每夜以浆水洗拭令赤，磨汁涂之，甚良。

本草纲目附方

▲李杲说：
"白檀调气，可导引芳香的药物上至极高之处，与橙、橘之类药物最宜相配，以生姜、大枣为佐药，葛根、缩砂仁、益智仁、豆蔻为辅助，通行阳明之经，在胸膈之上，处于咽嗌之间，是理气的重要药物。"

▲李时珍说：
"《香谱》中说：皮实色黄的是黄檀，皮洁净而色白的是白檀，皮腐而色紫的是紫檀。檀香木坚重清香，而尤以白檀为好。宜用纸封住收藏，就不会损耗其香气。"

国医传世药方

匀气理气散

方选源流：《金匮要略》理气方。

中药组成：檀香、木香、丁香、藿香叶、白豆蔻各60克，砂仁120克，甘草240克。

炮制方法：上药研细末，每服6~9克，日服2~3次。亦可作汤剂水煎服，用量按原方比例酌减。

功能主治：行气消胀，温中降逆。脾胃寒凝气滞，胃痛食少，胸膈痞闷，脘腹胀痛；恶心呕吐，噎塞不顺，苔薄白腻，脉弦等。

四季药膳养生

梅花汤饼

　　檀香粉适量，白梅花8朵，面粉150克，鸡汤300毫升，盐少许。将梅花洗净，檀香粉放入清水中，再加入梅花同浸1小时，用此水和面擀成薄饼，用刀切成梅花状，放入鸡汤中煮熟食用。随量服用。▶功能补气健脾。适用于脾胃虚弱、胃纳不佳、泄泻、乏力等症。

木香　　拉丁学名：Aucklandia lappa Decne.

科属　菊科植物木香，其干燥根入药。凤毛菊属植物全世界约有390种，分布于欧亚大陆。中国约有260种，入药用约有38种。

地理分布　原产于印度，从广州进口，习惯称为"广木香"。现栽培于云南大理、丽江，四川涪陵等地。又称为"云木香"。

采收加工　培育3年，于9月下旬至10月下旬收获。选晴天，挖掘根部，去除茎秆、泥土和叶柄，粗大者切成2~4块，50℃~60℃烘干。

用法用量　煎服，1.5~6克。

药理作用　促进消化液分泌，促进胃肠蠕动；松弛气管平滑肌；利胆；抑菌等。

性味归经　辛、苦，温。归脾、胃、大肠、三焦、胆经。

功能主治　健脾消食，行气止痛。用于泻痢后重，胸脘胀痛，不思饮食，食积不消。煨木香实肠止泻，用于泄泻腹痛。

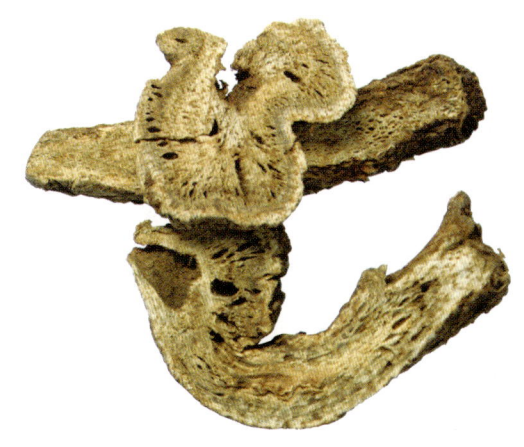

【木香】

别名／蜜香·云木香·五香·五木香·南木香·广木香

◎《本草纲目》及文献记载木香：

主治邪气，辟毒疫温鬼，强志，主淋露。久服不梦寤魇寐。心腹一切气，膀胱冷痛，呕逆反胃，霍乱泄泻，痢疾，健脾消食，安胎。

本草纲目附方

气滞腰痛
青木香、乳香各二钱，酒浸后置于饭上蒸，以酒调服。《圣惠方》

蛇虫咬伤
青木香不限量，煎水服，有奇效。《袖珍方》

腋下、阴下湿臭或已成疮
用好醋浸木香夹于腋下、阴下，或研末搽敷患处。《外台秘要》

耳内作痛
取木香末，用鹅油涂葱黄，蘸木香末放到耳朵内。《圣济总录》

国医传世药方

十香返魂丹

方选源流：《春脚集》开窍方。

中药组成：木香、檀香、沉香、藿香、苏合香、公丁香、降香、乳香、诃子肉、天麻、郁金、礞石、瓜蒌仁、僵蚕、莲子心、琥珀、朱砂、香附各60克，麝香、安息香、牛黄各30克，冰片15克，甘草120克，金箔300张。

炮制方法：上药研末和匀，炼蜜为丸，每丸重3克。每服1丸，日服1~2次，温开水送服。

功能主治：开窍镇惊，化痰安神，行气止痛。适用于中风痰厥，牙关紧闭，不省人事，痰涎壅盛，口眼歪斜，暑湿胸痞，吐泻不得，脘腹满闷，头晕恶心，四肢冰冷；痰迷心窍，精神恍惚，昏厥。

四季药膳养生

木香黄连炖大肠

木香10克，猪大肠35厘米，黄连5克。木香、黄连研磨成粉末放入猪大肠内，两头扎紧，炖肠至烂时去药，饮汤食肠。▶功效健脾消食，凉血止血。适用于血热肠风下血，痢疾腹痛等症。

莎草　　拉丁学名：Cyperus rotundus L.

科属　莎草科植物莎草，其干燥茎入药。

地理分布　野生于耕地、山坡草地、路旁水边的潮湿处。分布于中南、华东、西南以及河北、辽宁、陕西、山西、台湾、甘肃等地。主产于山东、浙江、福建、河南、湖南等地。

采收加工　春秋季采挖根茎，用火燎去须根，晒干。或者沸水略煮或者蒸透后晒干。

用法用量　煎服，6~9克。

药理作用　促进胆汁分泌；抑制回肠平滑肌；松弛子宫平滑肌；有雌激素样作用；催眠；解热；强心；抗病原微生物；抗炎等。

性味归经　辛、微苦、微甘，平。归肝、脾、三焦经。

功能主治　调经止痛，行气解郁。用于肝郁气滞，胸、胁、脘胀痛，胸脘痞闷，消化不良，乳房胀痛，寒疝腹痛，经闭痛经，月经不调。

香附

别名／雀头香·莎草根·香附子·三棱草根·苦羌头

◎《本草纲目》及文献记载香附：

主治散时气寒疫，利三焦，解六郁，消饮食积聚，痰饮痞满，胕肿，腹胀，脚气，止心腹、肢体、头、目、齿、耳诸痛，痈疽疮疡，吐血，下血，尿血，妇人崩漏带下，月候不调，胎前产后百病。

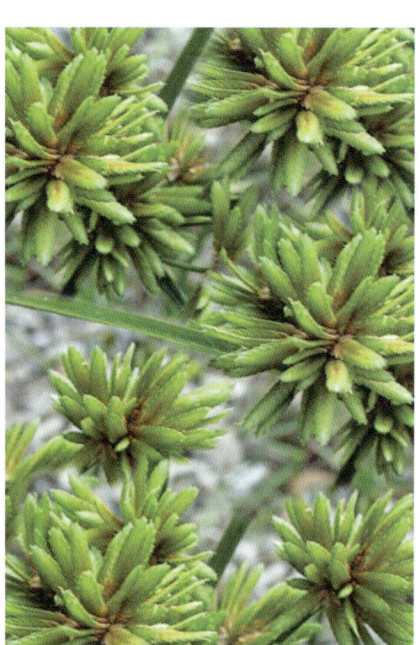
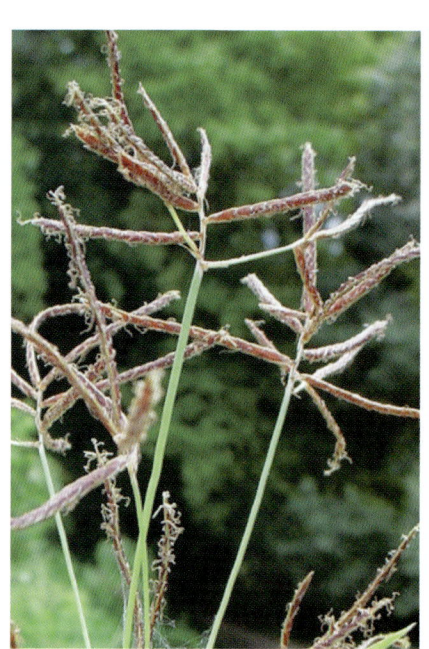
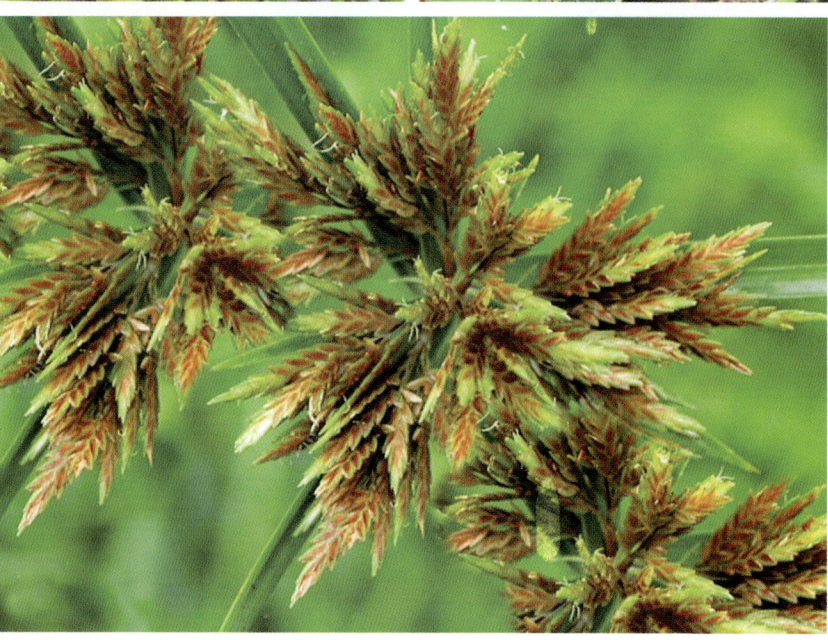

《本草纲目》附方

一切气病（胸腹胀满、恶心、气逆、泛酸、烦闷等）
香附子一斤、缩砂仁八两、炙甘草四两，共研为末，盐开水送服。或研成粗末煎服。《和剂局方》

气郁头痛
香附（炒）四两、川芎二两，共研为末。每次服二钱，茶汤调下。常服可防头痛，又可明目。《澹寮方》

肝虚目痛，冷泪怕光
香附子一两、夏枯草半两，共研为末。每次服一钱，茶汤送下。《简易方》

调中快气，心腹刺痛的症状
小乌沉汤：将二十两香附子擦去毛以后焙过，十两乌药，一两炒甘草，共同制成末。每次服二钱，用盐汤随时冲服。《和剂局方》

安胎顺气
铁罩散：将香附子炒后制成末，浓煎紫苏汤服下一、二钱。另一方加入砂仁。（华佗《中藏经》）

肺破咯血
一钱香附末，用米汤服下，每日服二次。《百一选方》

各种牙痛
用香附、艾叶煎汤漱口，同时用香附末擦牙，吐出口中涎液。《普济方》

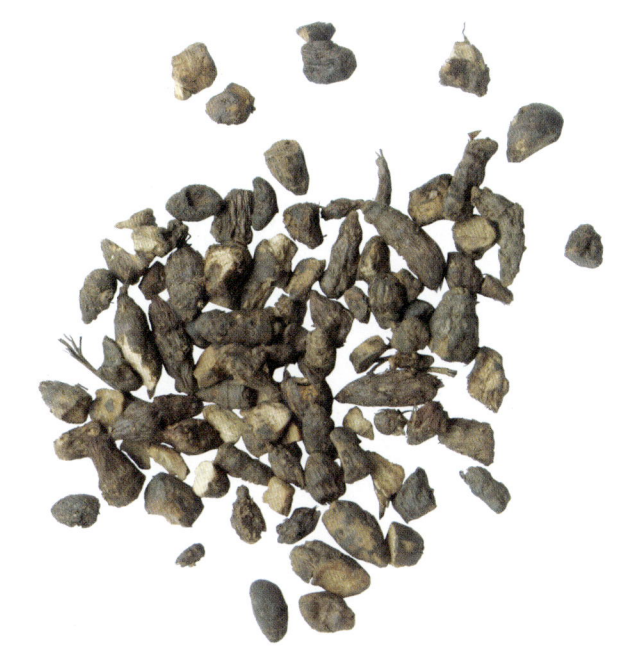

国医传世药方

理气疏肝散
方选源流：《医林改错》理气方。
中药组成：香附30克、柴胡30克、川芎15克。
炮制方法：上药研细末，每服9克，开水送服，早晚各服1次。亦可用饮片作汤剂水煎服，用量按原方比例酌情增减。
功能主治：疏肝活血，开郁通窍，理气止痛。适用于耳聋耳鸣，胸胁疼痛。

四季药膳养生

香附子粥
香附子8克，芡实18克，益母草12克，大米60克。前3味用纱布袋包好，煎汤去渣，入大米煮粥，每天1次。▶功能调经止痛，行气解郁。适用于肝经郁热所导致的乳汁自出。

香附子酒
制香附子30克，白酒500克。香附子浸酒中7天。每服20毫升，每天4次。▶功能疏肝理气，行气解郁，温经止痛。适用于肝胁痛等症。

香附川芎茶
香附子、茶叶、川芎各5克。上药一起制成粗末，沸水冲泡。代茶多饮。▶功能舒肝解郁。适用于肝气郁滞所导致的慢性头痛。

香附根酒
香附根60克。将香附根洗净切碎，用水、白酒各250克，浸泡4天。去渣饮用，不限时候。▶功能行气止痛。适用于胸胁胀痛，乳房胀痛，脘腹疼痛，月经不调，食欲不振，心中郁闷等症。

乌药 拉丁学名：Lindera aggregata (Sims) Kosterm.

科属 樟科植物乌药，其干燥块根入药。山胡椒属植物全世界约有95种，分布于亚洲和北美洲的温带及热带地区。中国约有39种，入药用约有13种。

地理分布 林缘、向阳山坡灌木丛中以及山麓、旷野等地多有野生。分布于安徽、陕西、江西、浙江、台湾、福建、湖南、湖北、广西、广东、四川等地。主产于浙江、湖南、安徽、广东、广西。

采收加工 冬春季采挖根，除去细根，洗净晒干，称"乌药个"。趁鲜刮去棕色外皮，切片干燥，称"乌药片"。

用法用量 煎服，3~9克。

药理作用 抗单纯疱疹病毒；双向调节胃肠平滑肌功能；止血；抗组胺等。

性味归经 辛，温。归肺、脾、肾、膀胱经。

功能主治 温肾散寒，行气止痛。对于胸腹胀痛，膀胱虚冷，气逆喘急，疝气，遗尿，尿频，痛经均有疗效。

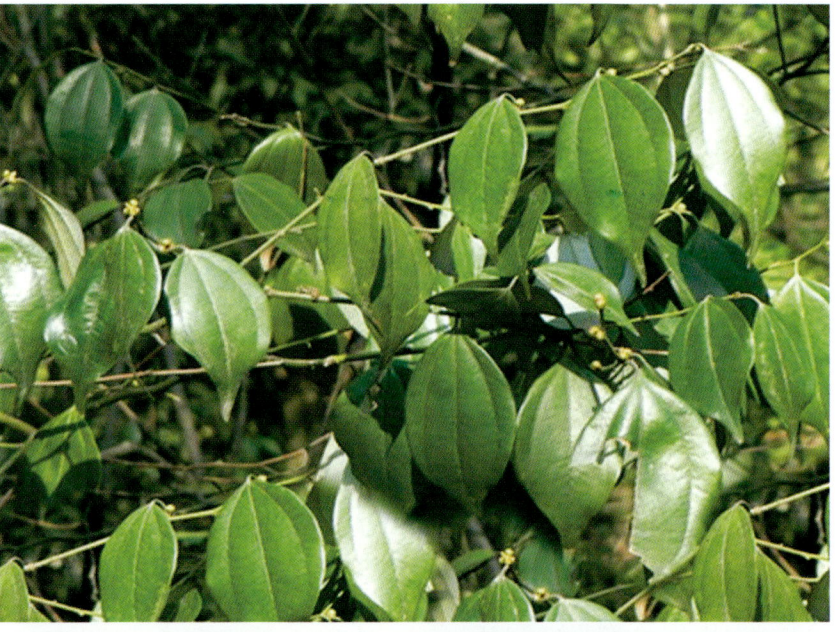

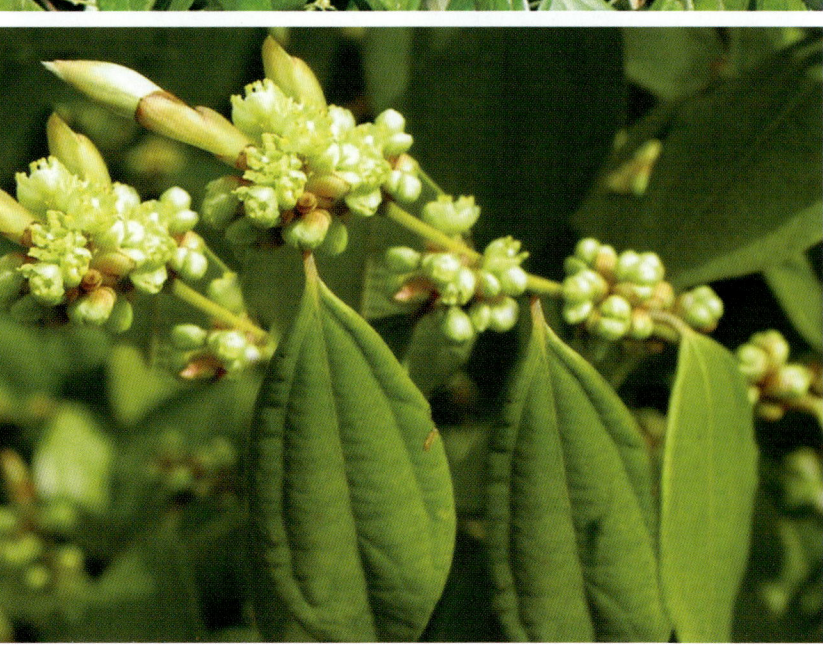

乌药

别名／天台乌药·铜钱柴·土木香·鲫鱼姜·鸡骨香·白叶柴

◎《本草纲目》及文献记载乌药：

主治中恶心腹痛，蛊毒疟忤鬼气，宿食不消，天行疫瘴，膀胱肾间冷气攻冲背脊，妇人血气，小儿腹中诸虫。治一切气除一切冷，霍乱，反胃吐食泻痢，痈疖疥疠，并解冷热，其功不可悉载。猫、犬百病，并可磨服。理元气，中气，脚气，疝气，气厥头痛，肿胀喘急，止小便频数及白浊。

本草纲目附方

乌沉汤
治一切气，一切冷，补五脏，调中壮阳，暖腰膝，去邪气，冷风麻痹，攻冲背膂，俯仰不利，风水毒肿，吐泻转筋，中恶心腹痛，鬼气疰忤，天行瘴疫，妇人血气痛。用天台乌药一百两，沉香五十两，人参三两，甘草四两，研末。每服半钱，空腹姜盐汤点服。《和剂局方》

小儿慢惊，昏迷或抽搐
乌药磨水，灌之。《济急方》

气厥头痛，不论多长时间，以及产后头痛
天台乌药、川芎等分，为末。每次服二钱，腊茶清调后服下。产后头痛，铁锤烧红淬酒调下。《济生方》

血痢泻血
乌药烧存性研末，用陈米饭做成梧桐子大的药丸，每次用米汤饮服三十丸。《普济方》

小肠疝气
乌药一两，升麻八钱，水二钟，煎至一钟，露放一晚，空腹热服。《集效方》

男妇诸病
香乌散：用香附、乌药等分，每服一二钱。若饮食不进者，用姜、枣汤送下；疟疾，用干姜、白盐汤送下；腹中有虫，用槟榔汤下；头风虚肿，用茶水送下；妇人冷气，用米饮用；产后血攻心脾痛，用童便下；妇人血海痛，男子疝气，用茴香汤下。《乾坤秘韫》

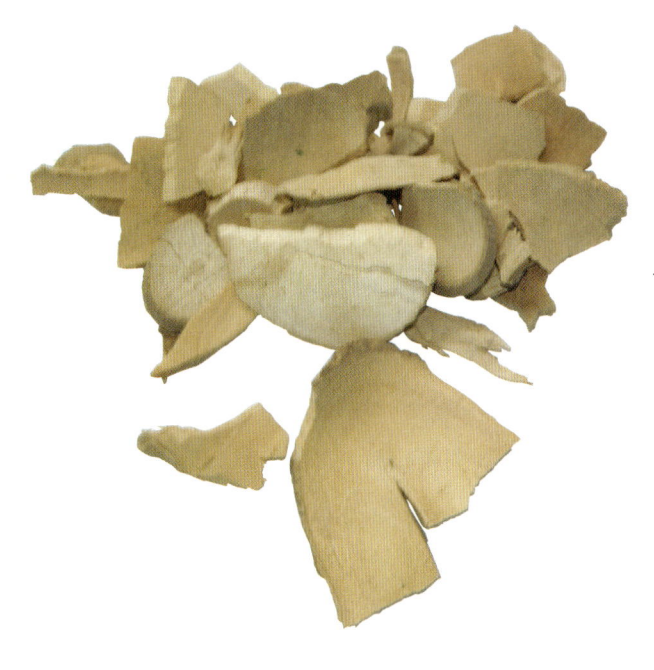

国医传世药方

乌药理气汤
方选源流：《兰室秘藏》理气方。
中药组成：乌药9克、当归6克、香附6克、木香4.5克、甘草3克。
炮制方法：水煎服。
功能主治：行气止痛，调经养血。适用于气滞血淤，血行不畅，经期小腹胀痛，胸胁乳房胀痛，月经后期，量少色暗红，有血块，精神抑郁，苔白脉弦涩。

四季药膳养生

乌药根酒
土乌药(矮樟树根)适量。用布揩净，瓷片刮屑，收于瓷器内，以1次量酒浸1夜。温服，1次服完。可入麝香少量。▶功能温肾散寒，行气止痛。适用于脚气。孕妇禁服。

甘露茶
乌药、姜炙川朴、炒山楂、麸炒枳壳各22克，橘皮120克，炒谷芽30克，麸炒六神曲45克，茶叶90克。先将橘皮用盐水浸润炒干，碾为粗末，和匀过筛，分装，每袋8克。每次1袋，加鲜姜1片，开水泡代茶饮。▶功能理气消积，温肾散寒，行气止痛。适用于食积停滞引起的脘腹胀闷，不思饮食及水土不服等症。忌生冷、油腻的食物。

荔枝　　拉丁学名：Litchi chinensis Sonn.

科属　无患子科植物荔枝，其干燥成熟的种子入药。荔枝属植物全世界仅有2种，分布于美洲、大洋洲、非洲及亚洲。中国仅有1种，可入药。

地理分布　分布于西南和华南等地区，栽培于广东和福建南部、台湾。广东、广西、福建为其主产区。

采收加工　6~7月果实成熟时采摘，吃荔枝肉（假种皮）后收集种子，洗净，晒干。

用法用量　煎服，4.5~9克。

药理作用　降血糖。

性味归经　甘、微苦，温。归肝、肾经。

功能主治　祛寒止痛，行气散结。用于寒疝腹痛，睾丸肿痛。

荔枝核

别名／荔核·荔仁·枝核·大荔核

◎《本草纲目》及文献记载荔枝核：主治心痛，小肠气痛，以一枚煨存性，研末，新酒调服。行散滞气。治癞疝气痛，妇人血气刺痛。

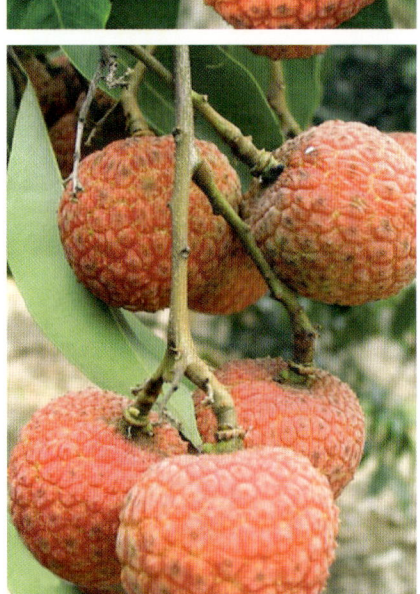
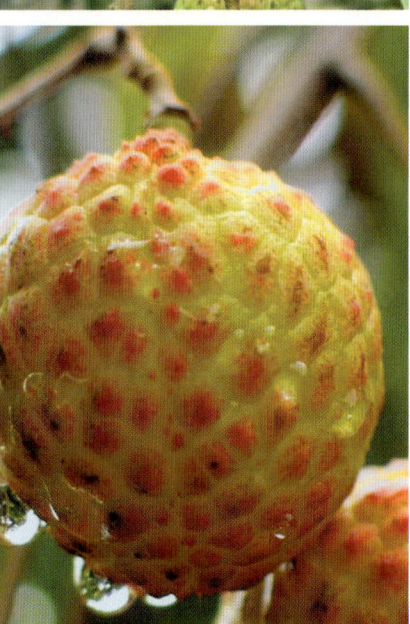

本草纲目附方

脾痛
将荔枝核研为末，每次服二钱，醋送下。数服即愈。《卫生简易方》

疝气
1.用荔枝核（炒黑）、大茴香（炒）等分，研为末。每次服一钱，温酒送下。（孙氏）
2.荔枝核四十九个、陈皮（连白）九钱、硫黄四钱，共研为末，加盐水调面糊成丸，如绿豆大。遇痛时空腹酒送服九丸。不过三服见效。《皆效方》

肾肿如斗
荔枝核、青橘皮、茴香等分，各炒过，研细，酒送服二钱，一天服三次。

妇人血气刺痛
把荔枝核烧后保存药性，取半两，香附子炒制一两，研成细末。每次服二钱，用盐水、米汤任意送服。《妇人良方》

阴肾肿痛
把荔枝核烧好研成细末，用酒服下二钱。

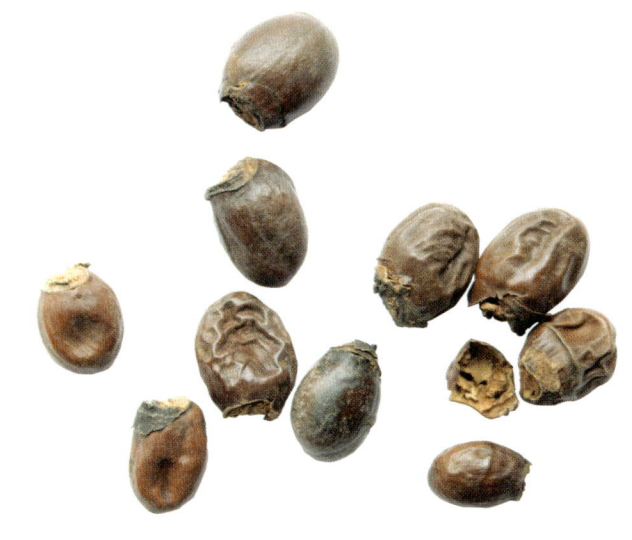

国医传世药方

理气和胃方
方选源流：《奇方本草》理气方。
中药组成：荔枝核、小茴香、白术、茯苓、川楝子、泽泻、桂枝、猪苓、广木香、橘核各8克。
炮制方法：加水煎沸15分钟，滤出药液，再加水煎20分钟，去渣，两煎药液兑匀，分服。每天1剂。
功能主治：祛寒止痛，行气散结。适用于疝气，腹胀，腹痛。

四季药膳养生

荔枝饮
荔枝肉30克，大枣10枚，冰糖100克。荔枝洗净，大枣洗净去核，一起放入锅内，加水适量，大火烧沸后小火煨熬30分钟；冰糖砸碎，加水溶化后倒入荔枝汤中搅匀，装入容器内。吃荔枝、大枣，喝汤。▶功能健脾理气，祛寒止痛，行气散结，生津润燥。适用于烦渴，胃脘寒痛等症。

荔枝大枣粥
荔枝5~7枚，粳米50克，大枣5枚，荔枝去壳带核，与大枣、粳米加水入沙锅内煎煮。以汤稠表面有粥油为度。每天3次，温热空腹食。▶功能祛寒止痛，行气散结。适用于虚咳，烦渴，头晕，喘，心悸怔忡，气短，胃脘寒痛，口臭等症。温热病者忌服。曾发低血糖休克者不宜多食。

荔枝粥
荔枝核30克，粳米50克。先煎荔枝核，取汁，合粳米煮粥，任意食用。▶功能祛寒止痛，行气散结。适用于少腹冷痛，寒疝气痛，妇女血气刺痛等症。

土木香　　拉丁学名：Inula helenium L.

科属　菊科植物土木香，其干燥根入药。旋覆花属植物全世界约有98种，分布于亚洲、非洲、欧洲、俄罗斯西部、蒙古北部、北美及地中海地区。中国约有19种。入药用约有17种。

地理分布　各地均有栽培。

采收加工　秋季采挖，除去泥沙后，晒干。

用法用量　内服：煎服，3~9克；或入丸、散。

药理作用　抗菌，驱虫等。

性味归经　辛、苦，温。归肝、脾经。

功能主治　调气解郁，健脾和胃，止痛安胎。用于胸胁及脘腹胀痛，胸胁挫伤，呕吐泻痢，胎动不安，岔气作痛。

土木香

别名／马兜铃根·土青木香·兜铃根·云南根·痧药·野木香根·水木香根·白青木香

◎《本草纲目》及文献记载青木香：

主治鬼疰积聚，诸毒热肿，蛇毒。水磨为泥封之，日三四次，立瘥。水煮一二两，取汁服，吐蛊毒。又捣末水调，涂丁肿，大效。治血气。利大肠。治头风，瘙痒，秃疮。

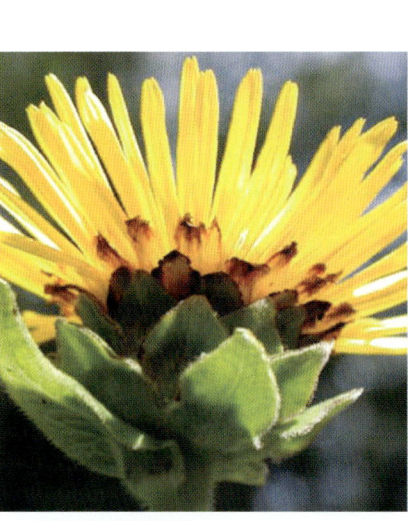
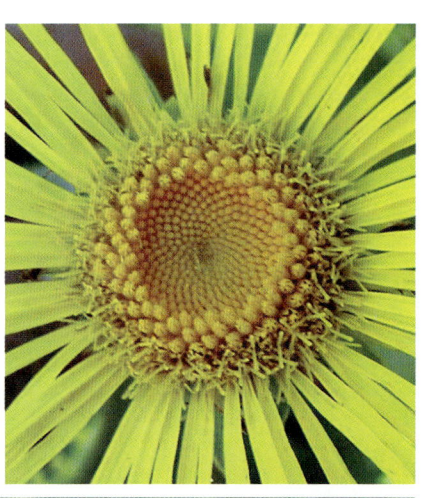
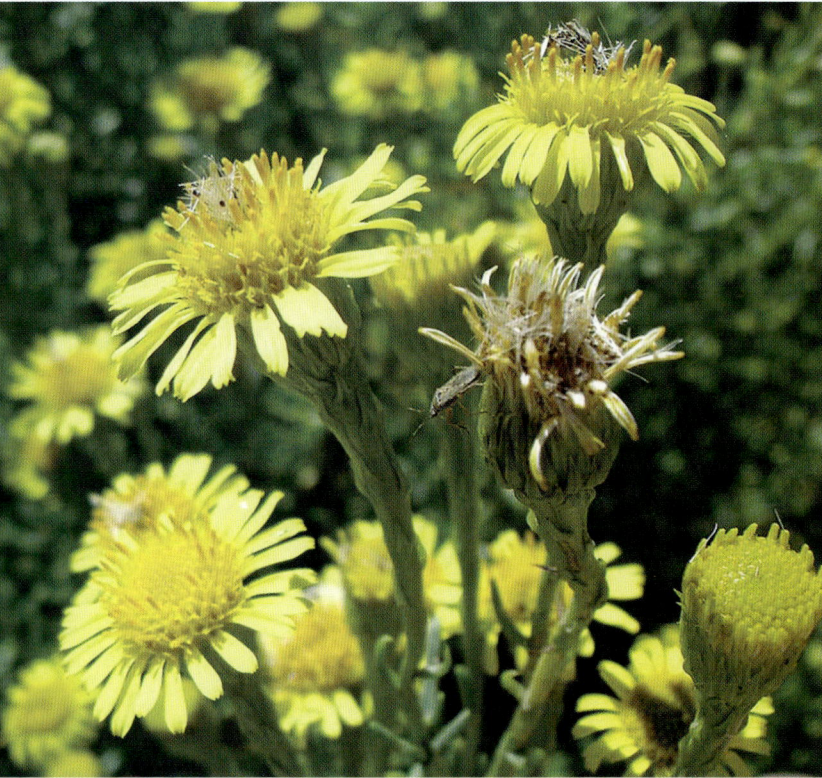

本草纲目附方

五种蛊毒
席辨刺史说：岭南的当地人多得食物中毒，人渐渐不能进食，胸背渐胀，开始发寒就象瘴气。用都淋藤十两，水一斗，酒二升，煮成三升，分三次服用。毒随小便中排出。十天内慎吃毒物。不好再服药。当地人叫它三百两银药。
另外支太医说：将马兜铃根一两研成末，用水煎一次服完，就会吐出蛊毒，没有吐尽的再服药，或者研成末，用水调服，也灵验。《肘后方》

肠风漏血
将马兜铃藤、谷精草、荆三棱用乌头炒过，三味药各取等分，用水煎，先熏后洗。《普济方》

疔肿复发
将马兜铃根捣烂，用蜘蛛网裹住傅于患处，一会儿病根就拔出了。《肘后方》

恶蛇所伤
青木香半两，煎汤饮用。《袖珍方》

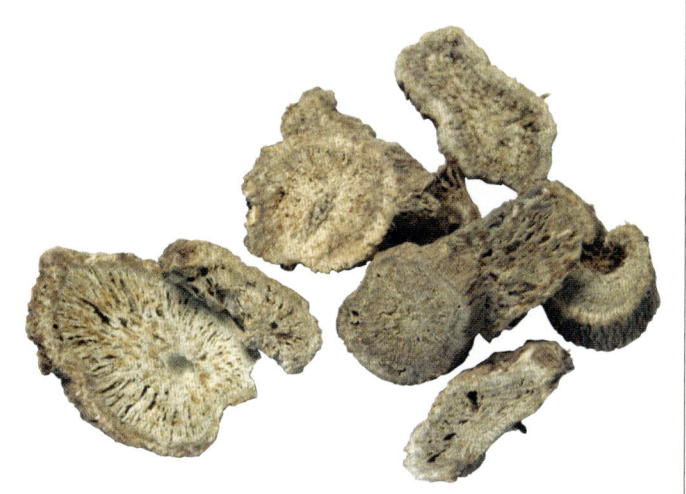

国医传世药方

木香清热理气方
方选源流：《奇方本草》理气方。
中药组成：土木香、山柰各10克，苦参20克，杆达嘎日、川楝子、栀子各15克，诃子5克。
炮制方法：以上7味，分别挑选，除土木香、山柰外，其余5味，加二倍量的蒸馏水渗漉提取四次，合并提取溶液，过滤，浓缩至膏状；另将土木香、山柰粉碎成细粉，过筛，加入上述浓缩膏中，充分搅匀在60℃烘干，压成粗粉，过筛，得粗颗粒，压至0.25克大小片，包糖衣。口服，1次4片，每天3次。
功能主治：清热解毒，调气解郁，健脾和胃。适用于咽喉肿痛，瘟病初起，感冒高热。

四季药膳养生

五味沙棘散
土木香6克，沙棘6克，白葡萄6克，甘草3克，栀子（或余甘子）2克。以上5味，除白葡萄外，其余4味粉碎成粗粉，加入白葡萄干，再粉碎成细粉，过筛混匀。成人1次2克，每天2次，温开水送服。▶功能清热，化痰，止咳。适用于肺热痰多，久咳喘促，慢性支气管炎，胸胁及脘腹胀痛等症。

四味土木香汤
土木香、苦参、悬钩木各2克，山柰1克。以上4味，粉碎成粗粉，过筛，混匀。成人1次5克，每天2次，水煎温服。▶功能清瘟解表，调气解郁，健脾和胃。适用于温病、瘟疫初期的未成熟热，发冷发烧，血热头痛，咽喉肿痛，胸胁刺痛等症。

北马兜铃　　拉丁学名：Aristolochia contorta Bge.

科属　马兜铃科植物马兜铃或北马兜铃，其干燥地上部分入药。

地理分布　1.马兜铃　生于海拔200～1500米的沟边、山谷、路旁湿处以及山坡灌木丛中。主产于长江流域以南各省区及山东、河南，广东、广西常有栽培。

2.北马兜铃　海拔500～1200米的山坡灌木丛、沟谷两旁以及林缘多有生长，喜气候湿润、较温暖、肥沃的沙壤中。主产于东北及河北、内蒙古、河南、陕西、山东、甘肃。

用法用量　煎服，4.5～9克。

采收加工　霜降前未落叶时割取地上部分，晒干打捆。

药理作用　抗肿瘤；抑菌；降血压。

性味归经　苦，温。归肝、脾、肾经。

功能主治　利水消肿，行气活血。用于关节痹痛，脘腹刺痛，妊娠水肿。

天仙藤

别名／兜铃苗・马兜铃藤・青木香藤・香藤

◎《本草纲目》及文献记载天仙藤：主治解风劳。同麻黄，治伤寒，发汗。同大黄，堕胎气。流气活血，治心腹痛。

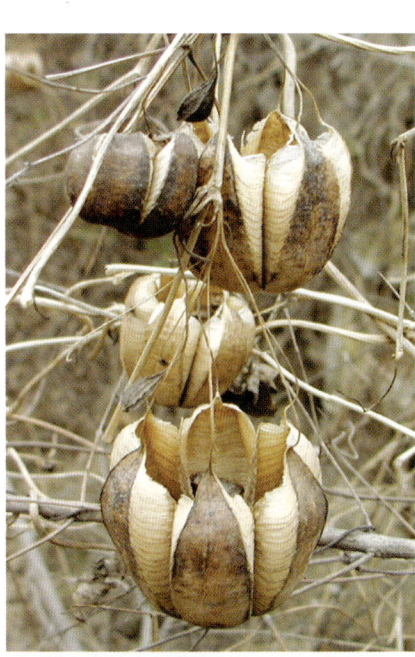
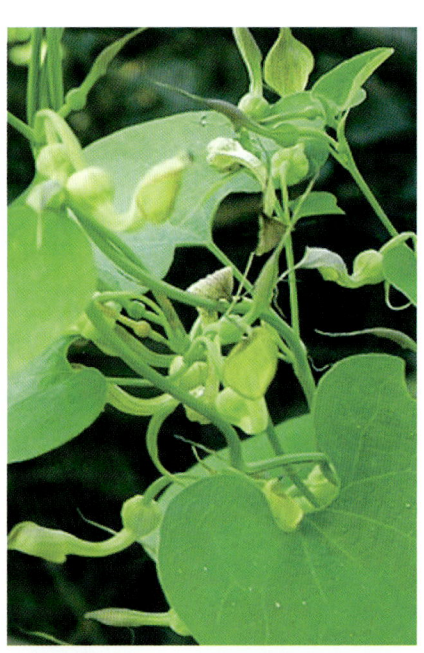
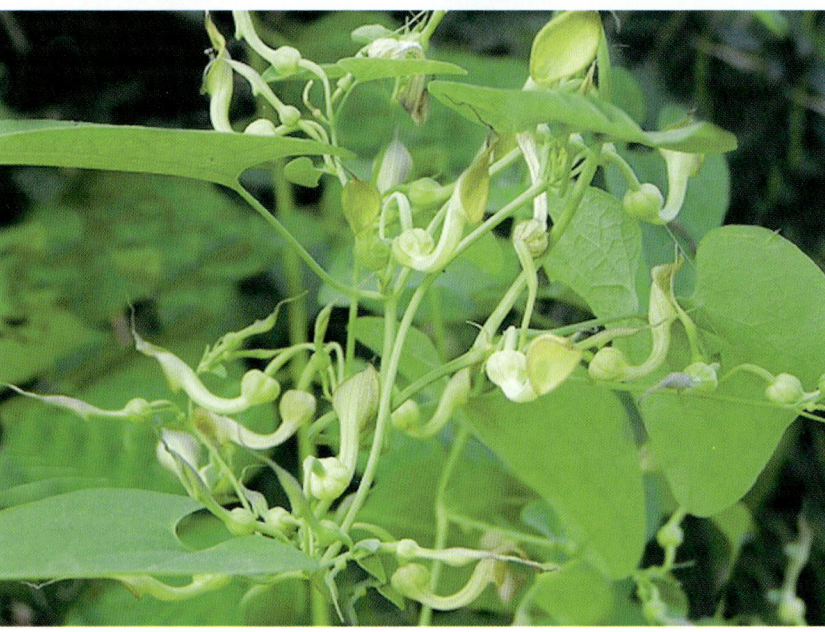

本草纲目附方

疝气作痛
用天仙藤一两,好酒一碗,煮取半碗,服下。具有神奇的效果。《集效方》

痰注臂痛
用天仙藤、白术、羌活、白芷梢各三钱,片子姜黄六钱,半夏制五钱,每次服用五钱,加入生姜五片煎熬取汤服下。同时服千金五套丸。《直指方》

妊娠水肿
水肿始于两足,渐渐发展到喘闷,似水,脚趾出水,这叫作子气。因为妇人平常有风邪,或冲任有血风,不能当作水邪乱吃药物,适宜用天仙藤散主治。取天仙藤洗净,微炒,炒香附子、陈皮、甘草、乌药同等分量研成碎末。每次服用三钱,用水一大盏,加入生姜三片,木瓜三片,紫苏三叶,一起煎煮。煎到剩余七分,空腹服下,每天服三次。可以使小便利,气脉通,水肿消,不必服用过多。这是淮南名医陈景初的秘方,得于李伯时家。(陈自明《妇人良方》)

产后腹痛以及小儿枕痛
用天仙藤五两,炒焦研末,每次服二钱,加入炒生姜汁,童子小便和细酒调服。《经验妇人方》

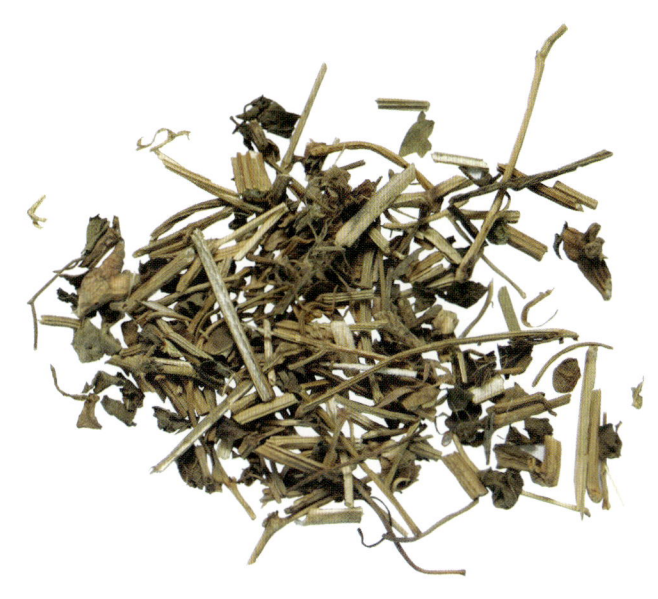

国医传世药方

天仙藤利水行气散

方选源流:《校注妇人良方》理气方。
中药组成: 天仙藤12克、陈皮6克、甘草6克、乌药6克、木瓜6克、香附6克、生姜6克、苏叶6克。
炮制方法: 水煎服。
功能主治: 利水消肿,行气活血。适用于妊娠浮肿,行步艰难,胸闷胁胀,饮食减少,苔薄腻,脉弦滑。

四季药膳养生

天仙藤散

天仙藤(炒焦)150克。上研为细末。每服6克,产后腹痛用生姜、小便和酒调下,常患血气用温酒调服。▶功能通经络。适用于产后腹痛不止。

痹痛汤

天仙藤、南川芎、海风藤各6克,络石藤、鸡血藤、酒桑枝、全当归、川牛膝各9克。水煎服。或头煎内服,二煎局部热敷。▶功能行气活血,祛风湿。适用于风湿阻滞,肌肉筋骨酸痛等症。

天仙藤酒

天仙藤、丁公藤、铭勾藤、桑络藤、菟丝藤、忍冬藤、五味子藤各3两。将以上材料切细,放入棉布袋中,置入罐中,倒入白酒漫过药材,封口。一个月即可饮用。每次5毫升空腹温服。▶功能行气活血,祛风湿。适用于筋脉拘急、痛风。

槟榔　　拉丁学名：Areca catechu L.

科属　棕榈科植物槟榔，其干燥果皮入药。

地理分布　原产于马来西亚。栽培于台湾、福建、海南、广东、云南等地。主产于云南、海南。

采收加工　冬季至第二年春季采收未成熟的果实，煮后干燥，纵剖两瓣，剥取果皮，习称"大腹皮"；春末到秋初采收成熟果实，煮后干燥，剥取果皮，打松，晒干，习称"大腹毛"。

用法用量　煎服，4.5～9克。

药理作用　促进纤维蛋白溶解，增强胃肠平滑肌收缩力等。

性味归经　辛，微温。归脾、胃、大肠、小肠经。

功能主治　行水消肿，下气宽中。用于脘腹胀闷，湿阻气滞，水肿胀满，大便不爽，小便不利，脚气浮肿。

【大腹皮】

别名／槟榔皮·槟榔壳·大腹毛·茯毛·槟榔衣·大腹绒

◎《本草纲目》及文献记载大腹皮：

主治冷热气攻心腹，大肠壅毒，痰膈醋心。并以姜、盐同煎，入疏气药用之，良。下一切气，止霍乱，通大小肠，健脾开胃调中。降逆气，消肌肤中水气浮肿，脚气壅逆，瘴疟痞满，胎气恶阻胀闷。

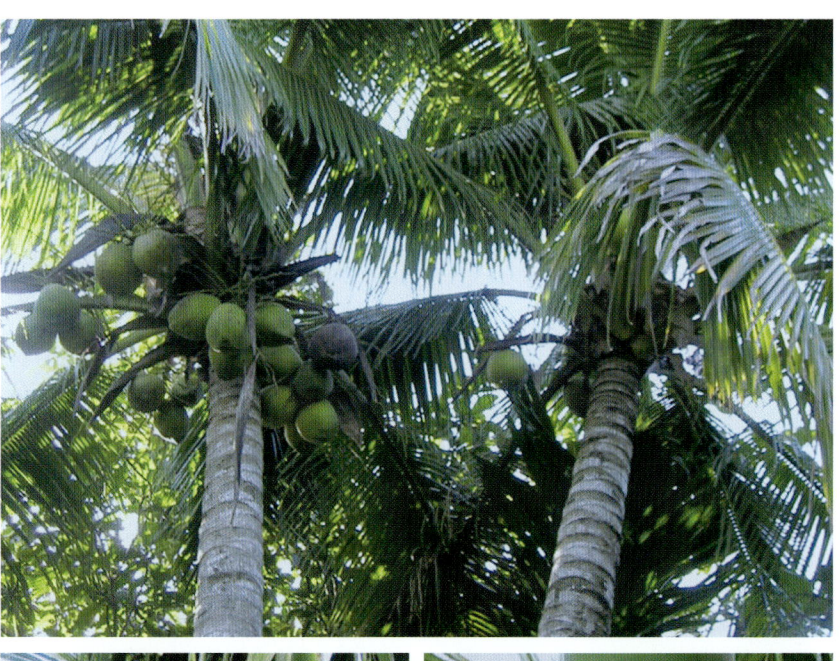

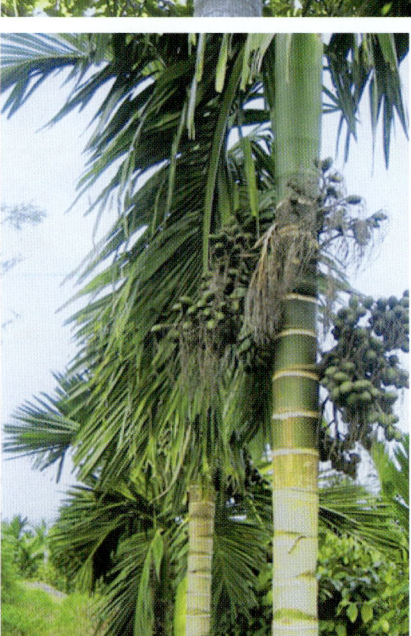

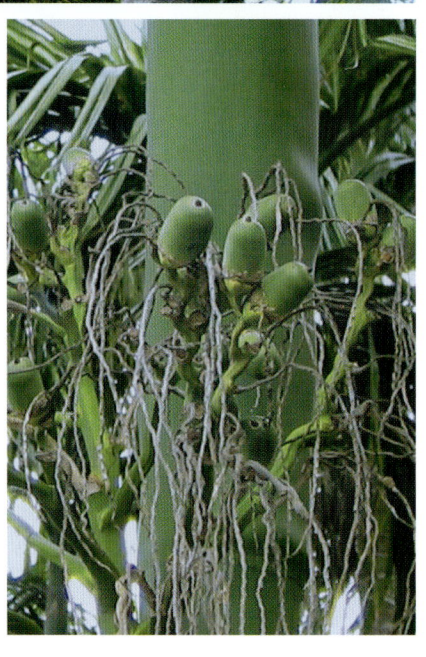

本草纲目附方

漏疮恶秽
用大腹皮煎成汤洗患处。《直指方》

乌癞风疮
把干的或者生的大腹皮,连着整个皮不要弄破,用一升酒浸泡,再用慢火把它熬干后研成细末,用腊猪油拌和后搽在患处。《圣济总录》

▲孙思邈说：
"鸩鸟大多集结在槟榔树上。凡是使用槟榔皮时,应该先用酒洗,然后再用大豆汁洗过,晒干放入灰火里烧煨,再切碎使用。"

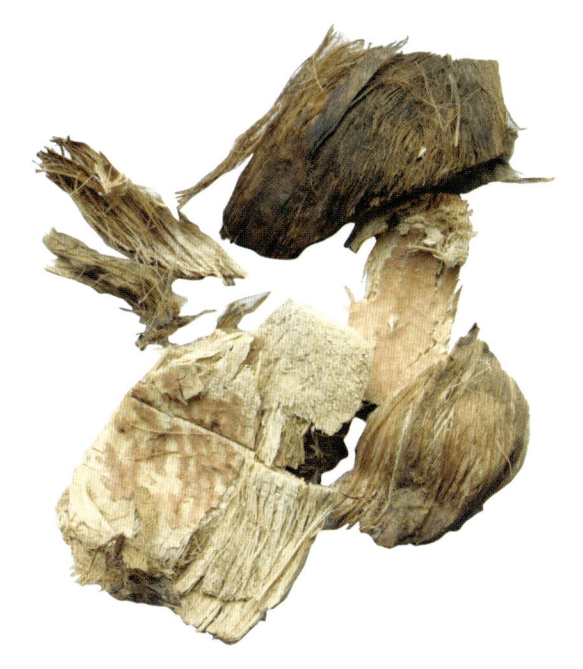

国医传世药方

五皮理气健脾散
方选源流：《华氏中藏经》祛湿方。
中药组成：大腹皮9克、陈橘皮9克、桑白皮9克、生姜皮9克、茯苓皮9克。
炮制方法：上药研粗末,每服9克,水煎去渣,温服。
功能主治：行水消肿,理气健脾。适用于脾虚脾湿。全身浮肿,肢体沉重,脘腹胀闷,上气喘急,小便不利,大便不爽,以及妊娠水肿,苔白腻,脉沉缓。

廓清化湿饮
方选源流：《景岳全书》祛湿方。
中药组成：大腹皮6克、枳壳6克、厚朴4.5克、茯苓9克、泽泻9克、陈皮3克、萝卜子（生捣）3克、白芥子2克。
炮制方法：水煎服。
功能主治：理气消肿,化湿利水。适用于三焦壅滞,胸闷气胀,气道不通,小便不利,全身肿胀,肚腹单胀者。

四季药膳养生

瓜蒌大腹皮炖猪肚
大腹皮30克,瓜蒌20克,猪肚1个,姜、葱、盐各6克,大蒜10克。把大腹皮、瓜蒌洗净。猪肚洗净后,放沸水焯透,捞起待用。姜切片,葱切段,大蒜去皮切段。把猪肚放炖锅内,大腹皮、瓜蒌放在猪肚内,加水1500毫升,放入盐、姜、葱。把炖锅置大火上烧沸,再用小火炖煮1小时即可。每天1次,每次吃猪肚30克,随意喝汤。
▶功能 行水消肿,下气宽中,宽胸散结,利水疏肝。适用于肝硬化患者。

酢浆草腹皮汤
大腹皮、酢浆草各15克,火炭母30克,瘦猪肉150克,陈皮6克,生姜10克,大枣5枚。将瘦猪肉洗净,斩成小块,其他葱、盐各6克,大蒜10克。备用。全部用料放入锅内,加水适量,小火煮2小时,加盐调味,随量饮用。▶功能 清热利湿,理气消滞。适用于无黄疸型乙肝、肝胆湿热者,头身困重,脘腹胀满,舌苔黄微腻,脉濡数。

刀豆　　拉丁学名：Canavalia gladiata (Jacq.) DC.

科属　豆科植物刀豆，其干燥成熟的种子入药。

地理分布　原产于西印度群岛。我国长江以南各省区有栽培。热带亚热带以及非洲广布。

采收加工　秋季果实成熟的时候，采收果实，晒干，剥取种子，或者采后即剥取种子，晒干。

用法用量　煎服，6～9克。

药理作用　抗肿瘤；促进淋巴细胞转化反应等。

性味归经　甘，温。归胃、肾经。

功能主治　下气，温中，温肾助阳，止呃。对于虚寒呃逆，肾虚腰痛，呕吐有疗效。

刀豆

别名／挟剑豆·刀豆子·大刀豆·刀鞘豆·白凤豆·刀板仁豆·刀巴豆·马刀豆·卡肖·刀培豆

◎《本草纲目》及文献记载刀豆：

主治温中下气，利肠胃，止呃逆，益肾补元。

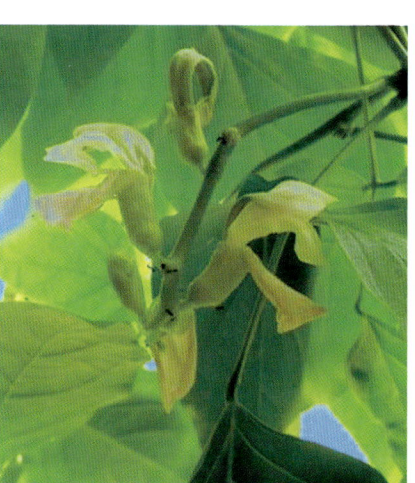
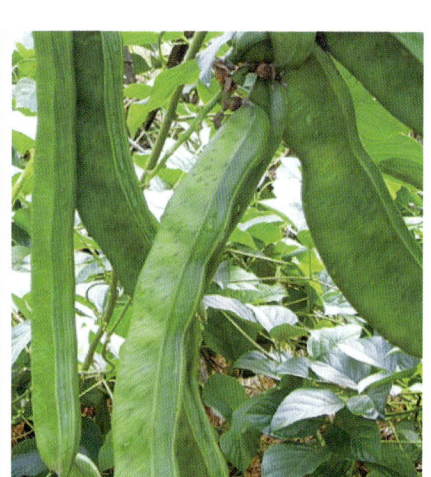
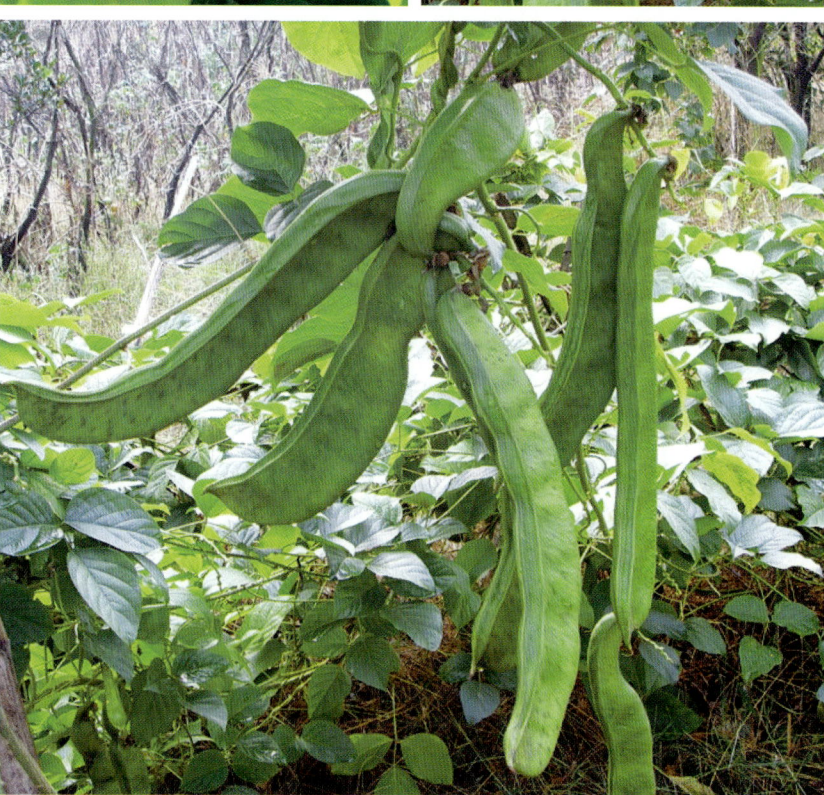

本草纲目附方

▲ 李时珍说：

"刀豆本草中没有记载，只有近代的小书中记载说它性暖而补元阳。又说有一人病后呃逆不止，响声邻家可闻。有人让取刀豆子烧存性，用白开水调服二钱，服下就止住了。这也是取其下气归元的功能，因而呃逆就自然停止了。"

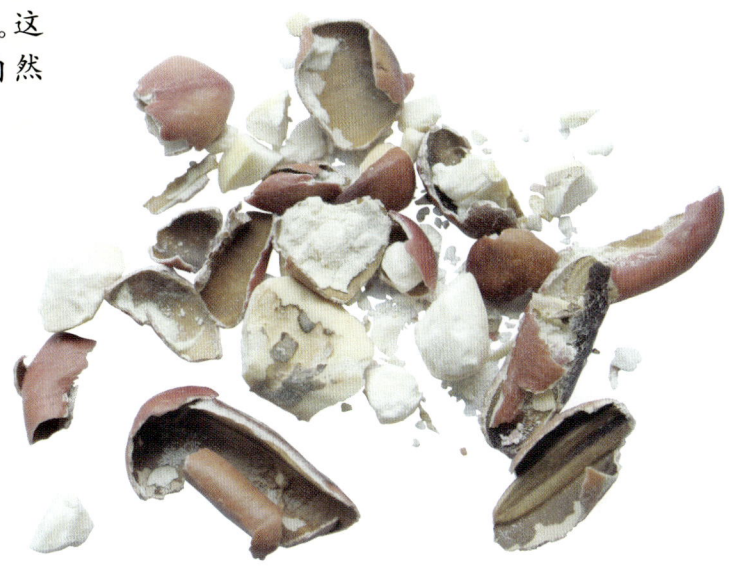

国医传世药方

温肾助阳方

方选源流：《奇方本草》理气方。

中药组成：刀豆壳60克。

炮制方法：炒成老黄色，研细末，每次服5克。黄酒冲服亦可。不能饮酒者，可改成煎汤酌加酒服，或切成小块，黄酒炖服，亦可再加白糖用。

功能主治：下气温中，温肾助阳。适用于腰痛。

温肾助阳方

方选源流：《奇方本草》理气方。

中药组成：刀豆、诃子各3克，红花、五灵脂、枇杷叶、茜草、紫草茸、刺柏叶、白豆蔻各2克，地格达1克。

炮制方法：以上10味，分别挑选，碎成细粉，过筛，混匀。成人每次2克，每天2次，温开水送服。

功能主治：下气温中，温肾助阳。适用于肾外伤腰痛，尿频，尿急。

四季药膳养生

刀豆粳米粥

刀豆20克，南粳米60克，生姜2片。刀豆捣碎(或炒研末)，姜、粳米一齐放入沙锅内，加水400毫升煮稀稠粥。早晚温热食。▶适用于呃逆，虚寒性胃痛，呕吐等症。

刀豆茶

刀豆根30克，黄酒适量，红茶4克。水煎数沸，不限时间，代茶饮。▶适用于恶风畏寒，头痛连项背，呈发作性，遇风痛加，舌淡红，口不渴，苔薄白，脉浮。

刀豆蜂蜜饮

刀豆子30克，甘草4克，冰糖6克或者蜂蜜6克。2药水煎取汁，加冰糖或者蜂蜜调匀。代茶饮。▶功能温中下气，益肾补元。适用于小儿百日咳以及老年咳喘症。胃热严重者慎用。

柿　　拉丁学名：Diospyros kaki Thunb.

科属　柿树科植物柿，其干燥宿萼入药。
地理分布　河北、辽宁、山西、河南、甘肃、陕西、江苏、山东、浙江、安徽、福建、江西、广东、海南、台湾、湖北、湖南、广西等地均有分布。主产于河南、山东。
采收加工　秋冬季收集成熟柿子的果蒂(带宿存花萼)，去柄，晒干后使用。
用法用量　煎服，4.5~9克。
药理作用　抗心律失常，镇静等。
性味归经　苦、涩，平。归胃经。
功能主治　降逆下气。用于呃逆。

柿蒂

别名／柿钱·柿丁·柿子把·柿萼

◎《本草纲目》及文献记载柿蒂：主治咳逆哕气，煮汁服。

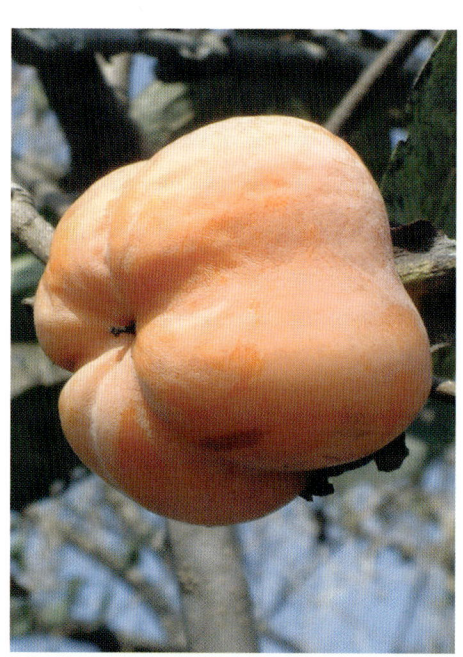
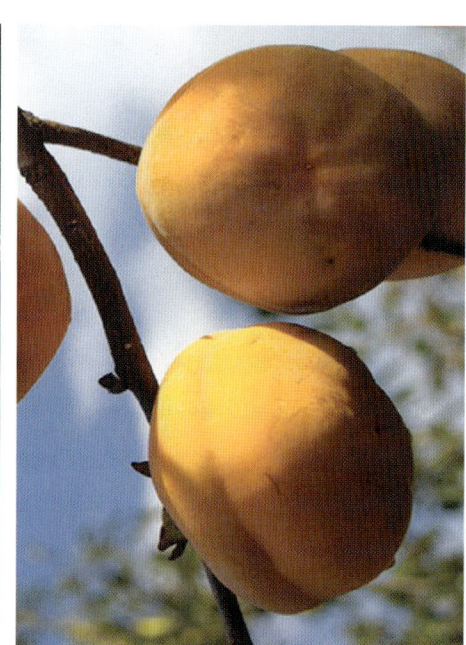
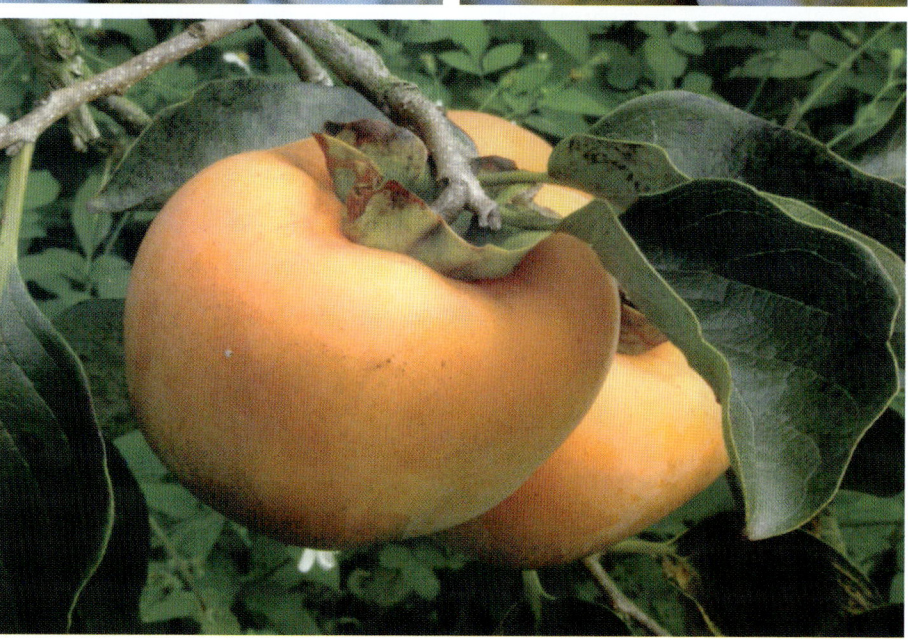

本草纲目附方

▲ **李时珍说：**

"将青绿的柿放在器具中让它自然变红、变熟，像火烘出来的一样，而且涩味尽去，味甜如蜜。主治通耳鼻气，治肠胃不足，解酒毒，压胃间热，止口干。"

▲ **李时珍说：**

"白柿，即干柿长霜。去皮捏扁，日晒夜露至干，放入瓮中，等到生白霜时取出。现在人们叫柿饼，也称柿脯，又叫柿花。霜叫柿霜。主治补虚劳不足，消腹中淤血，涩中厚肠，健脾胃气。能化痰止渴，治吐血，润心肺，治疗慢性肺疾引起的心热咳嗽，润声喉，杀虫，温补。常吃可去面斑。治反胃咯血，痔漏出血。"

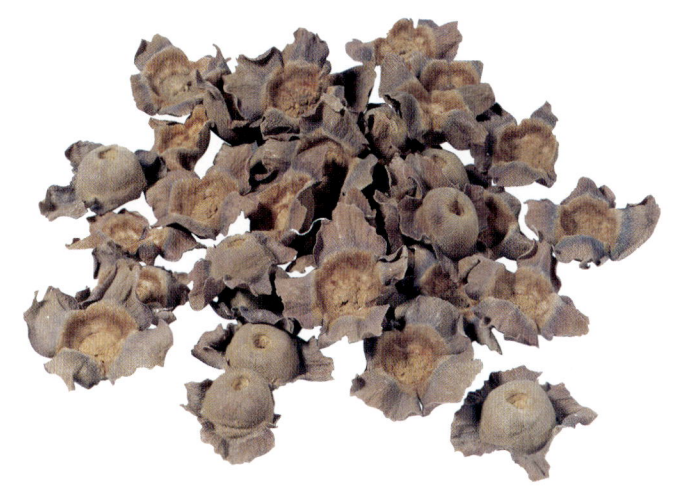

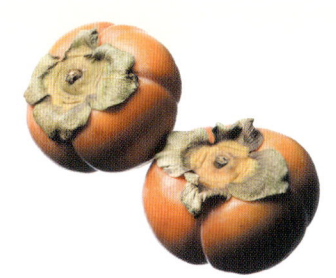

国医传世药方

丁香柿蒂理气汤

方选源流：《症因脉治》理气方。

中药组成：柿蒂9克、丁香6克、生姜6克、人参3克。

炮制方法：水煎服。

功能主治：温中理气，降逆止呃。胃虚胃寒，呃逆不已，胸痞脉迟者。

柿蒂苏叶黄连汤

方选源流：《中医治法与方剂》理气方。

中药组成：柿蒂、竹茹、枇杷叶、茯苓、半夏各9克，黄连2克，苏叶3克。

炮制方法：水煎服，频频冷服。

功能主治：清热止呕，降气止呃。肺胃不和，呕吐呃逆，发热，舌红苔黄。

四季药膳养生

柿蒂茶

柿蒂8枚，冰糖6克。一起放入茶杯，沸水冲泡。代茶饮。▶功效平喘止咳，降逆下气。适用于咳嗽，慢性支气管炎，气逆。

柿霜糖

柿霜50克，植物油适量，白糖400克。白糖、柿霜一齐放入锅内，加清水适量，烧沸后小火煮熬至挑起糖液呈丝状时，倒入涂有植物油的搪瓷盘内，摊平，稍冷后划成大小适当的糖块。每次服用3块，每天3次。▶功效化痰止咳，清热润燥，降逆下气。适用于肺热燥咳，咽干喉痛，口舌生疮等症。

乌柿

火烤干的柿子。▶适用于杀虫，金疮和烧伤感染，狗啮疮，断下痢。

柿子木皮

晒焙后研成末，吃饭时服二钱。▶适用于便血。

佛手　拉丁学名：Citrus medica L. var. sarcodactylis Swingle

科属　芸香科植物佛手，其干燥果实入药。柑橘属植物全世界约有19种，分布于世界热带、亚热带地区及亚洲东南部。中国约有14种。入药用约有10种。

地理分布　生于亚热带、热带。栽培于江西、浙江、广东、广西、福建、云南、四川等地。其中川佛手主产于四川合江、泸县、江津，云南易门、宾川等地；广佛手主产于广东高要，集散于肇庆，其次产于广西灌阳、凌东。

采收加工　分批采收，多于晚秋待果皮由绿变浅黄绿色时，用剪刀剪下，选择晴天，将果实顺切成4～7毫米的薄片，晒干或烘干后使用。

用法用量　煎服，3～9克。

药理作用　中枢抑制；解除胃肠平滑肌痉挛；平喘；增加冠脉血流量；抗炎；抗心肌缺血等。

性味归经　辛、苦、酸，温。归肝、脾、肺经。

功能主治　和胃止痛，疏肝理气。用于胸胁胀痛，肝胃气滞，食少呕吐，胃脘痞满。

佛手

别名／佛手柑·五指柑·手柑

◎《本草纲目》及文献记载佛手：
主治下气，除心头痰水。煮酒饮，治痰气咳嗽。煎汤，治心下气痛。

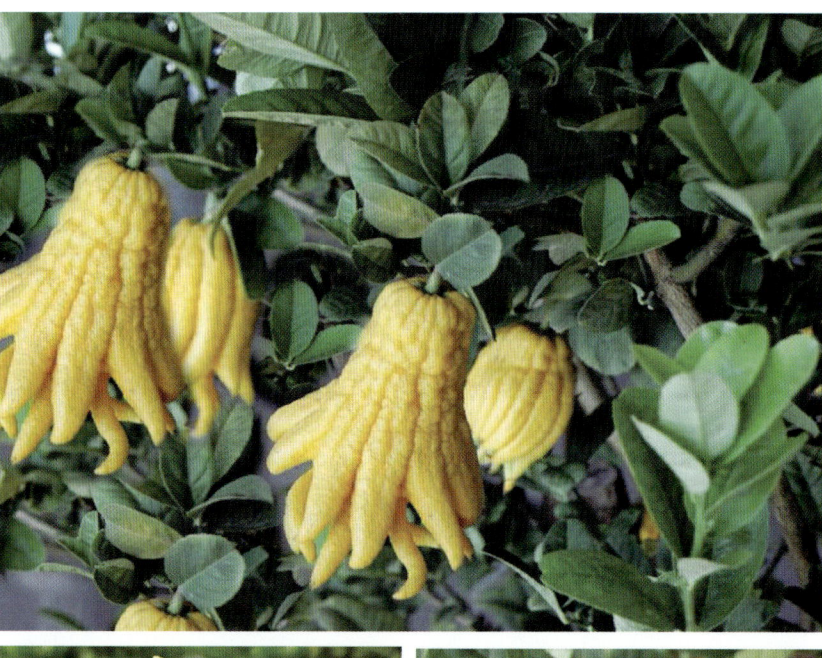
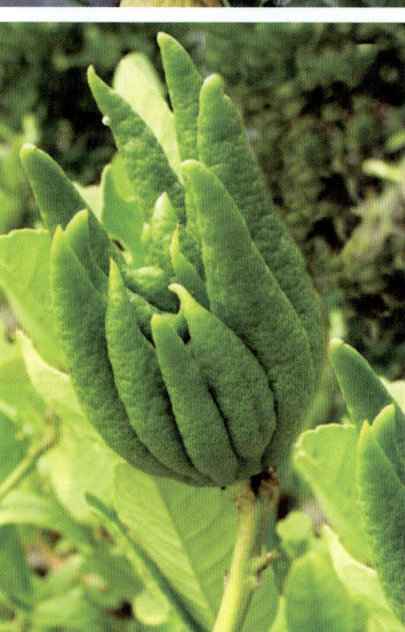
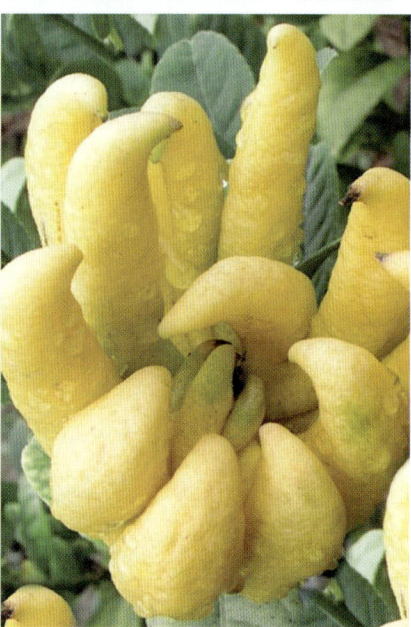

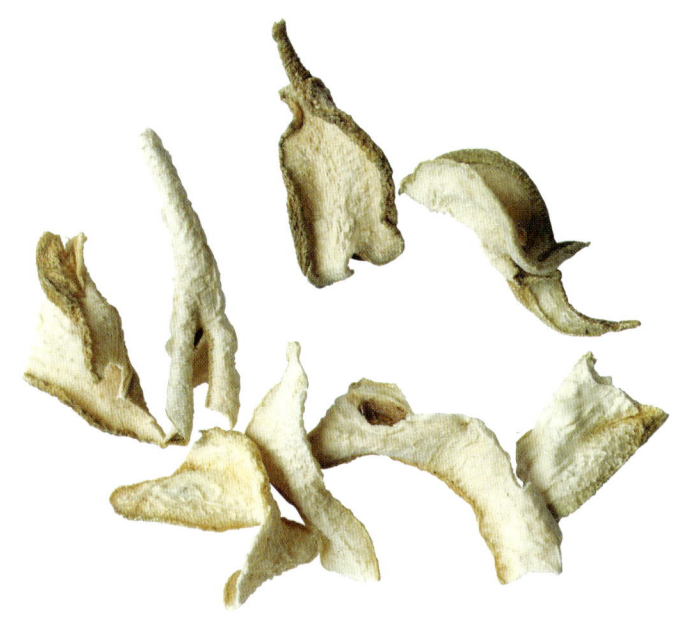

国医传世药方

疏肝理气方
方选源流：《奇方本草》理气方。
中药组成：佛手、连翘、茵陈、猪苓、茯苓、厚朴各10克，金钱草、赤小豆各15克，甘草、大黄末(分两次冲服)各5克。
炮制方法：加水煎沸15分钟，滤出药液，再加水煎20分钟，去渣，两煎药液兑匀，分服，每天1剂。
功能主治：和胃止痛，疏肝理气。适用于胆结石并发胆道出血。

疏肝理气方
方选源流：《奇方本草》理气方。
中药组成：佛手、半夏、竹茹、黄芩、青皮、陈皮、枳实各15克，石菖蒲30克，柴胡20克。
炮制方法：加水煎沸15分钟，滤出药液，再加水煎20分钟，去渣，两煎药液调兑均匀，分服，每天1剂。
功能主治：疏肝理气。适用于精神失常症，头目晕胀，易怒，情绪波动无常。

四季药膳养生

佛手粥
佛手、苏梗各15克，粳米30~60克。前2味水煎取汁，粳米淘净，加水煮粥，待粥将熟时兑入药汁一起煮至熟，放入白糖调味，温服。▶功能理气解郁。适用于胸腹痞满，妊娠少腹胀痛等症。

佛手露
佛手120克，五加皮30克，青皮、木瓜各12克，栀子、陈皮各15克，砂仁、良姜、肉桂各8克，木香、公丁香各5克，当归18克，白酒10升，冰糖2500克。前12味一起切成粗末，装入绢布袋内扎口，浸入酒中，以小火煮之，去药袋，放入冰糖溶化。每服50毫升，每天3次。▶功能疏肝理脾，宽胸解郁，和胃止痛，疏肝理气。适用于肝气郁结，脾胃气滞，痞闷不舒，胸胁胀痛，消化不良，及脘腹冷痛等症。孕妇忌服。

佛手柑粥
佛手柑30克，粳米60克。先煎佛手柑，去渣取汁，放米煮粥，空腹食用。▶功能和胃止痛，舒肝理气、化痰、理气。适用于胃脘气痛，以胀痛为主，甚至连及两胁胀痛。

枸橼　　拉丁学名：Citrus medica L.

科属　芸香科植物枸橼或香圆，其干燥成熟果实入药。柑橘属植物全世界约有19种，分布于亚洲东南部及世界热带、亚热带地区。中国约有14种。入药用约有10种。

地理分布　1.枸橼　云南玉溪、丽江、思茅，广西柳州等地为主产区。

2.香圆　主产于江苏苏州地区以及浙江。

采收加工　9～10月果实变黄成熟的时候采摘，用糠壳堆7天，待皮变金黄色后，切成1厘米厚，除去种子以及果瓤，摊开暴晒，遇雨天可烘干。

用法用量　煎服，3～9克。

药理作用　促进胃肠蠕动；抗炎；祛痰；抗病毒等。

性味归经　辛、苦、酸，温。归肝、脾、肺经。

功能主治　疏肝理气，化痰，宽中。对于肝胃气滞，胸胁胀痛，呕吐噫气，脘腹痞满，痰多咳嗽有疗效。

香橼

别名／枸橼·香圆

◎《本草纲目》及文献记载香橼：主治下气，开胸膈。

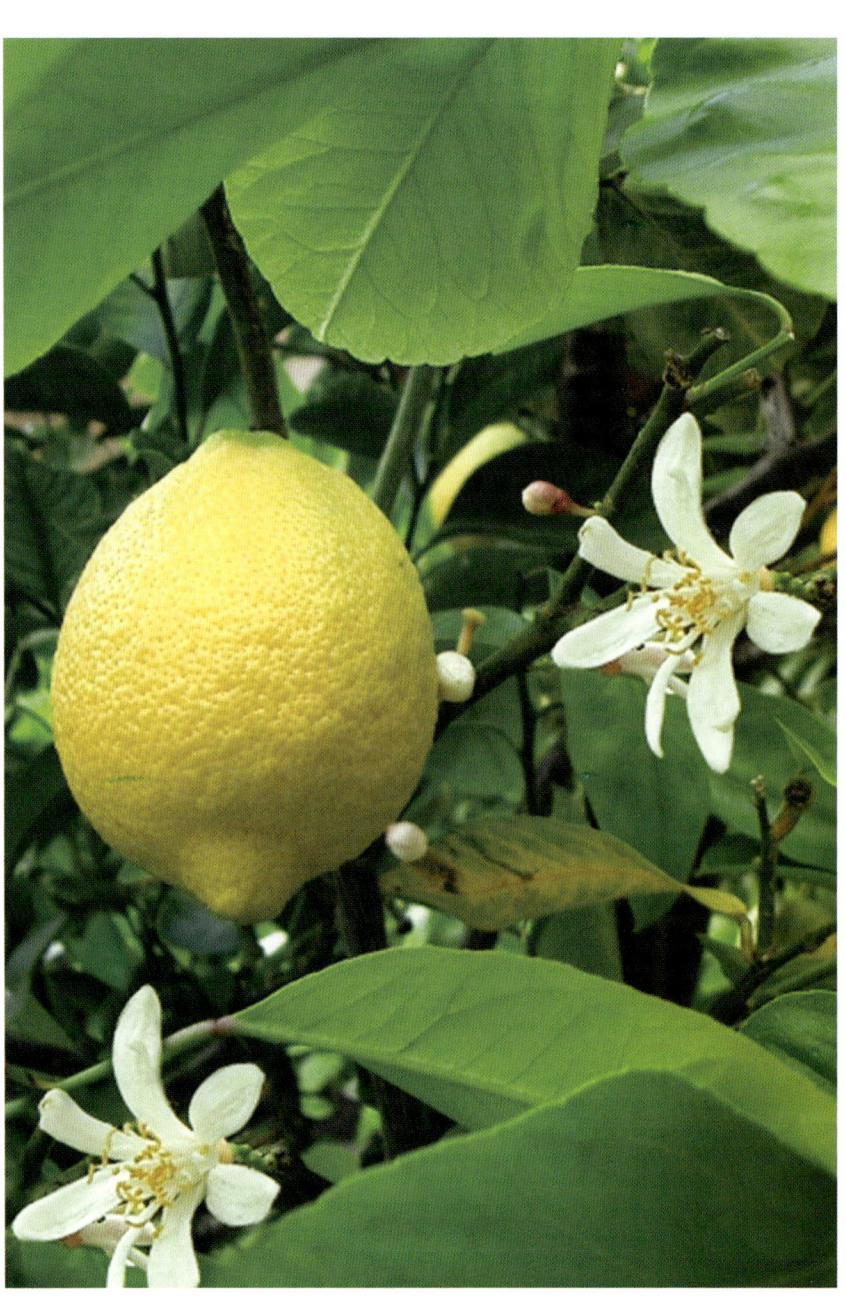

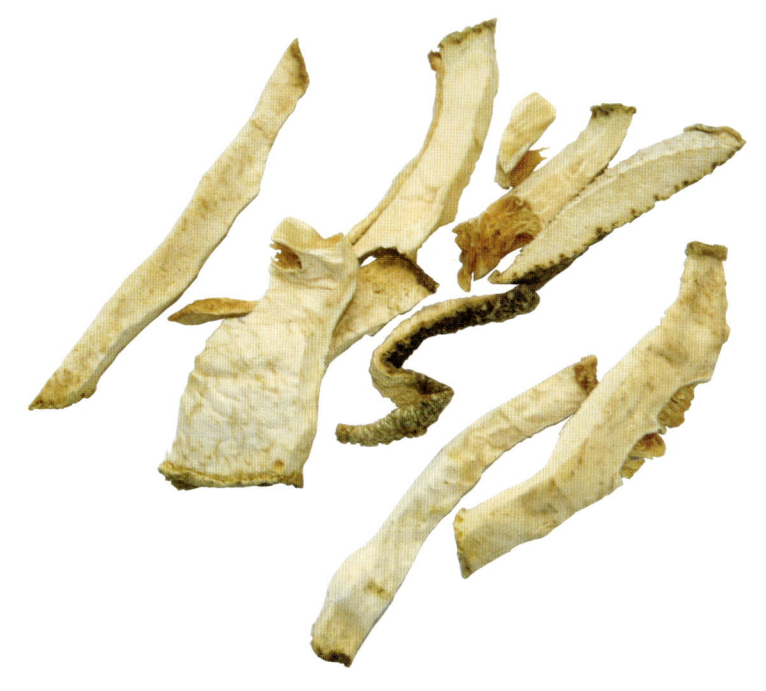

国医传世药方

香橼和胃方
方选源流：《奇方本草》理气方。
中药组成：香橼、五灵脂、蒲黄、赤芍、佛手、苍术、白术各10克，丹参20克，乳香、莪术、三棱、没药各5克。
炮制方法：加水煎沸15分钟，滤出药液，再加水煎20分钟，去渣，两煎药液兑匀，分服，每天1剂。
功能主治：疏肝理气，和胃止痛。适用于萎缩性胃炎，舌质紫暗。

香橼和胃方
方选源流：《奇方本草》理气方。
中药组成：香橼、佛手、陈皮、青皮、白芍各12克，茯苓、山药、甘草各15克，党参、白术、川楝子各10克，柴胡8克。
炮制方法：煎服法同上。每天1剂。
功能主治：疏肝理气，和胃止痛。适用于慢性胃炎。
脾胃虚寒加附子15克，半夏、吴茱萸各10克；肝郁胃热加蒲公英50克，银花25克，黄连5克。

四季药膳养生

香橼茶
陈香橼1个。切成粗末，水煎取汁。代茶饮。▶功能疏肝理气，消积。适用于胃脘胀痛，消化不良，痰饮咳嗽气壅等症。

香橼麦芽糖饮
鲜香橼1个，麦芽糖适量。香橼洗净，切片，和麦芽糖一起放碗内，加盖后隔水炖3~4小时，至香橼熟烂。每服15毫升，每天2次。▶功能理气宽胸，养心宁神。适用于胸中窒塞，心气不足，疏肝理气。

香橼醴
鲜香橼100克，蜂蜜40毫升，65度白酒200毫升。将香橼洗净切碎，放入锅内，加水200毫升，煮烂后加白酒、蜂蜜，沸后停火，一起放入细口瓶中，密闭贮存，1月后饮用。每服10毫升，每天2次。▶功能理气消痰，补中润燥。适用于久咳不止等症。

玫瑰　　拉丁学名：Rosa rugosa Thunb.

科属　蔷薇科植物玫瑰，其干燥花蕾入药。春末夏初花将开放时分批采收，及时低温干燥。蔷薇属植物全世界约有198种，分布于欧亚大陆、北美洲、非洲北部的寒温带到亚热带地区。中国约有81种。入药用约有25种。

地理分布　全国各地均有栽培。主产于江苏、山东、浙江以及广东。

采收加工　5～6月盛花期前采集已充分膨大但是未开放的花蕾。小火烘干或者阴干。

用法用量　煎服，1.5～6克。

药理作用　抗病毒，促进胆汁分泌，抗肿瘤等。

性味归经　甘，微苦，温。归肝、脾经。

功能主治　活血，行气解郁，止痛。对于肝胃气痛，食少呕恶，月经不调，经前乳房胀痛，跌扑伤痛有疗效。

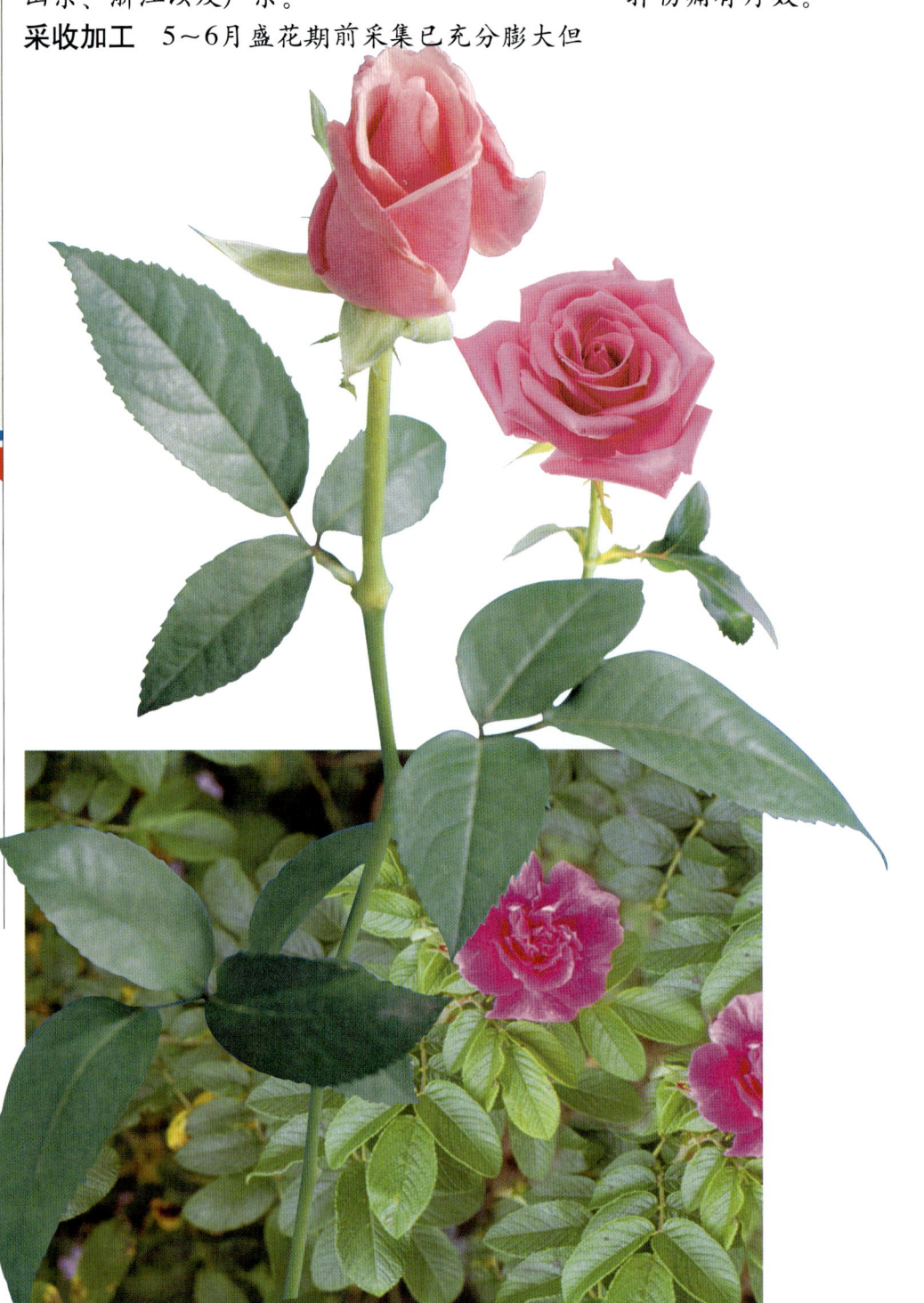

玫瑰花

别名／徘徊花・笔头花・湖花・刺玫瑰花・刺玫菊

◎《本草纲目拾遗》及文献记载玫瑰花：主治和血行血，理气，治风痹。

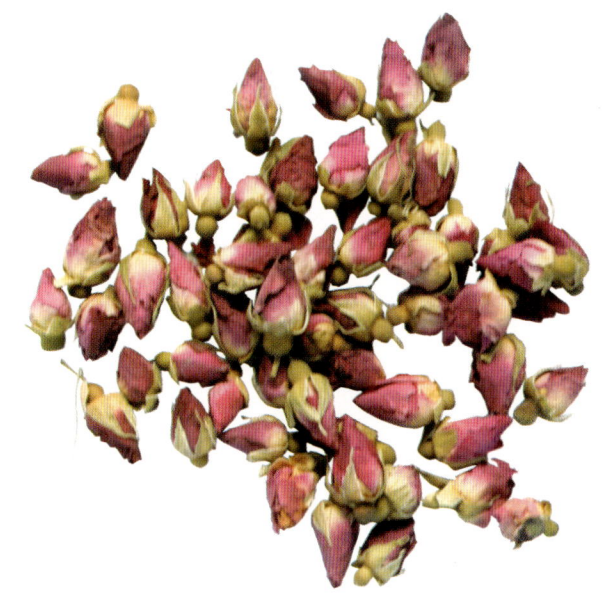

国医传世药方

玫瑰解郁方

方选源流：《奇方本草》理气方。

中药组成：玫瑰花、厚朴花、合欢花、菊花、佛手花各10克。

炮制方法：加水煎沸15分钟，滤出药液，再加水煎20分钟，去渣，两煎药液兑匀，分服，每天1剂。

功能主治：疏肝理气，行气解郁。适用于神经衰弱，因情志不遂所导致的肝气郁结，胸闷，心烦少寐。

玫瑰化淤方

方选源流：《奇方本草》化淤方。

中药组成：玫瑰花、砂仁(后下)、荆芥、甘草、炒枳壳各5克，党参、黄芪各12克，陈皮、土炒白术、防风各10克，茯苓皮15克，黄连1克，广木香5克。

炮制方法：煎服法同上，每天1剂。

功能主治：活血化淤，止痒。适用于皮肤瘙痒。遇风遇冷痒感明显加重，皮肤有线状抓痕或针头大小的血痂。脉虚细弱，倦怠懒言等。

四季药膳养生

玫瑰汤圆

鲜玫瑰花3朵，橘子200克，江米粉500克，炒熟的豆沙馅100克，白糖适量。将江米粉用水和匀揉软，分成60个小剂。每个剂内包成1份豆沙馅，搓成桂圆大的汤圆，放入盘内。橘子去皮，再去橘子瓣的薄皮，切成小丁，放入大碗内，把鲜玫瑰花洗净，花瓣放入橘瓣碗内。清水烧沸，下入汤圆，待汤圆全浮在水面上时，加进白糖，用水煮沸后，盛入放橘瓣、玫瑰花的大碗。▶功能活血开郁，理气润肺。适用于肺阴虚症。

玫瑰糕

玫瑰酱100克(或干玫瑰花25克)，糯米粉、大米粉各250克，白糖100克。大米粉与糯米粉拌匀，糖用水化开，调入玫瑰酱(或干玫瑰花揉碎拌入)，徐徐拌入粉内，迅速搅拌，使粉均匀受潮，并泛出半透明色，成糕粉。糕粉以手捏成团，放开一揉就散开为佳。糕粉筛过后放入糕模内，用大火蒸13分钟。▶功能理气活血开郁。适用于情志不舒，肝气郁结，胸中郁闷，胀满，腹痛等症。

梅　　拉丁学名：Prunus mume (Sieb.) Sieb.et Zucc.

科属　蔷薇科落叶小乔木植物梅，其干燥花蕾入药。

地理分布　全国各地均有栽培，以长江流域以南各省最多。其中白梅花主产于浙江、江苏，红梅花主产于湖北、四川。

用法用量　煎服，3~5克。

采收加工　初春花未开放的时候采摘花蕾，及时低温干燥。

性味归经　微酸、涩，平。归肝、胃、肺经。

功能主治　和中，疏肝解郁，化痰。用于梅核气，肝胃气痛。

绿萼梅

别名／白梅花·绿梅花

◎《药性纂要》及文献记载绿萼梅：主治助胃中生发之气，清肝经郁结之热。

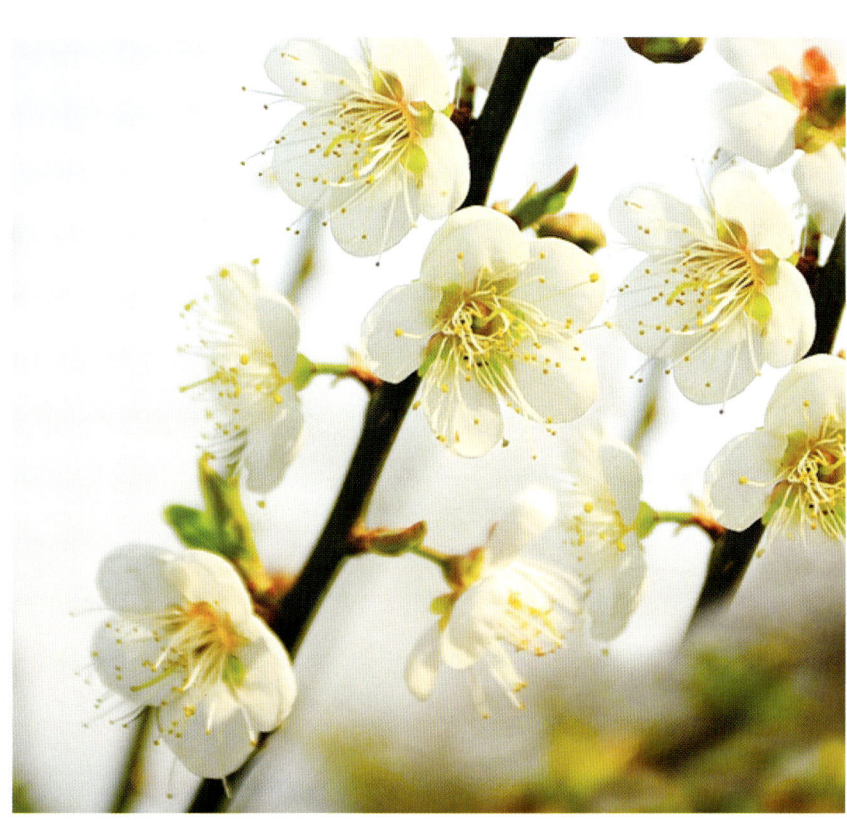

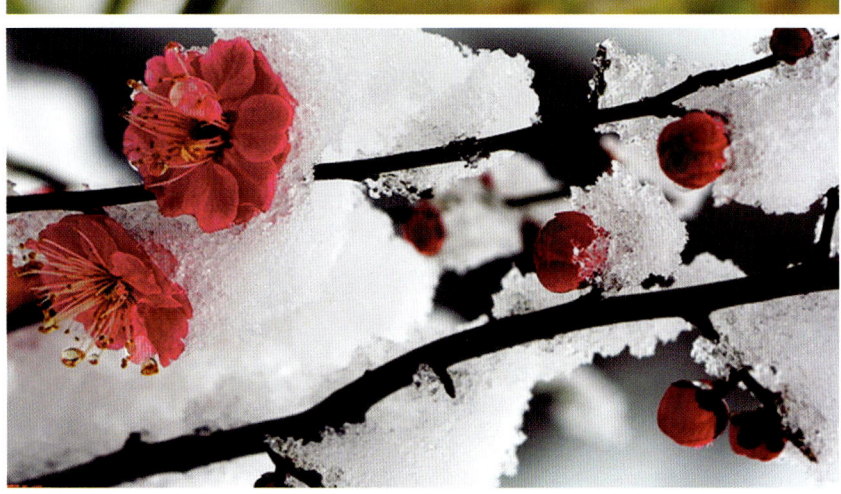

本草纲目附方

痈疽疮肿（不论是否溃烂，都可采用）
把经盐淹的白梅烧到不破坏药性的程度，研成细末，加入少许轻粉，用香油调和，涂抹在疮痛四周。《王氏简易方》

赤痢腹痛
将陈年白梅用真茶与蜜水各一半煎后饮服。《直指方》

▲李时珍说：
"白梅花在古代方剂中没有见到使用的情况。近来有一种梅花汤，其方法是：取半开的梅花，消溶蜡烛封住花口，投入蜜罐中，放一段时间后，取一两朵梅花和一匙蜂蜜，用沸水冲泡服下。还有一种梅花粥法是：将零落的梅花瓣放进熟米粥中煮成梅花粥食用。所以杨诚斋有'蜜点梅花带露餐'以及'脱蕊收将熬粥吃'的诗句。它们都利用了梅花能助雅致、清神思的功效。"

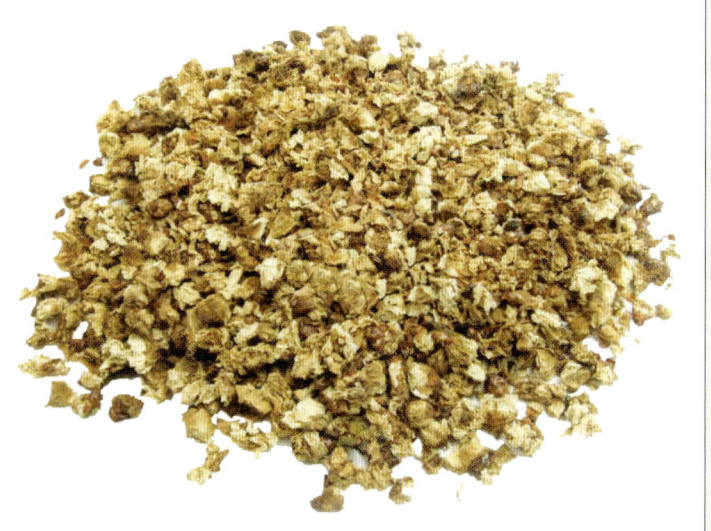

国医传世药方

白梅和胃方
方选源流：《奇方本草》理气方。
中药组成：白梅花8朵，檀香粉2克。
炮制方法：檀香粉放入清水中，再加入梅花一起浸泡1小时，煎令沸，停火。分服，每天早晚各服1次。
功能主治：开胃行气，疏肝解郁。适用于脾胃虚弱，乏力，泄泻，形瘦等。

白梅解郁方
方选源流：《奇方本草》理气方。
中药组成：梅花10朵，陈皮5克，银耳50克(干)。
炮制方法：将梅花洗净；银耳发透去蒂洗净；陈皮用清水泡软，切细丝。以水1000毫升，煎20分钟，分服，每天1剂。
功能主治：和中行气，疏肝解郁。适用于食欲不振，肝胃气痛，气郁引发头晕症。

四季药膳养生

梅花汤圆
梅花15朵，白糖20克，红糖馅汤圆15个。将梅花瓣摘下洗净；锅内注入清水250毫升烧开后，放入汤圆煮熟，加梅花瓣、白糖，稍煮。▶功能健脾和胃，疏肝解郁。适用于食少倦怠，脾胃虚弱，腹胀泄泻等。

梅花露
江南1月底采摘白梅，阴干，每取600克，水浸2小时，放入蒸馏器反复蒸2次，收集蒸馏液。每服10毫升，每天3次。▶功能除烦止渴，清热涤暑。适用于夏季预防中暑，以及小儿胎毒等。

绿梅茶
绿萼梅、绿茶各6克。上2味一起用沸水冲泡。代茶多饮。▶功能疏肝理气。适用于两胁胀满，肝胃气痛，食纳减少，郁闷不舒等症。

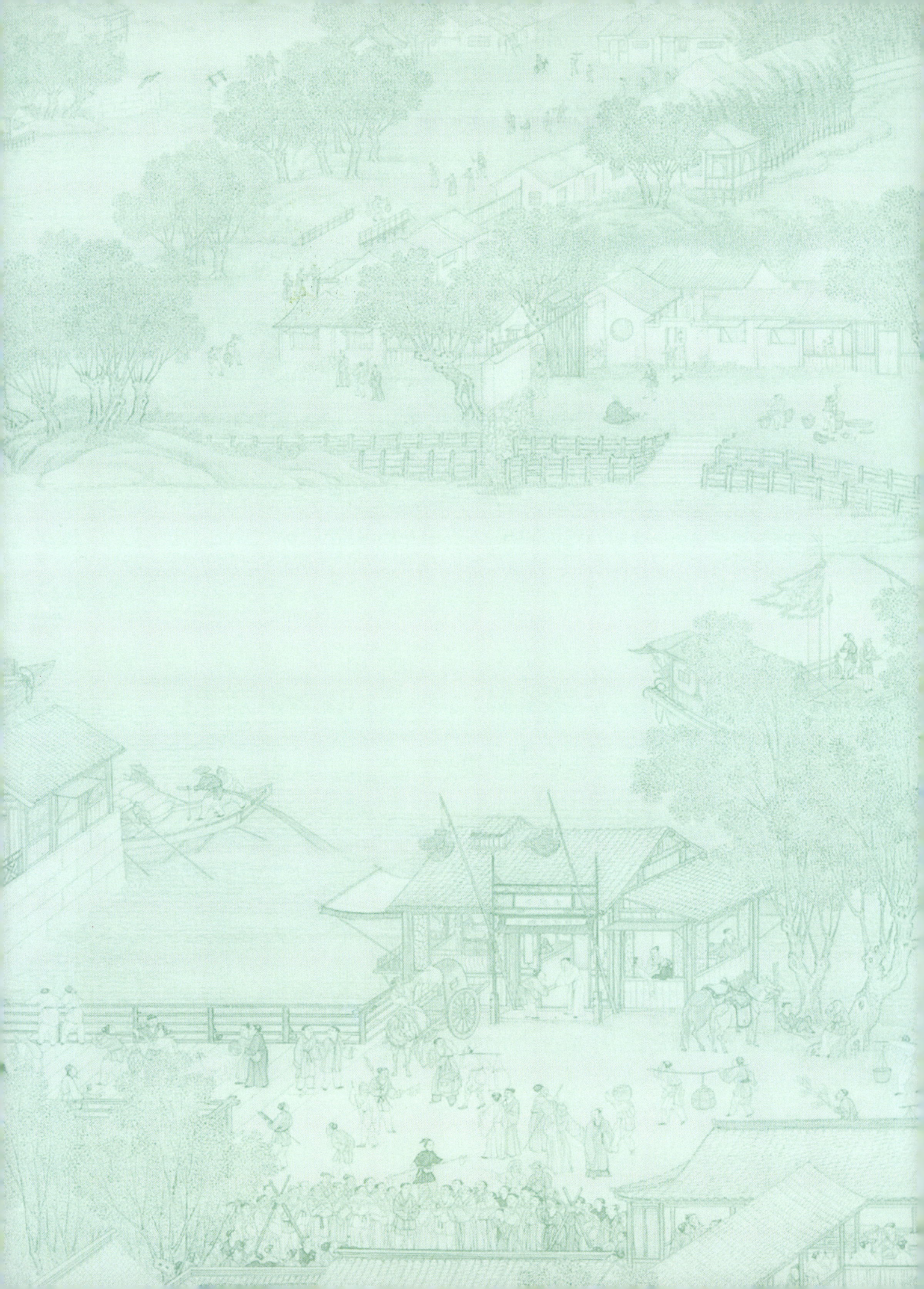

驱 虫 药

【概念】

在中医药理论中，凡以驱除或抑杀人体寄生虫为主要作用的药物，称驱虫药。

【功效】

驱虫药入胃、脾、大肠经，部分药物具有一定毒性，对人体内寄生虫，特别是肠道寄生虫体有麻痹或杀灭作用，促使其排出体外。行气、润肠、消积、止痒等为其中部分药物兼有的功效。

【药理作用】

中医科学研究表明，驱虫药主要具有排出寄生虫和麻痹寄生虫虫体的作用，以及具有抗病毒，抗真菌，抗肿瘤的作用。

【适用范围】

驱虫药主要用于治疗肠内寄生虫如蛲虫病、蛔虫病、钩虫病、绦虫病、姜片虫病等多种虫病。对食积气滞、便秘、小儿疳积、疥癣瘙痒也有疗效。苦楝皮、使君子、南瓜子、槟榔、雷丸、鹤草芽、鹤虱、芜荑、贯众、榧子为中医药方常用的驱虫药。

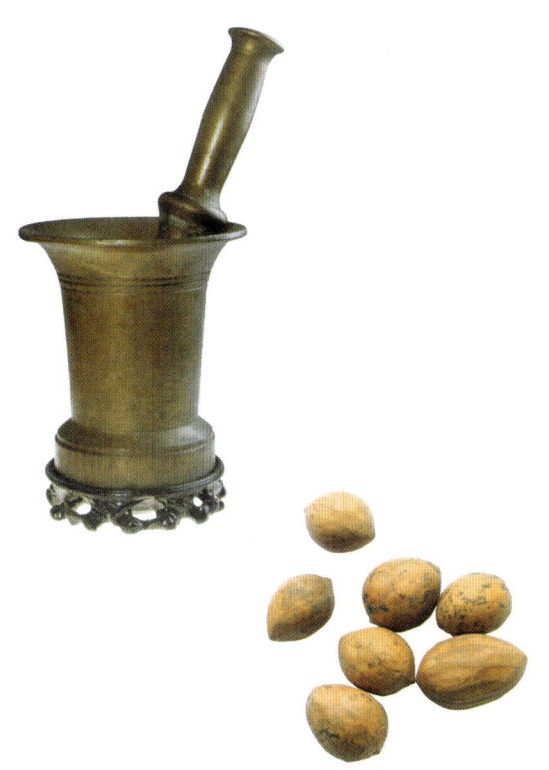

使君子　　拉丁学名：Quisqualis indica L.

科属　使君子科植物使君子，其干燥成熟果实入药。使君子属植物全世界约有16种，分布于亚洲和非洲南部。中国有2种，仅使君子可入药。

地理分布　山坡、平地、路旁等向阳灌木丛中有野生，也有栽培。主产于福建、四川、广西、广东、台湾、江西等地，以四川产量最大。

采收加工　栽后3年开始结果。在8月以后，壳由绿变成棕褐或黑褐色的时候采收。用竹竿击落果实，晒干或者烘干。

用法用量　使君子9~12克，捣碎入煎剂；使君子仁6~9克，多入丸散用或单用，1~2次分服。

药理作用　驱蛔虫、蛲虫，抗皮肤真菌等。

性味归经　甘，温。归脾、胃经。

功能主治　杀虫消积。用于蛔虫、蛲虫病，虫积腹痛，小儿疳积。

使君子

别名／史君子·五棱子·山羊屎·君子·君子仁·冬君子·病疳子

◎《本草纲目》及文献记载使君子：

主治小儿五疳，小便白浊，杀虫，疗泻痢。健脾胃，除虚热，治小儿百病疮癣。

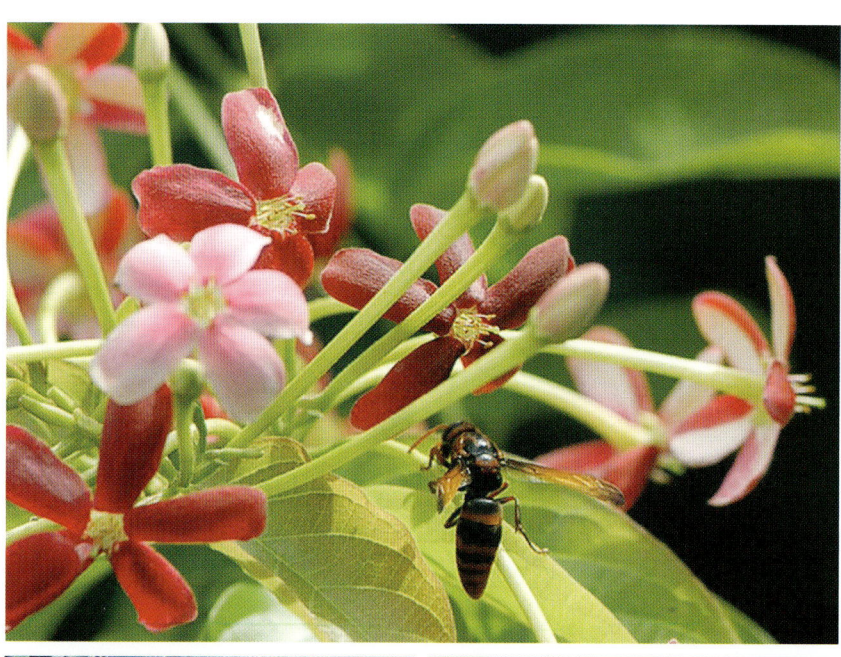

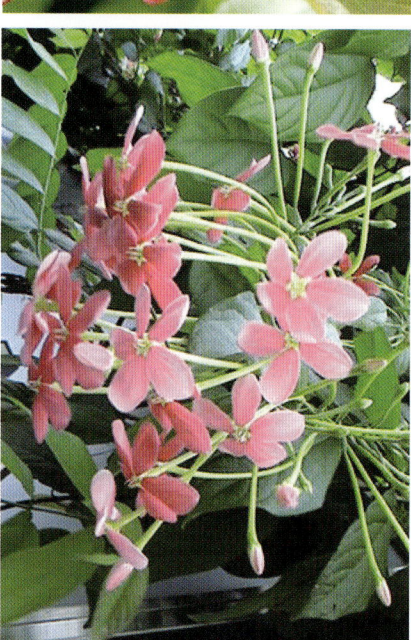

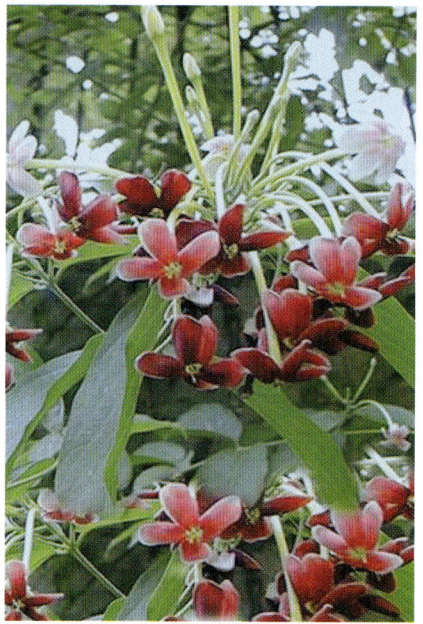

本草纲目附方

小儿痞块（腹大，肌瘦而黄，渐成疳疾）
使君子仁三钱、木鳖子仁五钱，共研为末，调入少许水做成丸，如龙眼大。每取一丸，放入一个破了顶的鸡蛋中，在饭上蒸熟，空腹服。《简便方》

小儿蛔虫病
将使君子研为末，五更时以米汤调服一钱。《全幼心鉴》

虫牙疼痛
用使君子煎汤频漱。《集简方》

小儿脾疳
使君子、芦荟等分，研为末。每次服一钱，米汤送下。《儒门事亲》

小儿虚肿，头面阴囊都浮肿
用使君子一两，去壳，加蜜五钱炙，研成末。每次饭后用米汤送服一钱。《简便方》

酒渣鼻，面疮
取使君子仁，用香油少许浸泡三、五个。临睡前细嚼，用香油送服。坚持服用自愈。《普济方》

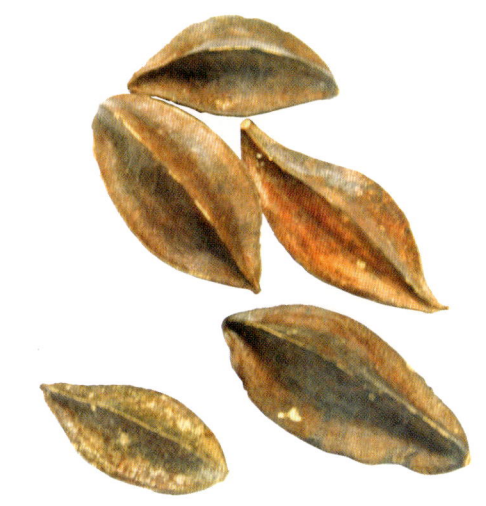

国医传世药方

使君子驱虫方
方选源流：《奇方本草》驱虫方。
中药组成：使君子仁10克。
炮制方法：炒香，嚼食。每天1次。
功能主治：杀虫消积。适用于胆道蛔虫症。

使君子驱虫方
方选源流：《奇方本草》驱虫方。
中药组成：使君子肉、苦楝皮各15克，槟榔28克，木香、枳壳各10克。
炮制方法：加水煎沸15分钟，滤出药液，再加水煎20分钟，去渣，两煎药液兑匀，分服，每天1剂。
功能主治：杀虫消积。适用于胆道蛔虫症。

四季药膳养生

使君子肉饼
使君子30克，面粉30克，猪瘦肉200克。使君子肉捣碎，猪肉洗净剁碎，一起和面粉混合均匀，做饼10个，蒸熟。每服1个，每天2次。▶功效补虚驱虫。适用于小儿身体虚热而有蛔虫者。

使君子蒸猪瘦肉
使君子15克，猪瘦肉100克。使君子去壳取肉，和猪瘦肉捣烂和匀，隔水蒸熟或者放饭上蒸熟，佐餐食。▶功效祛蛔。适用于蛔虫病。

炒使君子
使君子适量。略炒到香，按年龄每岁每天2粒(最多每天不得超过10粒)，分3次嚼服。连服3天为1个疗程。▶功效驱虫。适用于小儿蛔虫、蛲虫病。忌饮茶以及热食。

龙芽草 拉丁学名：Agrimonia pilosa Ledeb.

科属 蔷薇科植物龙芽草，其带短小根茎的冬芽入药。龙芽草属植物全世界约有9种，分布于北温带、热带及拉丁美洲。中国约有4种，均可入药。

地理分布 分布于全国各地。主产于江苏、浙江、安徽、湖北、辽宁。

采收加工 冬春季新株萌发前挖取根茎，去老根以及棕褐色茸毛，留取幼芽，晒干。

用法用量 研粉吞服，每日30～45克，小儿0.7～0.8克/千克，每日一次，早起空腹服。

药理作用 驱杀绦虫、阴道滴虫、蛔虫、疟原虫、血吸虫、囊虫等。

性味归经 苦、涩，凉。归肝、小肠、大肠经。

功能主治 杀虫。驱绦虫、蛔虫；抗血吸虫；杀滴虫等。用于滴虫性阴道炎，绦虫病，小儿头部疖肿。

鹤草芽

别名／龙牙草·牙子·狼牙·金顶龙牙·狼牙草根芽·仙鹤草根芽

◎《本草纲目》及文献记载鹤草芽：

主治邪气热气，疥瘙恶疡疮痔，去白虫。治浮风瘙痒，煎汁洗恶疮。杀腹脏一切虫，止赤白痢，煎服。

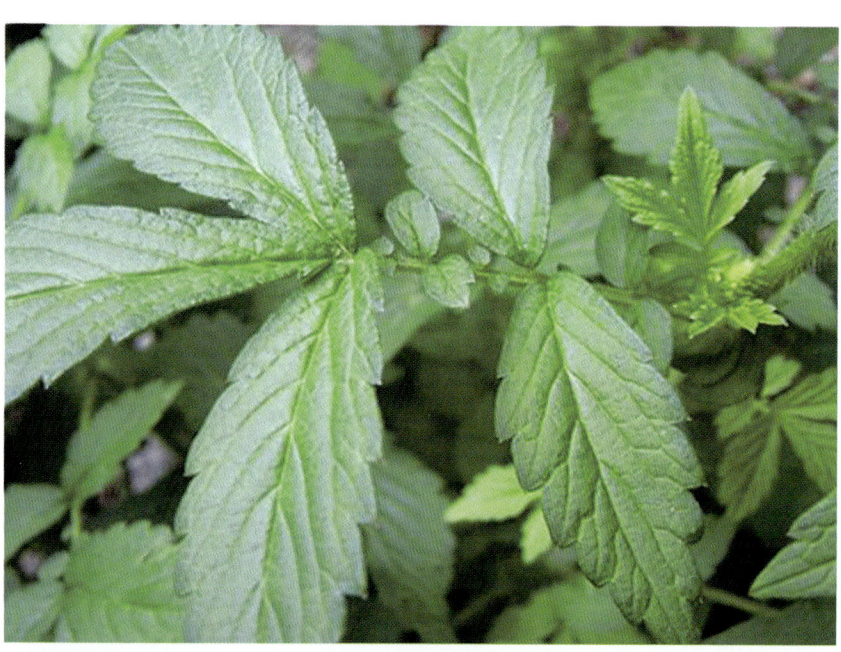

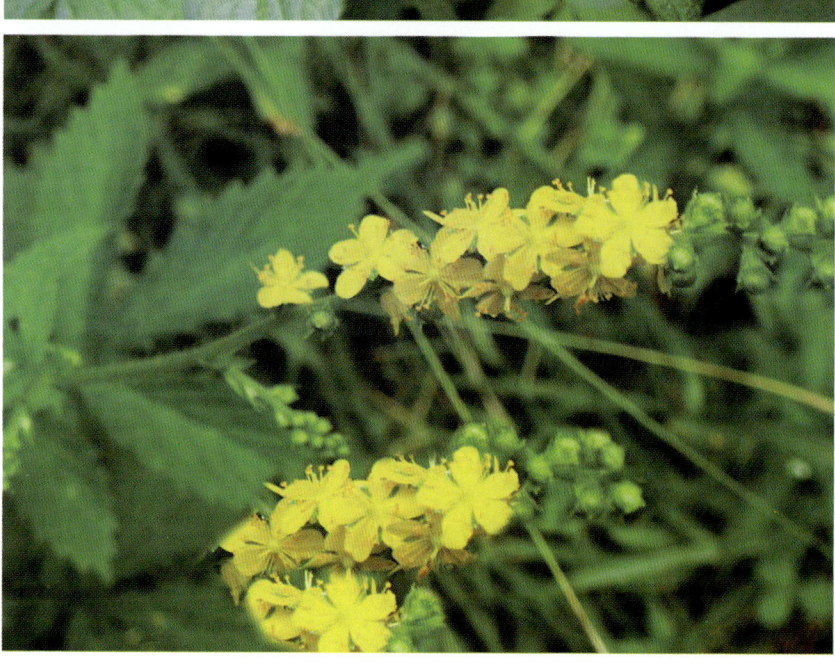

本草纲目附方

寸白诸虫
狼牙五两,捣末,炼蜜为丸,麻子大。隔夜不要吃饭,第二天一早用酸浆水送下一合,服完药就好。《外台秘要》

金疮出血
狼牙草茎叶,煮熟捣糊贴于患处。《肘后方》

妇人阴痒
狼牙二两,蛇床子三两,煎水热洗。《外台秘要》

小儿阴疮
狼牙草浓煮汁洗疮。《千金方》

毒蛇伤螫
独茎狼牙根或叶,捣烂,腊猪油调和涂于患处,立即就会好。《崔氏方》

小便溺血
将金粟狼牙草焙干,加入蚌粉、炒槐花、百药煎,等分研成末。每次服用三钱,用米泔水空腹调服。也可以治疗饮酒所致疾病。《卫生易简方》

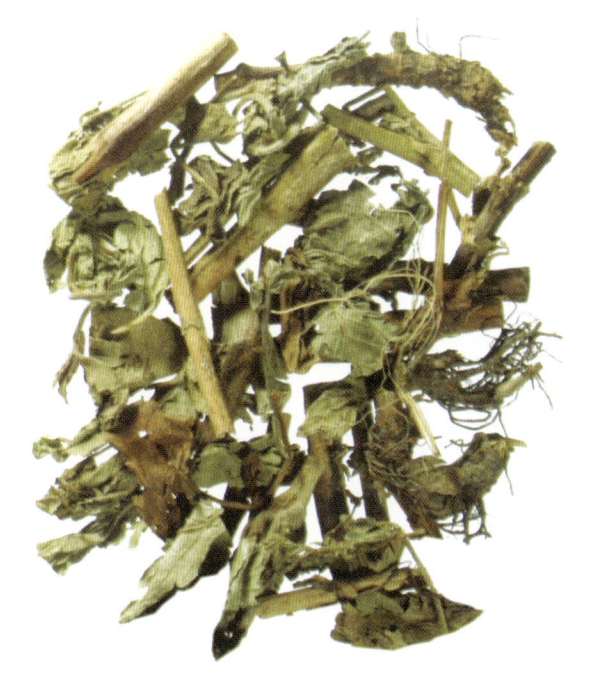

国医传世药方

鹤草芽杀虫方
方选源流:《奇方本草》驱虫方。
中药组成:鹤草芽45克。
炮制方法:研粉。早晨以温开水空腹送服。服药前后3天忌油脂。
功能主治:杀虫。适用于绦虫病。

龙芽青草方
方选源流:《青草药图谱》。
中药组成:龙芽草90克、龟板30克、枸杞根60克、地榆炭60克。
炮制方法:水煎服。
功能主治:止血通络。适用于过敏性紫癜。

四季药膳养生

二藤鹤草酒
老鹤草20克,海风藤、常春藤各15克,桑枝30克,五加皮10克,白酒500毫升。将前5味切碎,置容器中,加入白酒,密封,浸泡5天后,过滤去渣。于每晚服15毫升。▶功效祛风湿、通经络。适用于风寒湿痹、关节疼痛、筋脉拘挛、手足麻木、沉重、活动不便。

龙芽清肺饮
鲜龙芽草30克,捣烂,加冷开水一小碗,搅拌,榨汁,加白糖调服。▶适用于肺结核咯血。

龙芽清虫散
龙芽草冬芽末50克(小儿15～20克),早晨空腹用温开水冲服。▶功效杀虫。适用于绦虫病。

龙芽清胃汤
龙芽草15克,水煎,冲侧柏叶(炒黑研末)15克服。▶适用于消化道出血。

大果榆 拉丁学名：Ulmus macrocarpa Hance

科属　榆科植物大果榆或榆的果实加工品。

地理分布　1.大果榆　海拔1000～1300米的向阳山坡、丘陵以及固定沙丘上多有野生，在林区多生于林缘以及河岸。分布于华北、东北及陕西、甘肃、青海、江苏、安徽、河南。河北、山西及东北等地为主产区。

2.榆　野生于田埂、河堤和路边，山麓、沙地上也有生长。华北、东北、华东、西北、中南、西南以及西藏等地多有分布。栽培于长江以南地区。

采收加工　夏季果实成熟的时候采集，晒干，搓去膜翅，取出种子浸于水中，待发酵后，加入榆树皮面、红土、菊花末，用温开水调成糊状，摊在平板上，切成小块，晒干入药。

用法用量　煎服，3～10克。入丸、散，每次2～3克。外用适量，研末调敷。

药理作用　杀虫；抑制皮肤真菌；抗疟等。

性味归经　苦、辛，温。归脾、胃经。

功能主治　杀虫消积。对于虫积腹痛，小儿疳积有疗效。

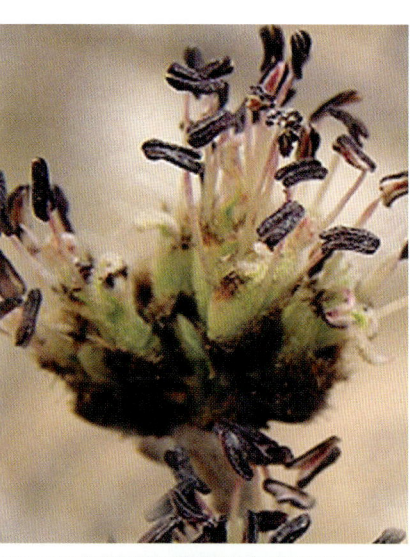
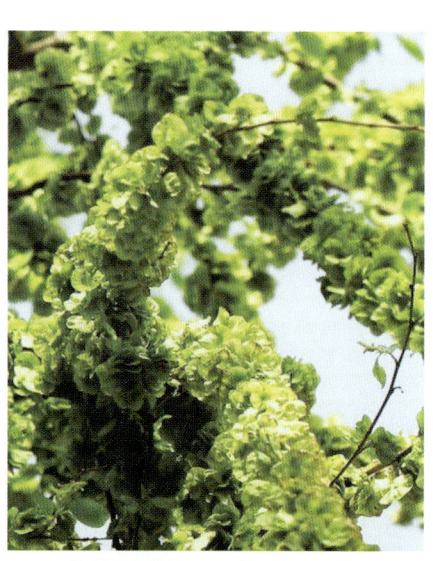

芜荑

别名/芜荑仁·无姑·山榆子·山榆仁·白芜荑

◎《本草纲目》及文献记载芜荑：

主治五内邪气，散皮肤骨节中淫淫温行毒，去三虫，化食。主积冷气，心腹癥痛，除肌肤节中风淫淫如虫行。五脏皮肤肢节邪气。长食，治五痔，杀中恶虫毒，诸病不生。治肠风痔瘘，恶疮疥癣。杀虫止痛，治妇人子宫风虚，孩子疳泻冷痢。得诃子、豆蔻良。

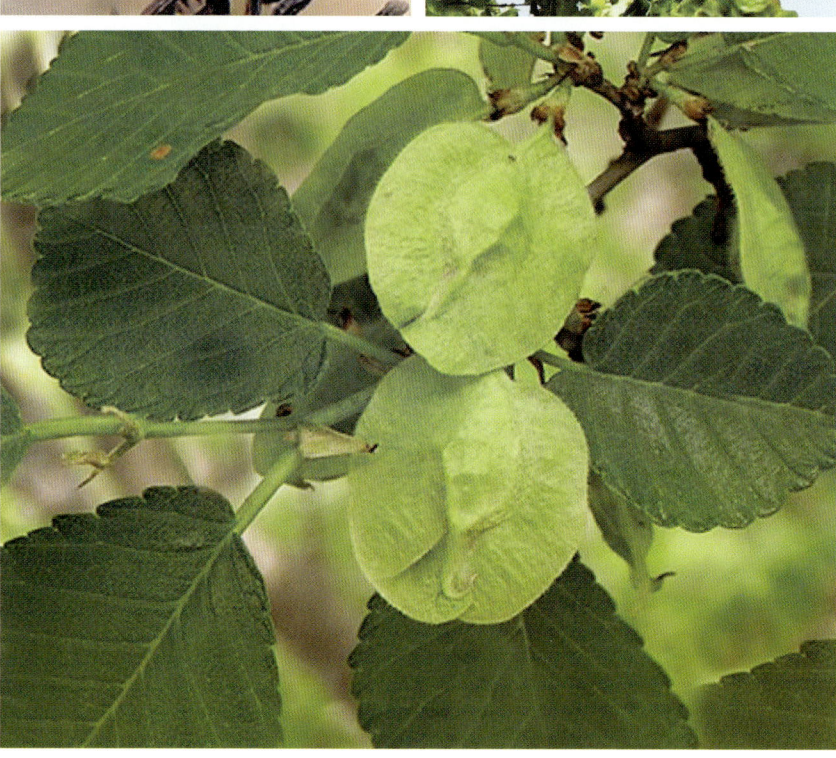

本草纲目附方

脾胃有虫，食即痛，面黄无血色
取芜荑仁二两，和面炒成黄色，研为末。每次服二匙，米汤送下。《千金方》

寄生虫
生芜荑、生槟榔各四两，研为末，加蒸饼做成丸，如梧子大。每次服二十丸，开水送下。《本事方》

脾胃久泄，久患不止
芜荑五钱，捣为末，加饭调和做成梧桐子大的药丸。每日午饭前空腹服三十丸，久服能安神保健。《续传信方》

虫牙作痛
将芜荑仁放蛀齿孔中，很有效。《得效方》

小儿虫痛，胃寒虫上等病症，危重程度和痫病相似
用白芜荑、干漆（烧存性）等分，为末。用米汤调服一字至一钱。《杜壬方》

膀胱气急，宜下气
用芜荑捣和食盐末等分，用丝绵裹住如枣大，纳入肛门中，则或泻下臭水，并下气（放屁）效佳。《外台秘要》

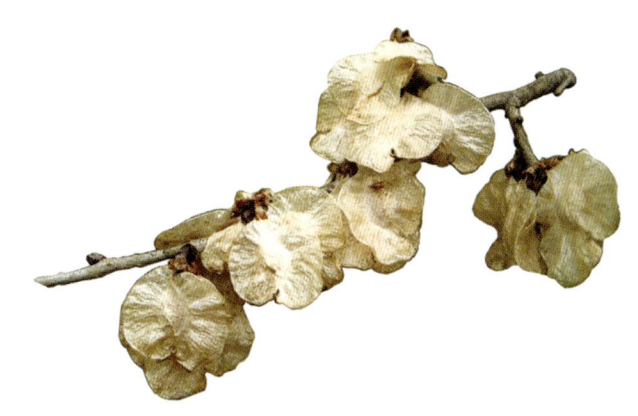

国医传世药方

布袋消积丸
方选源流：《补要袖珍小儿方论》驱虫方。
中药组成：芜荑60克、使君子60克、夜明砂60克、白茯苓15克、人参15克、芦荟15克、白术15克、甘草15克。
炮制方法：诸药为细末，汤浸蒸饼和丸，如弹子大，每服1丸，以生绢袋盛之，须用精猪肉60克，同药一起煮，待肉熟烂，去袋将所煮肉并汁令小儿食之。
功能主治：杀虫消积，补气健脾。适用于小儿虫痫，腹痛，体热面黄，肢细腹大，倦怠乏力，发焦目暗，舌淡脉弱。

四季药膳养生

芜荑黄柏猪肝
芜荑、黄柏、木香、干姜、白术、陈皮、诃子、人参各15克，猪肝1个(重约500克)，乌梅肉6克，熟甜面酱适量。猪肝去筋膜洗净，切薄片。人参去芦头，用一半量煎汤液，另一半和上述7味研成粉末，拌匀。猪肝片和药末搅和匀，串在铁串子上，用火炙香熟，空腹食之，用猪肝蘸甜面酱调味。如口渴，即用人参汤温服。▶功能温中清肠，调气化滞。适用于肠胃湿热，痢疾下血，日久难愈，不思饮食等症。

芜荑白粳米粥
芜荑仁(微炒捣末)10克，白粳米、真酥各100克。先用粳米煮粥，候熟，下酥拌芜荑末搅匀，随意食用。▶功能清热利湿。适用于小便不畅，热淋涩痛。

榧

拉丁学名：Torreya grandis Fort.

科属 红豆杉科植物榧，其干燥成熟种子入药。

地理分布 野生于温暖湿润的红壤、黄壤以及黄褐土中，森林中多有野生。分布于浙江，江苏南部，福建北部，安徽南部以及大别山区，江西北部，西至湖南西南部及贵州松桃等地海拔1400米以下的山地；浙江西天目山海拔1000米以下地带有野生。主产于浙江。

采收加工 10~11月间种子成熟时采摘，除去肉质外皮，取出种子，晒干。

用法用量 煎服，9~15克。

药理作用 驱钩虫。

性味归经 甘，平。归肺、胃、大肠经。

功能主治 润燥通便，杀虫消积。用于蛔虫、钩虫、绦虫病，小儿疳积，虫积腹痛，大便秘结。

榧子

别名／彼子·榧实·玉山果·赤果·香榧·玉榧

◎《本草纲目》及文献记载榧子：主治杀腹间大小虫。小儿黄瘦，腹中有虫积者，食之即愈。又带壳细嚼食下，消痰。

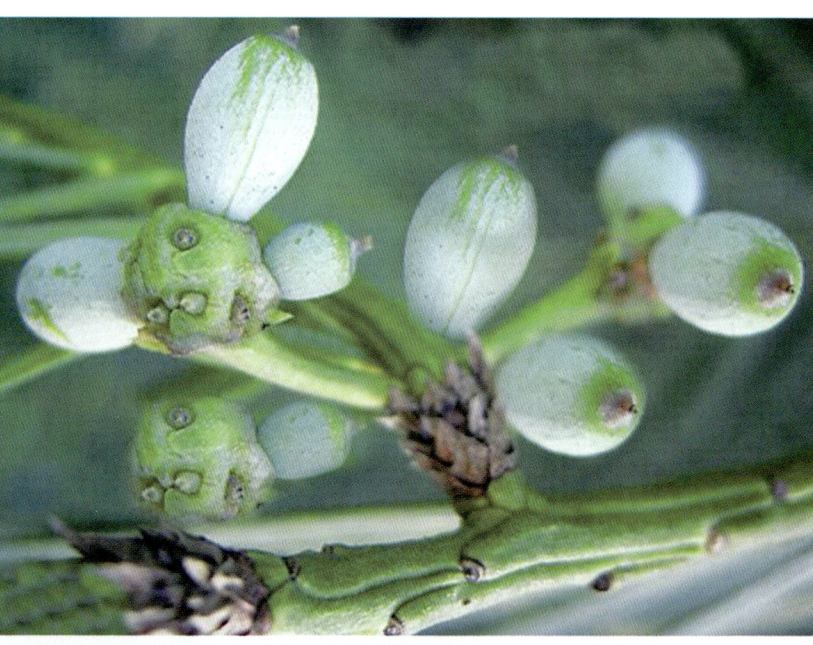

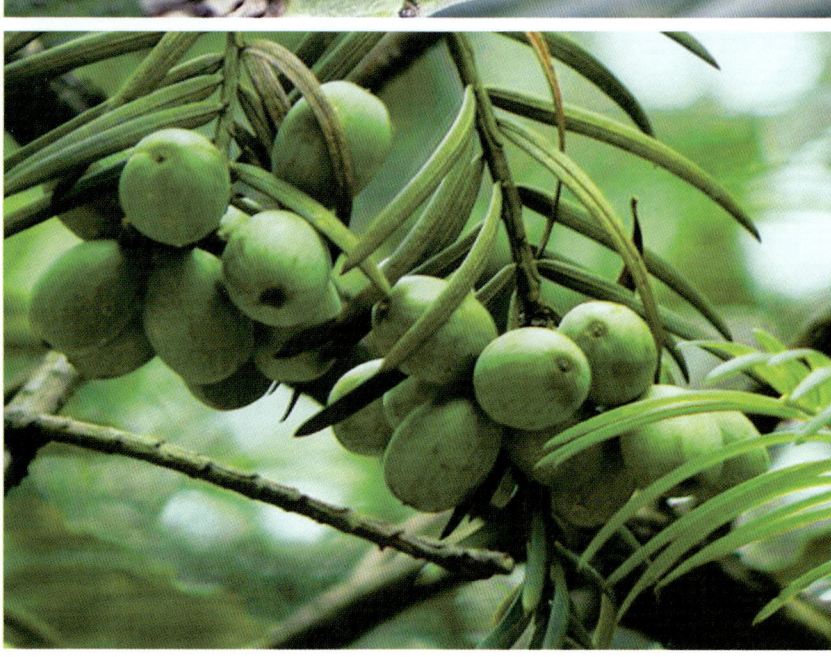

本草纲目附方

杀体内寄生虫
榧实一百枚,去皮,用火烧后吃,经过一晚上寸白虫就被化掉泻下了。胃弱的人,服五十枚就可以了。《外台秘要》

令发不落
榧子三枚、胡桃二个、侧柏叶一两,捣烂浸雪水中,用此水梳头发。《太平圣惠方》

突然吐血
先吃蒸饼两三个,再将榧子研为末,开水送服三钱。一天服三次。《圣济总录》

尸咽痛痒
说不出话时,把榧实半两,芜荑一两,杏仁、桂各半两,研成细末,用蜜制成弹子大的丸药,含化咽下。《圣济总录》

好食茶叶,面目蜡黄之症
每天吃七枚榧子,以治愈为限度。《简便方》

▲**李时珍说**:
"查考《物类相感志》中说:把榧实煮成素羹,味道更为甜美;用猪油炒榧实,它的黑皮就会自行脱落;榧子和甘蔗同吃,甘蔗渣自动软烂。又说:榧子皮与绿豆同吃会产生剧烈的副作用,能毒死人。"

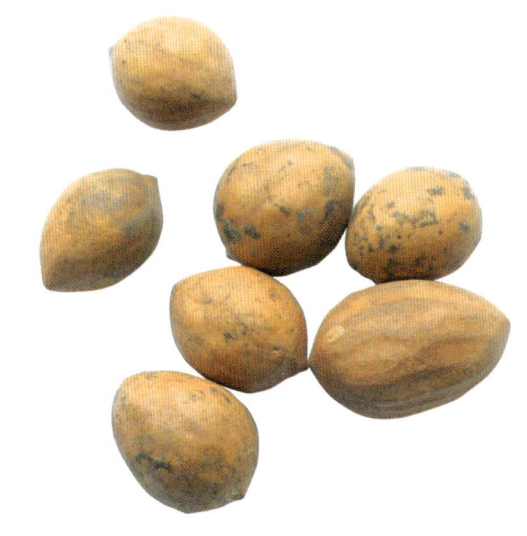

国医传世药方

榧子驱虫方
方选源流:《奇方本草》驱虫方。
中药组成:榧子、蜀椒、良姜、甘草各8克,苦楝皮18克,使君子仁、香附、芒硝、乌梅各15克,木香、枳壳各12克。
炮制方法:加水煎沸15分钟,滤出药液,再加水煎20分钟,去渣,两煎药液兑匀,分服,每天1剂。
功能主治:润燥通便,杀虫消积。适用于胆道蛔虫症。

四季药膳养生

榧子煎鸡蛋
榧子5克,鸡蛋1个。榧子研磨成细末,调入鸡蛋搅匀,放入热油中煎熟。空腹1次服完。连用3天。▶功效驱蛔虫。适用于小儿蛔虫症。

榧子蒜片汤
榧子、大蒜、使君子仁各40克。榧子切碎,使君子切细,大蒜切片,同水煎取汁。每天3次,空腹服用。小儿用量酌减。▶适用于蛲虫、蛔虫症。尤其适宜于小儿服用。

独脚金榧子鹌鹑瘦肉汤
榧子30克,鹌鹑肉300克,猪肉(瘦)120克,独脚金、蜜枣各40克,陈皮10克,盐4克。独脚金用水洗净晾干。榧子去壳取仁。蜜枣、陈皮和瘦猪肉用水洗净。将鹌鹑刮洗,去毛,去内脏,斩去脚爪。加水于瓦煲内煲至水滚。放入独脚金、榧子、蜜枣、陈皮、鹌鹑、瘦猪肉。用中火煲3小时,以细盐调味,即可随意饮用。▶功效清热解毒,健脾开胃,益智补脑。

附录:"本草纲目附方"用药剂量对照

古今医学常用质量单位对照表

一厘	约等于0.03125克
一分	约等于十厘(0.3125克)
一钱	约等于十分(3.125克)
一两	约等于十钱(31.25克)
一斤	约等于十六两(500克)

古代医家用药剂量对照表

一方寸匕	约等于2.74毫升,或金石类药末约2克;草木类药末约1克
一钱匕	约等于5分6厘,或2克强
一刀圭	约等于一方寸匕的十分之一
一撮	约等于四圭
一勺	约等于十撮
一合	约等于十勺
一升	约等于十合
一斗	约等于十升
一斛	约等于五斗
一石	约等于二斛或一小斗
一铢	一两等于二十四铢
一枚	以较大者为标准计算
一束	以拳尽量握足,去除多余部分为标准计算
一片	以一钱重量作为一片计算
一茶匙	约等于4毫升
一汤匙	约等于15毫升
一茶杯	约等于120毫升
一饭碗	约等于240毫升